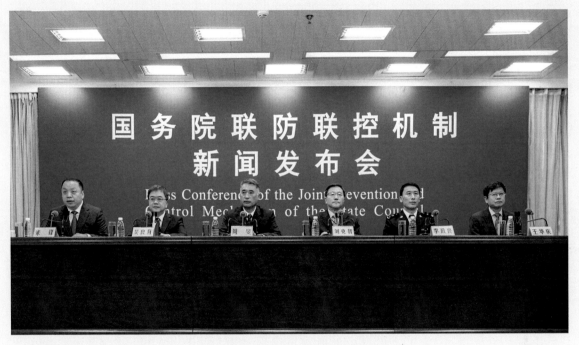

2021 年 10 月 24 日,介绍加强秋冬季疫情防控和做好疫苗接种有关情况

国务院应对新型冠状病毒肺炎疫情联防联控机制

新闻发布会实录（七）

国务院应对新型冠状病毒肺炎疫情联防联控机制宣传组　编

人民卫生出版社

·北京·

图书在版编目（CIP）数据

国务院应对新型冠状病毒肺炎疫情联防联控机制新闻
发布会实录.七/国务院应对新型冠状病毒肺炎疫情联
防联控机制宣传组编.—北京：人民卫生出版社，
2022.6

ISBN 978-7-117-33166-1

Ⅰ.①国…　Ⅱ.①国…　Ⅲ.①新型冠状病毒肺炎–疫
情管理–新闻公报–中国–2020　Ⅳ.①R186

中国版本图书馆 CIP 数据核字（2022）第 088785 号

人卫智网	www.ipmph.com	医学教育、学术、考试、健康， 购书智慧智能综合服务平台
人卫官网	www.pmph.com	人卫官方资讯发布平台

国务院应对新型冠状病毒肺炎疫情
联防联控机制新闻发布会实录（七）

Guowuyuan Yingdui Xinxing Guanzhuang Bingdu Feiyan Yiqing
Lianfang Liankong Jizhi Xinwen Fabuhui Shilu（Qi）

编　　写：国务院应对新型冠状病毒肺炎疫情联防联控机制宣传组
出版发行：人民卫生出版社（中继线 010-59780011）
地　　址：北京市朝阳区潘家园南里 19 号
邮　　编：100021
E - mail：pmph @ pmph.com
购书热线：010-59787592　010-59787584　010-65264830
印　　刷：北京虎彩文化传播有限公司
经　　销：新华书店
开　　本：787×1092　1/16　印张：18　插页：3
字　　数：257 千字
版　　次：2022 年 6 月第 1 版
印　　次：2022 年 8 月第 1 次印刷
标准书号：ISBN 978-7-117-33166-1
定　　价：108.00 元

打击盗版举报电话：010-59787491　E-mail：WQ @ pmph.com
质量问题联系电话：010-59787234　E-mail：zhiliang @ pmph.com
数字融合服务电话：4001118166　E-mail：zengzhi @ pmph.com

前　言

习近平总书记在全国抗击新冠肺炎疫情表彰大会上指出："我们迅速建立全国疫情信息发布机制，实事求是、公开透明发布疫情信息。"在抗击新冠肺炎疫情中，习近平总书记多次对疫情信息发布工作作出重要指示，明确提出"让群众更多知道党和政府正在做什么、还要做什么，对坚定全社会信心、战胜疫情至为关键"；明确要求"要及时发布权威信息，公开透明回应群众关切，增强舆情引导的针对性和有效性"。

抗击新冠肺炎疫情阻击战打响以来，在全力做好疫情防控的同时，我国以对生命负责、对人民负责、对党和国家负责、对历史负责、对国际社会负责的态度，建立最严格且专业高效的信息发布制度，第一时间发布权威信息，速度、密度、力度前所未有。自2021年1月13日至2021年12月29日，国务院联防联控机制持续召开32场司局级新闻发布会，联防联控机制各部门司局级负责同志和有关专家64位嘉宾走上发布台，回答中外媒体提出的484个问题，涉及疫情形势、疫情防控、疫苗接种、医疗救治、物资保障、科研攻关、复工复产、精准防控、依法防控境外输入等各领域社会关切，在党中央重大决策部署和群众关心关切的热点难点问题之间，打通信息公开的最后一公里，充分发挥了强信心、暖人心、聚民心的作用。

为帮助各地在抗击新冠肺炎疫情、应对重大突发公共卫生事件中更好地加强新闻发布和舆论引导工作，本书就2021年8月4日至12月29日的17场国务院联防联控机制新闻发布会现场实录进行了整理汇编，供大家在工作中参考。

国务院应对新型冠状病毒肺炎疫情
联防联控机制宣传组

目 录

新闻发布会实录

国务院联防联控机制就进一步加强疫情防控有关情况举行发布会

（第16场）/2

国务院联防联控机制就进一步加强疫情防控有关情况举行发布会

（第17场）/14

国务院联防联控机制就进一步做好疫情防控有关情况举行发布会

（第18场）/32

国务院联防联控机制就进一步做好疫情防控和疫苗接种有关情况举行发布会

（第19场）/49

国务院联防联控机制就进一步做好疫情防控和疫苗接种有关情况举行发布会

（第20场）/69

国务院联防联控机制就进一步做好疫情防控和疫苗接种有关情况举行发布会

（第21场）/81

国务院联防联控机制就进一步做好疫情防控和疫苗接种有关情况举行发布会

（第22场） /98

国务院联防联控机制就加强秋冬季疫情防控和做好疫苗接种有关情况举行发布会

（第23场） /120

国务院联防联控机制就进一步做好疫情防控和疫苗接种有关情况举行发布会

（第24场） /136

国务院联防联控机制就进一步做好"外防输入"有关情况举行发布会

（第25场） /156

国务院联防联控机制就进一步做好冬春季疫情防控工作有关情况举行发布会

（第26场） /170

国务院联防联控机制就进一步做好冬春季疫情防控工作有关情况举行发布会

（第27场） /189

国务院联防联控机制就进一步做好新冠病毒疫苗接种有关情况举行发布会

（第28场） /207

国务院联防联控机制就近期新冠肺炎疫情防控和疫苗接种工作有关情况举行发布会

（第 29 场） / 222

国务院联防联控机制就科学精准做好元旦春节期间疫情防控有关情况举行发布会

（第 30 场） / 239

国务院联防联控机制就科学精准做好疫情防控有关情况举行发布会

（第 31 场） / 254

国务院联防联控机制就科学精准做好元旦春节期间疫情防控有关情况举行发布会

（第 32 场） / 267

新闻发布会实录

国务院联防联控机制就进一步加强疫情防控有关情况举行发布会

（第16场）

一、基本情况

时　间　2021年8月4日

主　题　介绍进一步加强疫情防控有关情况

发布人　交通运输部运输司副司长　李华强

　　　　国家移民管理局边防检查管理司司长　刘海涛

　　　　中国民用航空局飞行标准司副司长　韩光祖

　　　　国家邮政局市场监管司副司长　边作栋

　　　　国铁集团劳卫部副主任　伍世平

主持人　国家卫生健康委新闻发言人、宣传司副司长　米锋

二、现场实录

主持人：各位媒体朋友，大家下午好！欢迎参加国务院应对新型冠状病毒肺炎疫情联防联控机制（以下简称"国务院联防联控机制"）举办的新闻发布会。当前，全球疫情上升迅速，疫情输入风险加大。近期，多地机场、口岸、定点医院陆续出现境外输入关联病例，并造成一定范围扩散。截至2021年8月4日上午9时，有17个省份报告现有本土确诊病例或无症状感染者，全国现有中高风险地区144个，为常态化防控以来最多。全国疫情呈现多点发生、局部暴发的态势，要从严从快推进新发现感染

者区域协查,做好重点区域、重点人员管理,防止疫情扩散。要慎终如始做好个人防护,戴口罩、勤洗手、少聚集,积极接种疫苗。截至 2021 年 8 月 3 日,全国累计报告接种新冠病毒疫苗 170 835.6 万剂次。今天发布会的主题是:进一步做好疫情防控。我们请来了:交通运输部运输司副司长李华强先生,国家移民管理局边防检查管理司司长刘海涛先生,中国民用航空局飞行标准司副司长韩光祖先生,国家邮政局市场监管司副司长边作栋先生,国铁集团劳卫部副主任伍世平先生。请他们就大家关心的问题来回答媒体的提问。下面,请记者朋友提问,提问前请先通报所在的新闻机构。

第一财经记者:此轮疫情最先在南京禄口国际机场发生,该机场在外防疫情输入方面存在哪些薄弱环节? 如何加强? 另外,全国其他接收入境人员的机场将如何进一步完善疫情防控措施,做好"外防输入"? 谢谢。

韩光祖:感谢您的提问。此次南京禄口国际机场出现聚集性疫情的原因是多方面的,包括防控制度落实不到位,长时间平稳运行使机场从业人员出现松懈麻痹心态,以及机场保洁业务外包没有严格落实疫情防控责任等。针对这些薄弱环节,我们一是加强对机场的监管和指导,加大检查力度,确保疫情防控制度和工作要求落实到位。二是进一步加强一线工作人员的培训,推动各机场开展普及全员的疫情防控知识专题培训。同时,加强对一线员工关心关爱。三是加密所有一线工作人员核酸检测频次,从事国际业务的一线工作人员要求做到隔天核酸检测,根据情况轮流安排。其他服务保障人员要做到每周两测,每次间隔两天以上。即对不同风险人员做到两天一测、一周两测。特别要提出的是,针对新冠病毒德尔塔变异毒株传播的特点,我们再次强调,要坚决落实《防控技术指南》中国际国内航班服务保障人员不得混流的规定和要求。国际客运保障人员"四指定",即指定工作人员、指定服务区域、指定休息区域、指定场内交通车。国际货运保障人员"四固定",即作业人员固定、作业场地固定、生产设备固定、休息区域固定。涉及高风险航班保障的机场还要"两集中",即相关工作区域集中、相关作业人员居住集中。在此基础上,全面升级航班和机场运行疫情防控措施。国际机场是保障产业链、供应链畅通和必要人员往来的重要环节,也是疫情防控的前沿阵地。民航将按照国务院联防联控机制要求,与地方政府、海关、卫生健康等部门紧密配合,坚决守好疫情防线。谢谢。

中央广播电视总台央视记者: 近期多地已经出现了德尔塔变异毒株的相关病例,铁路高铁动车上人员流动性大,铁路部门采取什么样的应对措施呢? 谢谢。

伍世平: 谢谢您的提问。近期,针对国内多地出现疫情,铁路部门坚持人民至上、生命至上的原则,认真贯彻落实"外防输入,内防反弹"的防控策略,结合当前的疫情形势,重点采取了以下措施。一是全国火车站严格执行属地政府的疫情防控要求,坚决杜绝不符合出行要求的人员进站上车。二是按照首都疫情防控要求,暂停发售南京、郑州等中高风险地区的进京车票。三是推出免费退票措施,引导旅客合理安排行程,减少人员流动,降低疫情传播的风险。四是继续加强站车防控,强化站车消毒通风,保持安全距离,引导旅客全程佩戴口罩。同时,加强应急处置,在列车上设置了隔离席位,一旦出现发热旅客等情况,及时进行隔离消毒,之后交给地方防疫部门。五是强化铁路保洁作业管理,坚持先消毒后清理的原则,严格作业标准和工作流程,加强保洁人员管理,防止交叉混岗作业,确保职工健康安全。六是全面加强职工防护和健康监测。对铁路关键岗位、主要工种人员,采取必要的、管用的防控措施,维护铁路运行安全畅通。谢谢。

中国交通报记者: 最近我国境外疫情输入的病例较多,请问交通运输部门如何做好公路、水路口岸的"外防输入"工作?

李华强: 感谢这位记者的提问。当前,全球新冠肺炎疫情形势依然严峻复杂,特别是受变异毒株的影响,"外防输入"的工作压力持续增大。交通运输部在前期工作的基础上,指导各地围绕加强公路、水运口岸出入境运输疫情防控工作,重点采取了以下举措。一是及时修订《技术指南》。结合疫情发展态势,我们对公路、水路、进口冷链食品物流、港口及其一线人员、船舶船员等领域的《疫情防控指南》进行了再修订、再完善,细化实化了工作举措和防控要求,进而最大限度地减少疫情输入的风险。二是严格实施闭环管理。我们指导各地对国际道路货物运输车辆驾驶员、登临船舶航行作业人员、引航员、进口冷链货物装卸人员等一线岗位,采取人员相对固定、轮班制度、集中住宿等举措,避免其与家人和社区人员接触。同时,严格出入境交通工具的检疫、货物的消杀、垃圾的处置等环节的隐患排查,确保疫情防控不留死角。三是强化高风险岗位的管理。我们会同卫生健康等部门指导各地加大对公路、水运口岸出入境运输一线人员的核酸检测的频次、频率,对高风险人员可每隔一天开展一次核酸检测,其余的一线人员可每周检测两次,每次间隔两天以上。同时,严控境内外人员的接触,对于来自疫情严重国家和地区的船舶船员,严格靠港管理和船员换班管理。四是从严落实熔断举措。我们会同海关总署、国家移民管理局严格落实港口的熔断举措。截至昨天,已执行了 4 次熔断,累计暂停了 18 家航运公司、438 艘船舶的外籍船员在我境内港口换班。谢谢。

凤凰卫视记者: 目前内地境外输入的病例依然比较多,特别是南京禄口国际机场暴露出的疫情,外防形势依然是非常严峻的,请问国家移民管理局在"外防输入"方面是否会采取新的措施呢?谢谢。

刘海涛：谢谢您的提问。当前，境外疫情的反弹非常明显，我国"外防输入"面临着严峻形势。国家移民管理局密切关注全球疫情的走势，在前期工作的基础上，我们将强化口岸边境的出入境管理，严防疫情的输入，强化了各项措施，织密筑牢"外防输入"的防线。一是进一步严格口岸边境的管理。在空港口岸，对境外航班实施专区查验，严格入境人员出入境的检查，严密进出口岸管理区人员的查验管理。在海港口岸，严格国际航行船舶及人员的管理措施，实施非必要不登陆、不登轮、不搭靠的管理措施。在陆地口岸，严格执行"客停货通"的政策，实行严格的出入境管理和防疫管理措施，在边境一线保持最高等级的防控，严密巡查防控，严把边境国门。二是严格限制非紧急、非必要的人员跨境流动。进一步加强宣传引导，从严审批签发公民出入境通行证件，对非必要、非紧急出境事由，暂不签发普通护照等出入境证件。三是严厉打击跨境违法犯罪活动。深入开展打击妨害国（边）境管理犯罪专项斗争，严查严打组织偷私渡违法犯罪活动，严惩偷渡引带人员，坚决防止疫情由非法入境人员输入境内。四是加强与周边国家和地区的执法合作。通过与陆地毗邻国家和地区的边防、出入境、移民管理部门开展联合巡逻、联合执法，强化边境管理区的管理，共同打击非法越境等违法犯罪活动。谢谢。

新华社记者： 德尔塔变异毒株的传染性更强了，对于交通的场站和交通工具这些聚集性的场所来说，疫情防控有了更大的挑战，请问交通运输部门采取哪些措施防止疫情的扩散？谢谢。

李华强： 感谢您的提问。交通场站和交通工具是人流、物流集散的重要场所，也是防范疫情传播的重要环节。交通运输部对此高度重视，指导各地严格落实"外防输入，内防反弹、人物同防"的总要求，重点采取了以下举措。一是严格实施客运管控，全力防范疫情外溢。我们指导发生疫情的地区及时关闭进出中高风险地区所在县区的道路客运服务，暂停中高风险地区所在城市的跨城公交、出租车、顺风车业务。对于途经中高风险地区的公交和轨道交通线路,实施甩站、跨站运行。二是持续完善防控指南,落细疫情防控要求。修订《客运场站和交通运输工具新冠肺炎疫情分区分级防控技术指南》,进一步细化了入境转运环节人员的防护要求,对从事入境乘客转运的从业人员,要求固定岗位,禁止交叉作业。同时,我们即将发布第四版《国内游轮常态化疫情防控指南》,健全疫苗接种和定期核酸检测制度,强化乘客上岸游览管理,严格乘客信息的登记和筛查工作。三是组织开展明察暗访,落实常态化防控举措。组织各地交通运输主管部门通过多种形式,加大监督检查力度,督促运输经营者进一步落实客运场站和交通工具的消毒、通风、运输组织、人员防护等防控举措,严格做好货运场站、车辆、装卸工具的消杀,以及进出场站车辆和人员的信息登记等工作。需要特别强调的是,对于从事进口冷链物流的运输经营者,不得承运无法提供进货来源的进口冷链食品。另外,借此机会,我们再次诚挚地提醒广大旅客,为了您和大家的平安健康,在出入客运场站、乘坐公共交通工具过程中,请配合做好体温检测,全程佩戴好口罩,让我们携手一起努力,共同做好交通运输疫情防控工作。谢谢。

中央广播电视总台 CGTN 记者: 刘海涛司长,我们注意到,减少人员跨境流动是疫情防控的有效措施。疫情发生以来,国家移民管理局采取一系列措施,劝导中国公民非必要、不紧急不出境,但是对于确有出国境需求的旅客,如何保障他们办理普通护照等出入境证件呢?谢谢。

刘海涛: 谢谢您的提问,这也是广大群众高度关注的一个问题。新冠肺炎疫情全球大流行以来,为保护人民的身体健康、生命的安全,防止疫情通过出入境的渠道传播,国家移民管理局从严签发公民普通护照等出入境证件,广大人民群众积极响应,主动自觉地取消或者推迟了出国旅行的安排,出入境人员大幅减少,有效地防范了感染疫病的风险,充分体现了对于自己和他人的健康、生命安全负责的精神。我们将继续实施从严管理的政策措施,同时,工作中我们要求各出入境管理部门做到具体问题具体分析具体处理。对于申请赴境外留学、就业、商务等确有需求的人员,及时受理,经审核属实以后签发出入境证件。对参加国际防疫抗疫,以及因企业复工复产,需要出入境的中国公民,我们将及时受理审批或提供加急办证的服务,积极支持全球的防疫抗疫,助力经济复苏。如果当事人在申办出入境证件时遇到问题,可以拨打国家移民管理机构 24 小时"12367"服务热线,我们将及时答复和处理。当前,全球疫情仍处在流行阶段,病毒变异,疫情形势更加复杂,我们将继续坚持非必要、非紧急不出国、不出境的社会共识,共同珍惜巩固我们防疫抗疫取得的重大战略成果。谢谢。

人民日报记者: 当前,全球疫情形势压力持续增加,对货运秩序带来了冲击。请问交通运输部门采取哪些措施来保障应急物资疫苗运输和国际物流供应链稳定?谢谢。

李华强: 我来回答这个问题,感谢您的提问。按照国务院联防联控机制工作的总体部署和要求,交通运输部会同多个部门,围绕做好应急物资、疫苗运输和国际物流供应链的保通保畅工作,我们在以下三个"着力"上持续下功夫。其一,着力强化应急物资运输保障。我们会同公安等部门,充分发挥交通管控与运输保障专班作用,坚持 24 小时值班值守,畅通应急运输的保通保畅电话。目前已累计协调解决了一千余项具体问题,保障应急运输组织到位。同时,指导各地强化应急物资的运力调度,合理布局道路货运中转调运站,做到干支衔接、集疏有序,全力确保重点物资和人民群众生产生活物资的运输顺畅。其二,着力确保疫苗运输安全高效。我们会同工信、公安、卫生健康等部门和单位,通过强化运力调度和储备,密切供需对接,加强安全监管等举措,统筹疫苗道路货物运输的组织和服务保障工作,并对疫苗运输车辆持续实施免收通行费、优先便捷通行等政策。截至目前,已累计生成两万多笔疫苗货物道路运输调运单,保障了五百多万件疫苗制剂的安全高效运输。其三,着力保障国际物流稳定畅通。充分依托国际物流保障协调工作机制,我们统筹发挥各种运输方式的比较优势和组合效率,调动龙头骨干国际物流企业的积极性,在公路、水运口岸实行甩挂、吊装、换装等举措,提升国际货运服务能力,全力保障国际物流供应链的稳定畅通。2021 年上半年,各主要班轮公司投入中国大陆主要航线的舱位数量得到大幅增长,其中北美航线、欧洲航线的运力较去年同期分别增长了约 55% 和 35%,国际物流主要通道总体运行顺畅。谢谢。

江苏广电总台荔枝新闻记者:据媒体报道,南京此次疫情首先被感染的机场保洁人员是属于外包性质,请问中国民用航空局今后对于机场运行区域内的第三方人员,特别是涉国际航班的工作人员将会如何加强管理? 谢谢。

韩光祖:感谢您的提问。在本次南京疫情中,凸显出第三方外包人员管理及疫情防控风险。我们近期出台的《关于进一步加强国际机场疫情防控工作的指导意见》,对此类人员提出了更加严格的要求。首先,切实做好日常健康监测,对直接从事国际旅客、进口货物和航空器相关服务和保障的一线工作人员,如机场保洁、搬运、转运、地服等人员,要登记造册,实名制管理,严格每日健康监测制度,有异常情况随时上报,并及时处置。二是严格落实一线工作人员防护装备标准,充分考虑不同季节疫情防控特点,科学合理为一线工作人员配足配齐个人防护装备,对需要直接登临航空器或与航空器外表面直接接触的保洁、地服、维修、勤务、配餐、加油等人员,和与入境人员、货物有接触的人员,严格执行个人防护要求，按规定规范穿戴和使用防护服、口罩、手套、护目镜或防护面屏。三是从严落实从事国际业务一线工作人员的闭环管理。采取一定工作周期的轮班制，工作期间集中住宿、封闭管理。工作地和居住地点对点转运。严格闭环管理，指定专用通勤车辆，工作期间避免与家庭成员和社区普通人员接触，且工作期间不得从事国内业务保障，避免交叉作业。此外，我们继续坚持机场一线工作人员全员全程疫苗接种，加密核酸检测频次。前面我已经介绍了，对不同风险的人群，做到两天一测、一周两测。加强防控知识宣传教育，根据一线工作人员工作性质和文化程度，组织编写图文并茂的宣传和操作导引，对包括保洁人员在内的机场全体人员进行防控技能培训，持续强化员工疫情防控的自觉性和规范性。同时，进一步压实机场主体责任，加强对第三方外包单位的监管。后续我们将根据疫情形势和病毒变异特点，持续优化防控措施，及时修订《运输机场、运输航空公司疫情防控技术指南》。我们还将加强各项疫情防控政策落实的监督检查力度，对发现的漏洞和薄弱环节，立整立改，层层压实工作责任。针对民航运行管理主体多、工作链条长、专业分类细、从业人员多的特点，会同有关部门对入境航空器检疫消杀标准、消杀效果进行评估，为航班入境后对航空器实施保障的保洁、机务维修、搬运工人等各岗位人员及工作环节的防护标准、操作实施，提供更科学的依据、更安全的工作环境，确保风险可控。同时配合地方政府建立齐抓共管机制，做到协同共防、联动群防。谢谢。

香港经济导报记者：我的问题提给铁路部门。铁路车站和列车上人员流动大，是疫情防控的重点部位。请问旅客如何做好个人健康防护，最大限度降低疫情感染风险？谢谢。

伍世平：谢谢您的提问。加强旅客自身健康防护，是阻断疫情传播的关键性措施。对于乘坐火车出行的旅客，一是要按照当地疫情防控部门的要求,配合做好测温及有关证明的查验工作。二是在旅行过程中要全程佩戴口罩,保持安全距离,减少人员聚集。三是出现发热、咳嗽等异常情况的,要立即向铁路工作人员报告。四是协助保持铁路站车卫生环境,共同营造健康、安全的旅行环境。谢谢。

中国日报记者:我们注意到邮政快递小哥每天都会穿梭在城市之中,他们感染或者传播病毒的风险都比较高,请问国家邮政局将如何加强快递服务人员的疫情防控工作?谢谢。

边作栋:谢谢您的提问。快递小哥的群体数量很大,每天接触的用户也非常多。快递小哥自身的疫情防控就显得非常重要。国家邮政局作为邮政快递业的主管部门,对这个问题也非常关注,进行了周密部署。我们先后七次修订了行业的疫情防控生产操作规范,不断完善相关内容,要求企业做好从业人员的疫情防控工作。第一,从业人员要严格执行"戴口罩""勤洗手""测体温""不聚集""一米线"等基本的健康防控措施,也要按照地方政府以及疫情防控部门的要求,做好健康监测、疫情排查、核酸检测以及隔离观察等工作。快递小哥在揽收和投递快件过程中,必须全程佩戴口罩,而且尽量要与寄件人和收件人保持距离,避免直接的身体接触。充分应用智能快件箱等无接触设施投递快件。第二,邮政快递的营业场所、处理场所和运输工具都是需要按照地方政府的要求,分区分级定期做好消毒等相关工作。企业也需要做好测温计、洗手液、消毒液、口罩等疫情防控装备的采购、配置和储备。第三,要做好疫苗接种。快递小哥是前期安排接种疫苗的重点人群之一,我们也是按照国务院联防联控机制的工作部署,全力推进从业人员的疫苗接种工作。2021年上半年,全行业疫苗接种率已经超过了90%。第四,组织做好核酸检测。快递小哥作为重点人群,要按照各地的疫情防控安排,定期进行抽样核酸检测。其中,处理进口冷链相关的从业人员,要定期全员做核酸检测。发生疫情的地区,快递小哥群体要优先进行核酸检测和疫情排查。目前来看,行业疫情防控生产操作规范的执行效果是好的,截至目前,还没有快递小哥和用户因为接触快递包裹而感染疫情。全行业也在疫情期间保持了稳定运行和高速增长。现在看来,疫情通过接触快递包裹而传播的风险没有进一步加大。但我在此也建议广大用户,要加强自身防护,在接收快递包裹的时候尽量戴口罩、戴手套,把内件取出以后,及时洗手,做好自身防护。谢谢。

科技日报记者:如果在列车上发现了阳性感染者,请问铁路部门有什么技术手段能够快速找到列车和车站的密接人员? 如何推动跨省的协同流调? 谢谢。

伍世平:谢谢您的提问。国内多地出现了突发疫情,给铁路的暑期运输和疫情防控带来了很大的压力。提供健康舒适的旅行环境,保障广大旅客乘车安全是铁路疫情防控工作的重中之重。铁路部门建立了完善的应急处置预案和应急响应机制,针对涉疫人员的乘车情况,按照地方防控机构协查函的要求,突出"早、快、准",运用旅客大数据信息系统,快速查询相关旅客信息,第一时间将信息提供给地方防控部门,开展涉疫人员追踪调查。同时,组织开展站车客运人员排查,按照风险接触情况,实施隔离观察等措施,坚决防止疫情传播扩散。谢谢。

主持人:谢谢。最后一个问题。

中国新闻网记者:我们知道现在国内出现了一些聚集性疫情,并且采取了严格的管控措施。请问快递行业要如何应对疫情、服务民生并且保障畅通呢? 谢谢。

边作栋：谢谢您的提问。自 2020 年疫情发生以来，邮政快递业在做好自身疫情防控的同时，也积极地服务大局，在疫情防控应急物资和群众基本生活物资寄递和运输方面，发挥了重要作用。近期，我们也密切关注到南京等地发生的疫情，对行业的疫情防控做了再动员、再部署。一是对进口的邮件快件，特别是进口冷链食品相关的邮件快件，要配合海关、防疫等部门做好检验检疫、样本采集和消杀工作。二是对国际邮件、快件的处理场所要严格划分内部的作业区域，实施封闭管理。三是对直接与境外人员或者国际邮件快件接触的一线作业人员要进行登记备案，全部完成疫苗接种，定期接受核酸检测，并且避免与从事国内邮件快件作业的人员交叉作业，实现闭环管理。四是运输进口邮件快件的车辆和承载进口邮件快件的箱柜等装备用具，也都要实施全面的消毒。在服务民生和保障畅通方面，在遇到新增的疫情情况下，企业也将按照地方政府和疫情防控部门的要求，全力做好疫情防控工作，避免疫情通过寄递渠道来传播。同时，也会积极地协调地方政府和相关部门尽量优先安排对快递小哥进行核酸检测，争取优先经过检测、重返工作岗位，方便保障快递的畅通。同时，企业还需要谋划设置临时性转运场所，采取异地分拨、就近分拣等方式，保证各类邮件快件的有序中转，避免出现大量的邮件快件积压。对于短期进入或者穿行中高风险地区的车辆通行、网点运营、末端投递等问题，邮政管理部门也将积极地协调地方政府和相关部门推动有效解决。如果需要的话，我们也会及时地向社会发布消费提示。谢谢。

主持人：谢谢，今天的发布会，几位嘉宾结合我们各部门的职责，就近期做好进一步疫情防控回答了大家的提问。明天我们将继续就进一步做好疫情防控的相关工作举办新闻发布会，欢迎大家继续关注。今天的发布会到此结束，谢谢大家！

国务院联防联控机制就进一步加强疫情防控有关情况举行发布会

（第17场）

一、基本情况

时　间	2021 年 8 月 5 日
主　题	介绍进一步加强疫情防控有关情况
发布人	教育部体育卫生与艺术教育司副司长、一级巡视员　刘培俊
	工业和信息化部信息通信管理局副局长　谌凯
	文化和旅游部市场管理司副司长　余昌国
	国家卫生健康委疾病预防控制局一级巡视员　贺青华
	海关总署卫生检疫司司长　林伟
主持人	国家卫生健康委新闻发言人、宣传司副司长　米锋

二、现场实录

主持人：各位媒体朋友，大家下午好！欢迎参加国务院联防联控机制举办的新闻发布会。党中央、国务院高度重视疫情防控工作。昨天，国务院联防联控机制召开电视电话会议，要求从严从紧落实各项防控措施，坚决遏制疫情扩散蔓延。国务院联防联控机制综合组已派出 20 个工作组，督导重点口岸城市排查堵塞漏洞，强化外防输入和突发疫情处置。当前，国内出现多点散发疫情，叠加暑期出行高峰，疫情扩散风险加大。一旦发现疫情，要坚决采取最严格、最彻底的应急处置措施，以最快的速度控制住疫情。良好的卫生习惯和接种新冠病毒疫苗,是个人最有效的防护手段。要克服侥幸心理,始终坚持做好个人防护;风险人群要主动检测、自觉报告,切实承担起疫情防控的社会责任。截至2021年8月4日,全国累计报告接种新冠病毒疫苗17亿2 622.3万剂次。今天的发布会将继续围绕进一步做好疫情防控举行。我们请来了:教育部体育卫生与艺术教育司副司长、一级巡视员刘培俊先生,工业和信息化部信息通信管理局副局长谌凯先生,文化和旅游部市场管理司副司长余昌国先生,国家卫生健康委疾病预防控制局一级巡视员贺青华先生,海关总署卫生检疫司司长林伟先生。请他们共同就大家关心的问题回答媒体的提问。下面,请记者朋友提问,提问前请先通报所在的新闻机构。

中国教育电视台记者:我们看到近期全国已经有十多个省份出现本土确诊病例,还有不到一个月的时间就该开学了,所以想请问,今年秋季学期能否如期开学?关于秋季开学,教育部还有哪些考虑呢?谢谢。

刘培俊:感谢中国教育电视台记者关心今年秋季的开学安排。2021年7月以来,新冠变异病毒从境外输入,在国内散发,当前疫情形势严峻复杂,给全国学校的秋季学期开学带来不确定性。大家都很关心秋季开学的安排,以及疫情防控工作的方案。教育部近期正在会同各省级教育部门,按照属地管理的原则研究秋季开学以及防控工作。近期,教育部还将在开学前发布通知,部署今年秋季学期的工作。目前看,总体的考虑有这么三个方面:第一,秋季学期工作坚持服从大局,把疫情防控作为头等大事。可以说教育系统从维护师生健康安全、保证正常教学秩序和服务全国疫情防控大局出发,以高度的责任感,从严从紧落实国家的疫情防控决策部署,从严从实落实各地的疫情防控具体措施,统筹做好秋季学校开学前、开学中、开学后各个环节的疫情防控工作,确保秋季学期师生的健康、教学的秩序和校园的安全。第二,秋季开学的安排坚持属地管理原则，因地制宜来保证开学有序进行。大家都知道，从教育系统的实际来看，大中小幼学段不同，各个省份地域不同，各个地区疫情不同，所以我们秋季开学的安排，各地要按照属地管理、区域统筹，结合国家的总体疫情防控决策和当地的疫情形势和政策安排，来妥善安排好开学工作。具体开学时间的安排、方式的选择，以及疫情防控措施和教育教学的安排，各地要一省一案，因地制宜一校一策，因校施策，确保适应不同的情况，实事求是做好开学的安排。但总体有一个考虑，鉴于目前疫情发展的不确定性，如果到了开学的时候仍然还有中高风险地区，那么开学的安排按照以前的经验和惯例，中高风险地区学校暂缓开学、中高风险地区学生暂缓返校，以确保教学的开展是有序、健康和安全的。但目前的当务之急是各地教育部门把秋季开学作为疫情防控的突出重点，提前研判、超前部署、靠前行动，要指导当地的学校按照属地的管控政策和疫情情况，做好教学开学方案、疫情防控方案以及应急预案，统筹安排好学校的教育教学、管理服务、资源和技术，包括人员队伍，以及环境的清洁，还有必备的应急场所安排等，为秋季开学做好充分准备。第三，秋季学期的部署坚持系统联动，确保各项工作顺利进展。关于加强暑期防控，以及指导开学，教育部正在跟各地的教育部门统筹谋划部署，可以说各项工作正在有序进展。一是在学校放假之初（七月初）教育部印发通知，加强暑期教育系统的疫情防控工作，指导各地教育部门和高校细化落实常态化疫情防控措施。同时全面部署放假期间师生离校、在途的个人防护以及居家的安全和生活。二是师生在暑假期间（七月底、八月初）教育部根据疫情当前发展的最新变化，连续印发两个紧急通知，指导各地教育系统启动疫情防控应急机制，加强师生的个人防护教育引导，同时严格控制举办和组织师生参与大型聚集性活动，并抓紧筹划开学工作。三是在返校开学之前（八月中），教育部还将采取一系列措施，指导各地把开学工作安排好，有序进展。首先，印发秋季学期的工作通知，召开全国教育系统秋季学期开学工作的视频会议，也组织召开教育系统疫情防控专家咨询视频会议。其次，会同疾控、卫生健康等部门修订和印发大中小学以及托幼机构疫情防控的技术方案，指导各地做好开学前、开学中、开学后疫情防控的各项工作，以实而又实、细而又细、严而又严的要求，把各项措施落实到位。最后，继续配合卫生健康、疾控等相关部门，积极妥善有序地做好在校学生符合条件师生的疫苗接种工作。谢谢。

第一财经记者：目前德尔塔毒株已经成为全球疫情流行的一个最主要的毒株，引起南京疫情的毒株也是德尔塔，请问对此如何评价，权威的说法是什么，能否介绍一下这种病毒的一些特点？谢谢。

贺青华：谢谢您的提问。德尔塔变异株最早发现于 2020 年 9 月印度报告的新冠肺炎病例中，世界卫生组织于 2021 年 5 月 10 日宣布将德尔塔变异株纳入全球需关切的新冠病毒变异株。其目前已在 130 多个国家和地区流行，成为全球新冠大流行的主要病毒株，该毒株具有传播速度快、体内复制快、转阴时间长等特点。国内外相关科学研究和疫情防控实践表明，德尔塔变异株并没有导致新冠病毒生物学特性发生颠覆性改变，传染源、传播途径基本清楚，现有的疫情防控措施对德尔塔变异株仍然有效。现有疫苗仍然有良好的预防和保护作用，能降低病毒在人群中的传播风险，减少感染者的传播力，有效降低感染后的重症发生率和病死率。前一段时间，我国首次成功阻断了发生在人口稠密、流动性大的广东省几个地市的德尔塔变异株本土疫情传播，证明接种疫苗，戴口罩、勤洗手、保持社交距离、避免人群聚集等措施是有效的。谢谢。

人民日报健康客户端记者：近日，"通信行程卡"在上班早高峰的时段出现服务异常的情况，用户正常查询业务受到了影响，我想问，工信部是否找到了问题原因？下一步将采取什么措施提升用户体验，确保"通信行程卡"的正常运行？谢谢。

谌凯：谢谢您的提问。新冠肺炎疫情发生后，工业和信息化部指导中国信息通信研究院等单位推出了"通信行程卡"公益服务，面向全国手机用户提供本人近 14 日内境内外行程的查询。截至目前，"通信行程卡"累计提供查询服务超过 120 亿次，有力地支撑"用户是否到访过中高风险地区判断"、疫情期间人员流动管理和复工复产等工作，成为各地做好疫情防控的一个重要的技术手段。就像你刚才说到的，近日，我国多点同时暴发聚集性疫情，全国范围内疫情防控形势快速升级，各地对"通信行程卡"的使用需求急剧攀升，"通信行程卡"的系统资源日益紧张。8 月 2 日、3 日，早高峰时段查询量突现暴发式增长，短时间内大幅度超过了"通信行程卡"系统的承受能力，导致出现了服务的异常。异常情况出现后，工业和信息化部立即组织中国信息通信研究院等单位采取了紧急应对措施。一是进行系统扩容，增加服务器的数量，有效应对高峰时段的查询需求。二是优化系统配置，进一步完善业务处理流程，增强系统的服务能力。三是连夜开展多轮端到端的压力测试，确保系统扩容优化后可正常提供服务。特别强调的是，在这个过程中，中国移动、中国电信、中国联通及时优化了系统，对这次"通信行程卡"快速恢复给予了大力支持。目前"通信行程卡"服务已基本恢复正常。同时，我部通过"通信行程卡"的官方微博、微信公众号等渠道发布紧急通知，提供了短信查询等替代方案。下一步，工业和信息化部将继续组织中国信息通信研究院等单位，进一步采取更加有力的措施，确保"通信行程卡"安全稳定运行。一是持续增强系统能力。进一步扩充系统容量，优化整体架构，增强系统弹性，有效支撑疫情防控的需求。二是完善系统运行监测手段。及时发现资源使用的异常情况，提前采取防范措施。三是持续强化应急保障。健全应急处置的工作机制，完善应急预案，重点提升大量突发、并发流量等极端情况下的应急处置能力。谢谢。

凤凰卫视记者：目前全球疫情形势持续严峻，近期南京、厦门、上海等地发生的本土病例均与国际航班相关联,请问海关在口岸环节采取了哪些防控措施来应对疫情输入的风险呢?谢谢。

林伟: 谢谢您对海关卫生检疫工作的关注和支持。当前,全球疫情形势快速发展,新冠病毒变异株特别是德尔塔病毒传染力增强,口岸"外防输入"的压力也在不断增大。针对疫情发展的态势,海关总署再部署、再落实,抓紧、抓实、抓细各项口岸防控工作,采取多种方式开展督导检查,决不松动、决不手软,最大限度遏制疫情通过口岸传播。我们主要是采取了以下几项措施:一是从严从紧开展口岸卫生检疫。疫情发生以来,全国海关在海、陆、空口岸,对入境人员严格实施健康申明卡核验、体温监测、医学巡查、采样检测、病毒测序等措施,坚决做到"四个必严",对所有健康申报事项必须严格核验,对所有疑似人员必须严格实施排查,对所有进境旅客必须严格进行采样检测,对所有检出阳性必须严格快速上报。同时,各地海关与地方相关部门不断强化联防联控,严格落实转运隔离等防控措施,实现无缝衔接、闭环管理,切实做到"四早"。二是迅速升级航空口岸防控措施。全国海关在严格口岸卫生检疫的同时,整合健康申报和快速流调,进一步强化重点人群的流行病学调查,缩短旅客通关时间,最大限度降低疫情在口岸环节的传播。在流行病学调查岗位,设置物理隔断,最大限度避免交叉感染。三是重点强化机组人员疫情防控。海关总署严格按照国务院联防联控机制部署,对国际航班客货机机组人员严格实施口岸卫生检疫和采样检测,与地方联防联控机制"手递手"实现紧密衔接的闭环管理。同时,联合有关部门压实压紧"四方"责任,切实防止疫情在口岸传播蔓延。四是顶格实施人员内部安全防护。一方面,对海关口岸一线检疫人员严格实施"两点一线""一天一检""定期轮班"的封闭管理,百分之百接种疫苗,切实防范感染风险。另一方面,我们不断加强安全防护培训和演练,提升安全防护意识,注重加强心理疏导和人文关怀,让口岸一线检疫人员始终保持强大的战斗力,全力做好口岸疫情防控工作。谢谢。

北京广播电视台记者：暑期正值游客出游的高峰期，针对目前全国多地出现了疫情，请问文化和旅游部门采取了哪些措施，防止疫情通过文化和旅游等途径进行传播？谢谢。

余昌国：暑期是游客出行旺季，针对当前疫情形势，文化和旅游部门高度重视、积极应对，按照党中央、国务院的部署和要求，从严从紧、从细从实地强化疫情防控工作，严防疫情通过文化和旅游途径传播扩散。一是加强工作指导。7月29日，文化和旅游部发出通知，要求各地文化和旅游行政部门进一步提高思想认识，始终绷紧疫情防控这根弦，坚决克服麻痹思想、厌战情绪、侥幸心理、松劲心态。要紧盯重点领域和关键环节，强化预防预备；在当地疫情防控指挥部门的领导下，严格落实文化和旅游经营场所疫情防控要求和措施，不断提高应急处置能力。8月3日，文化和旅游部又发出《关于全面加强当前疫情防控工作的紧急通知》，要求全行业上下进一步高度重视、积极作为，对照疫情防控指南，从严从紧、从细从实抓好疫情防控工作。相关措施包括：旅行社和在线旅游企业加强风险评估和研判，及时了解和掌握旅游目的地和客源地疫情形势，不组团前往中高风险地区旅游，不承接中高风险地区旅游团队，不组织中高风险地区游客外出旅游。组团社要密切关注旅游目的地疫情防控等级信息。当旅游目的地政府有关部门对旅游发出预警提示或将相关区域列为疫情中高风险等级时，未出发的旅游团队必须立即取消或更改旅游行程；已经在当地的旅游团队，必须暂停在当地的旅游活动，配合做好相关疫情排查工作。要加强对员工的健康管理，及时掌握员工健康状态、出行轨迹等情况，上岗前进行健康码检查核验，规范佩戴口罩，确保员工健康上岗和规范作业。一旦发现员工出现发热、咳嗽等相关症状，及时安排到就近定点医疗机构就诊。下一步，我们将结合疫情防控中高风险地区管理措施，对跨省旅游活动进行联动管理。对出现中高风险地区的省（区、市）暂停跨省旅游活动，待省域内中高风险地区降为低风险地区后，恢复跨省旅游活动。

二是开展实地督导。湖南省张家界市疫情发生后，文化和旅游部按照党中央、国务院部署要求，第一时间派出部领导牵头的工作组，参加国务院联防联控机制工作组，赴张家界开展督导工作。我们与当地疫情防控工作指挥部、督导组等密切联系，指导、协助、督促当地做好安全疏散游客、配合开展流调、严格落实疫情防控措施等重点任务。

红星新闻记者：当前疫情防控已经到了关键阶段，加强区域协查，尽快找到涉疫风险人群实施有效管控，是各项防控工作的重要一环。请问在当前江苏、湖南、河南等地疫情防控中，区域协查专班主要采取了哪些措施？成效如何？下一步对进一步提升区域协查效能有何考虑？谢谢。

谌凯：谢谢您的提问。工业和信息化部高度重视新冠肺炎疫情防控工作，坚决贯彻落实国务院联防联控机制决策部署，第一时间启动应急预案，紧急召开全国电视电话会议，对进一步抓好疫情区域协查工作进行再动员、再部署，全力支撑有关地区快速应对处置突发疫情，取得积极成效。一是完善区域协查机制，促进形成防控工作合力。工业和信息化部会同公安、卫生健康等部门，认真履行区域协查专班工作职责，构建完善部省两级专班工作机制流程，其中通信部门负责提供通信大数据分析和技术支撑。其间，工信、公安、公共卫生"三公"部门密切协作，为战胜疫情提供坚强有力的保障。二是加强数据信息的分析，抓好区域协查任务落实。区域协查专班重点分析南京禄口国际机场、张家界魅力湘西剧场、郑州市第六人民医院等重点场所人员流向情况，加快信息流转效率，推动各地创新数据应用，支撑快速判定风险人员，确保风险人员排查任务及时完成。三是强化平台能力建设，不断优化相关数据算法。工业和信息化部发挥行业技术优势，积极提升通信大数据平台计算分析能力，并结合各地疫情针对性优化模型算法。研发上线"疫情快速登记"小程序，高效支撑一线工作人员通过线上方式快速采集并上报病例信息，不断提高推送信息的精准性。总的来看,区域协查专班利用通信大数据快速、有效和规范地开展区域协查,在疫情防控中发挥了积极的作用。下一步,工业和信息化部将按照国务院联防联控机制的部署要求,围绕区域协查"快"和"准"的核心要求,一是加强与区域协查专班成员单位间的联动配合,切实推动全国各地按照最新时限要求完成核查。二是推动各地加快"疫情快速登记"小程序的安装应用,进一步提升信息报送效率。三是重点加强区域协查工作的指导和监督,及时跟踪数据在使用过程中出现的问题并及时解决,更好地助力全国疫情防控。谢谢,我就介绍这么多。

澎湃新闻记者: 从目前公布的信息来看,郑州的这次疫情主要发生在郑州市第六人民医院,涉及医院的保洁还有医务人员。所以这次疫情暴露出在院感防控方面有哪些漏洞?还有请问国家卫生健康委对于下一步这家医院的防疫工作,会有哪些加强的措施?如何堵上这些漏洞?谢谢。

主持人: 好的,我们今天的发布会也请到了国家卫生健康委医政医管局的监察专员郭燕红女士,请她来回答这个问题。

郭燕红: 好,谢谢这位记者的提问。获悉郑州市第六人民医院发生聚集性疫情以后,我们高度重视,马上派出工作组,与当地的专家一起对这一事件进行了联合调查。调查的结果认为,这是一起因医院感染引发的本土聚集性疫情。对确诊病例基因测序分析显示,与定点医院收治的一位境外输入的病例基因测序高度同源,也是德尔塔变异毒株。应该说,这起感染与南京的感染没有关联。通过分析,这起医院感染所暴露出来的问题,主要包括三个方面:第一,当地卫生健康行政部门和相关医疗机构对疫情防控的形势认识不到位。对境外疫情输入持续存在风险及病毒变异的复杂性认识不足,存在着麻痹思想和松劲心态,防控意识应该说有所欠缺。第二,当地卫生健康行政部门的监管工作不到位。没有对医疗机构常态化疫情防控工作进行必要的监督检查和指导,也没有及时地排查和发现风险,并予以改进。第三,医疗机构相关院感防控的规章制度落实不到位。医疗机构的主要负责同志对院感工作没有高度重视,各项防控措施没有落实、落细,导致病毒乘虚而入,引发聚集性疫情。我们已经注意到,当地政府对相关责任人进行了严肃问责,我们也立即召开了全国的视频会议,要求大家从这一事件中汲取教训,举一反三,引以为戒。同时,我们正在全国范围内开展院感防控的专项排查行动,全面深入地排查在院感工作当中存在的风险和短板漏洞,切实落实院感的防控措施,坚决防止因为院感防控不力造成的疫情传播。谢谢。

中阿卫视记者:迅速找到传染源是切断传播的关键环节,从目前情况看,禄口、张家界等多起聚集性疫情排查进展如何?涉及被排查的人员和曾经到过中高风险地区的人员,应该如何做?谢谢。

贺青华:谢谢您的提问,您刚才提到,最近我们国家已经发生了多起疫情,涉及 15 个省,也出现了一些确诊病例。发生疫情的各地党委政府,都是按照党中央、国务院的决策部署,按照防控方案的总体要求,结合各地的实际情况,采取了严格的防控措施。从目前的疫情总体来看,应该是可控的。因为本轮疫情波及面比较广、比较大,还涉及不同来源的输入病例导致本土病例叠加,所以给我们疫情防控排查带来一定的困难,疫情防控的艰巨性、复杂性也增加了。只要我们严格落实好防控的各项措施,疫情在短期内应该可以得到有效控制。谢谢您的提问。

中央广播电视总台央视记者:最近多地已经发布了明确的限制中高风险地区人员流动的要求,这可能导致很多在异地过暑假的孩子没有办法按时返校,影响正常的开学,教育部如何应对这一问题?谢谢。

刘培俊：感谢央视记者对开学后可能部分异地学生延期返校学习这个特殊情况的关心关切，也是对这部分特殊学生的关爱。从目前情况看，病毒的变异、疫情的变化，还有地方防控政策的变动，已经在一定程度上限制了中高风险地区人群的正常流动。到秋季开学时，也很有可能中高风险地区还会存在，部分在异地过暑假的孩子可能会延期返校。大家会关心如何能够保障延期返校孩子的生活、健康和学习。教育部门目前主要考虑从三个方面把工作做实、做细、做好。第一，加强统筹安排。教育部已经于7月中旬发出通知，提出原则要求，指导各地教育部门根据学校所在地和学生所在地疫情防控政策，统筹指导各学校特别是高等学校"一校一案"，综合施策，充分分类考虑开学后延期返校学生的实际需要，安排好他们的学习、个人防护以及心理辅导。第二，加强闭环服务。我们已经取得一定的经验，教育系统在以往的疫情防控过程当中，经历了多次的放假、开学的各项工作，可以把延期返校学生纳入学校疫情防控闭环服务管理体系，在放假离校、留校，在开学返校、居家，这两个时间节点上，要为放假后留校学生提供生活保障服务，让学生在校如在家；让开学后居家的学生能够在线继续学习，让孩子们能够在家如在校。不管学生在家、在校还是在途，教育部门和各级各类学校都会考虑到孩子的安全第一，考虑到他的学习进度，为他们提供健康指导、学习的支持和心理的辅导。第三，加强全程指导。筹备开学的时候，将可能延期返校的学生考虑在内，做好统筹妥善安置。在学校开学后，孩子们不能返校，就组织在线学习，精心安排，确保教学的进度和教学的效果。可以返校时，按照当地的疫情防控政策，组织这批延期返校的学生安全有序分批次进入校园，并按要求做好健康观察和监测，同时根据需要进行课程的辅导，确保学业进度和学习效果。可以说，疫情的发展目前还有一定的不确定性，异地返校学习是开学工作的一项重点，也是难点，各级教育部门和学校将共同努力，力争让学生无论走到哪里，教育政策指导就跟进到哪里，学校的关心关爱就跟进到哪里，确保全程化的指导、个性化的关切和精细化的服务。谢谢。

中央广播电视总台财经节目中心记者：此轮疫情中，江苏、湖南、北京、河南等多地都出现了确诊病例，且病例在不断增加，是否意味着当前疫情已经失去控制？目前疫情处于什么样的阶段？未来的走势如何？针对当前的这种情况，国家将如何采取更加强有力的措施来遏制疫情的蔓延？谢谢。

贺青华：谢谢您的提问。刚才您提到，全国已经有15个省份发生了疫情，也出现了确诊病例，各地都在按照党中央、国务院的决策部署，按照疫情防控方案的总体要求，结合各地实际，积极采取措施。从目前情况来看，疫情总体形势可控。但是，由于本轮疫情波及范围大，人群面广，加之多个不同来源的输入病例导致的本土疫情叠加，增加了整个疫情防控工作的艰巨性和复杂性。但只要各地严格落实好各项防控措施，我想疫情在两到三个潜伏期内能够基本得到控制。就全国层面而言，其他地区还可能出现新的疫情，各地要加强监测，尽早将疫情控制在萌芽阶段。我们要继续坚持"外防输入，内防反弹"的防控策略以及常态化防控措施，这些措施是明确的，也是具体的，而且经历了30多起疫情防控的实践检验，证明也是有效的。从国家层面，关键是加强督导，抓好落实。昨天上午孙春兰副总理召开了全国疫情防控电视电话会议，国务院联防联控机制综合组在国家卫生健康委还专门召开了会议，部署落实全国会议要求，会后派出20个指导组，赴20个省市指导疫情防控工作。按照第八版防控方案的总体要求，各地要坚持"早、小、严、实"，科学、精准、有力、有序、有效处置发生的疫情。内防扩散，要特别突出一个"快"字。怎么突出"快"字呢？这里有"五个第一"。第一时间全面激活应急指挥体系，实施风险区域管控；第一时间启动重点地区全员核酸检测，摸清底数；第一时间强化公卫、公安、工信的协同，在最短时间内找到可能的密接和密接的密接，做到应隔尽隔，集中隔离，规范隔离；第一时间按照"四集中"要求，中西医结合，防止轻症转重症，"一人一策"全力救治患者；第一时间做好信息发布和舆论引导，争取群众的理解、配合，遏制疫情的蔓延。刚才前面的记者提到一个问题,涉及排查人员或者到过中高风险地区的人员该如何做?我再重新对这个问题作一下回答。控制传染源是控制传播流行的一个重要环节,迅速锁定并隔离传染源能有效切断传播途径,保护易感人群,可以阻断传染病的传播流行。从政府层面,对可能的传染源,我们采取的是"围、追、堵、截"的策略,"围"是范围要大,"追"要准,"堵"要严,不能有松有漏,"截"要截得快,要采取这些措施,把可能的风险尽早控制住。从公民自身的角度,每个人都应该是健康的第一责任人,要进一步提高防范意识,做到一防二减三报告。一是"防",要继续做好个人防护,坚持戴口罩、勤洗手、一米线等良好卫生习惯,少聚集,不信谣、不传谣、更不能造谣,积极配合落实各项防疫措施,积极主动接种疫苗。二是"减",减少跨省跨市的出行,广大群众要暂缓外出旅游,合理安排行程,做好个人防护,避免旅途感染风险。中高风险地区要严格限制人员流动。三是"报告",是发现异常情况要及时报告,我们每个人都是疫情防控的报告员,要积极关注疫情风险地区、风险场所的信息,政府发布和地方发布的信息,涉及被排查的人员或曾经到过中高风险地区的人员要主动向所在地的村、社区、单位、酒店报告可疑的接触史和旅居史。积极配合做好核酸检测、隔离管控、健康检测等防控措施。如果出现了一些咳嗽、发热、咽痛、乏力、腹泻等症状,要在做好个人防护的情况下,立即就近前往发热门诊进行筛查诊治。就诊过程中,不得乘坐公共交通工具,更不能往人群聚集处扎堆。作为个人,应该把这几个方面工作做好,使每个人都能够参与到疫情防控工作中去,使疫情能够尽早得到控制。谢谢。

新华社记者: 旅游景区、演艺场所、文博机构等都是重要的人员聚集地,请问文化和旅游部门,对上述地点以及其他相对密闭的文化和旅游场所,有怎样的疫情防控要求呢?

余昌国: 谢谢您的提问。当前,全国多地出现新冠肺炎疫情病例,在党中央、国务院的统一部署下，文化和旅游部高度重视、紧抓关键、快速应对，积极指导旅游景区应对疫情变化，落实防控要求。一是快速反应，积极应对防控考验。根据近期疫情形势，我们迅速开展行业工作部署，要求各地强化预防预备，提高应急处置能力，从严从紧加强旅游景区防控措施。密切跟踪各地旅游景区疫情防控措施情况，要求旅游景区在地方党委、政府领导下，按照当地疫情防控风险和应急响应要求，科学动态调整防控措施。截至2021年8月4日，全国已有20个省（自治区、直辖市）的1 152家A级旅游景区按照当地党委、政府的疫情防控要求暂停开放。二是紧抓限流，强化景区流量管控。指导A级旅游景区严格落实"限量、预约、错峰"要求，按照当地党委、政府的疫情防控要求，严格控制游客接待上限。严格落实门票预约制度，确保游客信息可查询可追踪。截至目前，全国90%以上的5A级旅游景区已基本实现分时预约。同时，我们借助网络预订和大数据平台，在旅游高峰期对热点景区发出预警提示，为各地开展游客流量调控提供重要参考。三是严格防控，落实各项防控措施。严格落实进景区景点前扫码登记、测体温等要求，督促游客执行好"一米线"、佩戴口罩等防控措施。严格落实景区内重点场所、重点设施防控要求，对容易形成人员聚集的项目和场所，强化局部卫生管理和防控措施。要求景区加强员工健康管理和上岗培训。鼓励景区积极利用智慧景区建设成果，拓展无接触服务，加强信息发布，做好防控宣传。此外，我们对全国文化和旅游行业室内场所也提出进一步强化防控措施的要求。要求剧院等演出场所、博物馆、公共图书馆、文化馆（站）、美术馆、A级旅游景区的室内场所、星级饭店，以及娱乐场所、上网服务场所等空间相对密闭场所强化卫生管理，加强通风消毒，尽量减少举办聚集性活动。对进入场所人员严格落实扫码、测温等防控措施，加强从业人员健康监测管理。对室内文化和旅游活动场所，要按照当地疫情防控部署要求，该限流的限流、该暂停的暂停、该关闭的关闭，坚决阻断疫情传播途径。目前，由我部主办的全国性文化和旅游活动已采取延迟举办或改为线上举办。截至 2021 年 8 月 4 日,全国 31 个省(自治区、直辖市)和新疆生产建设兵团暂时关闭公共图书馆 256 个、文化馆 236 个、文化站 6 757 个。谢谢。

香港中评社记者: 文化和旅游部对旅行社、旅游景区提出了明确的防疫要求,除此之外,文化和旅游部对于游客出行自身防护有什么建议? 谢谢。

余昌国: 谢谢您的提问。暑期是民众出游旺季,针对目前疫情形势,文化和旅游部于 7 月 29 日向游客发布安全提示,提醒广大游客,强化防控意识,做好科学防疫。在此,我们再次提醒广大游客:一是严格遵守疫情防控规定。行前及时了解目的地最新疫情情况和防控政策,不要前往中高风险地区旅游。已经在中高风险地区的游客,要严格遵守当地疫情防控要求,积极配合做好疫情防控工作。与此同时,中高风险地区的居民不要外出旅游。二是切实加强个人防护。保持警惕状态,避免麻痹心理,积极配合疫苗接种,自觉遵守疫情防控规定,戴口罩、勤洗手,少聚集、勤通风,养成 "一米线" 好习惯。乘坐交通工具、游览时自觉与其他游客保持间距,就餐时拉开桌椅间距,避免扎堆。咳嗽、打喷嚏时,注意用肘部或纸巾遮掩,不随地吐痰。出现感冒、发热等症状时,应停止游览并及时就医。谢谢!

香港经济导报记者: 我的问题关于社区防控。我们注意到,发生疫情的一些地区已经采取了比较严格的社区防控措施,请问社区防控如何发挥好第一道防线作用,控制风险增量? 谢谢。

贺青华: 谢谢您的提问。正如您所说,社区防控是我们疫情防控的第一道防线,对于落实好 "四早",防控疫情风险的增量具有基础性的重要作用,直接关系到疫情防控的成败。在疫情防控工作中:一是要强化党建引领,压实 "四方责任"。二是要分类管理,对发现的阳性病例的小区,要立即实施封闭式管理，感染者要立即转运到定点医疗机构集中救治。密切接触者和次密切接触者以及阳性病例所在的单元所有人员要采取集中隔离措施，并做好环境的消毒评估。三是对封闭小区所有住户要切实做到足不出户，居家隔离，做好生活服务保障，落实好健康监测、核酸检测和医疗服务保障，严格做好生活垃圾的回收和转运。四是对疫情发生地的非封闭小区要加强对外来人员的管控，落实好测温、验码、戴口罩等常态化疫情防控措施。在整个疫情防控的处置过程中，我们的基层医疗卫生机构发挥了积极的作用，作为疫情防控的前沿阵地，对于到基层医疗机构就诊的患者，规范预检分诊，加强对高风险岗位、中高风险地区旅居史的排查，对行程码和健康码同查，通过智能闸机测温，严格按照规范流程操作，通过延长采样时间，增设临时采样点等形式，方便居民高效检测，最大限度发挥核酸检测作为疫情防控监测网的作用。借鉴以往防控工作的经验，社区防控可以发挥基层组织集中高效的优势，确保责任网、组织网、宣传网、信息网和服务网"网网相通"，各种资源整合机制、责任机制、效能机制、快速反应机制有效运行，使行业、家庭、个人广泛动员，切实把我们的社区工作做好、做细、做实，达到阻断疫情传播、切实守住疫情防控底线的作用。谢谢。

南方都市报记者：最近多个地方出现了确诊病例，有一些省份是之前比较长时间没有新增病例的。请问贺青华副局长，是不是这些地方有一些出现防控意识的松懈？怎么加强疫情防控？谢谢。

贺青华：谢谢您的提问。正如您所说的，我们从最近几起聚集性疫情来看，由于一些地方较长时间没有发生疫情，部分干部群众确实存在着思想松懈麻痹的情况，把常态化当成了正常化，把低风险当成了零风险，防控工作有所松懈，存在一些短板和漏洞。这表现在以下几个方面：第一，地方准备不充分，指挥体系不在应急状态，常态和应急机制转换慢。第二,常态化防控的各项措施、责任落实不严,总觉得疫情离我很远。第三,重点场所从业人员没有实施封闭管理,科技手段应用不充分。面对这种情况,各地特别是没有发生疫情的地方,一定要认识到当前防控工作的严峻复杂性,进一步提高防控意识,加强统筹协调,坚持问题导向,做好应急处置准备,加强社区防控,织密织牢疫情防控网。重点提五个方面的要求:一是要充分发挥党建引领作用,压实属地、部门、单位和个人的"四方责任",各级政府及时启动应急响应机制,坚持日报告、零报告制度,责任落实到人,工作落实到位。二是加强疫情监测报告等"四早"措施落实,各地要树立严格的依法依规报告意识,严格实行逢阳必报,发现病例必须在两个小时内报告,确保发现疫情及时处置。三是要加强风险人群区域协查,按照时限要求,以最快速度完成追踪协查工作,做好相关人员的核酸检测和健康监测,及时发现并隔离新发感染者。四是街道、社区、小区加强外来人员的管控,落实好测温、验码、戴口罩等常态化疫情防控措施。根据当地的安排,还要做好疫苗接种、核酸检测的动员和组织工作。五是各地要严格对在机场、港口、集中隔离等场所从事高风险作业人员实施封闭管理,落实集中住宿、点对点转运,固定岗位等要求,提高上岗培训质量,高标准实施和遵守个人防护要求,加密核酸检测频次,把常态化防控的各项措施落实好。谢谢。

中国青年报记者: 近期全国多地开展了 12~17 岁人群新冠病毒疫苗接种工作,主要涉及初、高中阶段的学生。请问教育部门和学校如何履行相关职责,配合卫生健康、疾控部门做好 12~17 岁学生新冠病毒疫苗的接种工作? 谢谢。

刘培俊: 感谢中国青年报记者关心师生疫苗的接种工作。当前形势下,青少年学生安全有效接种疫苗十分必要,既是构建校园防控网络的需要,也是筑牢社会免疫屏障的需要,更是青少年健康成长的需要。近期,教育部连续印发两个通知,系统部署学校的疫情防控工作,其中把符合条件学生的疫苗接种工作作为一项重要任务,指导各地教育部门按照职责,做好相关工作。第一,加强组织指导。按照国家的规定,师生疫苗接种工作是纳入国家的统一部署,纳入属地的统筹管理,也纳入了教育系统疫情防控体系。各级教育部门目前正在指导学校配合卫生健康、疾控以及相关的医疗专业机构做好符合条件学生的疫苗接种工作。第二,加强宣传引导。特别是各级教育部门正在指导学校按要求向家长沟通、告知教育引导,争取让家长以及监护人和学生了解、理解和配合疫苗接种工作。第三,确保接种安全。各地教育部门在把握疫苗接种政策上还是很精准的,他们强调在家长和监护人以及学生知情、同意、自愿的原则上,配合专业医疗机构分步骤、有序、安全、稳妥地做好12~17岁学生的疫苗接种工作。可以说,校园师生符合条件人员的疫苗接种工作目前进展顺利,效果明显。近期,疫情形势的传播规律以及各地防控经验也表明,疫苗接种十分必要,但是我们也强调,接种过疫苗的师生也不可懈怠,要高度重视全面加强个人防护。"防控千万条,距离第一条",疫苗可以让我们形成免疫屏障,与病源隔离,但个人防护仍然十分重要,不管学生在家、在校、在途,都要加强个人防护,按照要求戴口罩、勤洗手、多通风、少聚集、不扎堆,切实把个人安全保护好,也是为校园健康、家庭健康、社会健康尽心、尽力、尽责。谢谢大家。

主持人: 谢谢以上几位嘉宾,今天的发布会,几位嘉宾结合部门的职责,为我们介绍了很多近期疫情防控的相关工作,也有很多与我们每个人息息相关,也在此向他们表示感谢。刚才在最后一个问题的时候,我也注意到,仍然有很多记者朋友在举手提问,后续我们还将继续举办新闻发布会来回应各位的关切。也再次感谢大家,今天的发布会到此结束,谢谢大家。

国务院联防联控机制就进一步做好
疫情防控有关情况举行发布会
（第18场）

一、基本情况

时　间	2021年8月13日
主　题	介绍进一步做好疫情防控有关情况
发布人	国家卫生健康委疾病预防控制局一级巡视员　贺青华
	国家卫生健康委基层卫生健康司副司长　高光明
	中国疾病预防控制中心免疫规划首席专家　王华庆
	北京市朝阳区安贞街道安华里社区党委书记、居委会主任 侯兵
	北京市朝阳区劲松社区卫生服务中心主任　李永锦
主持人	国家卫生健康委新闻发言人、宣传司副司长　米锋

二、现场实录

主持人：各位媒体朋友，大家下午好！欢迎参加国务院联防联控机制举办的新闻发布会。截至目前，全国现有本土确诊病例连续19天上升，涉及16个省份，现有中高风险地区156个，我国面临短时间内多源多点发生疫情的复杂局面。本轮疫情发生以来，国家卫生健康委党组坚决贯彻习近平总书记重要指示精神，落实党中央、国务院决策部署，始终把新冠肺炎疫情防控作为当前头等大事，强化责任担当，带领全系统争分夺秒，全力以赴阻击疫情。第一时间派出由委领导任组长的工作组,深入一线指导疫情处置;第一时间调派专家力量,支援地方疫情防控和医疗救治;第一时间召开全系统会议,指挥各地紧急行动;第一时间派出 20 个指导组,分赴各地督促排查风险,堵塞漏洞。针对当前疫情形势,要从严从紧落实各项防控措施,压实"四方责任",强化外防输入,落实高风险人员封闭管理、高风险环境和物品消杀等措施,加强风险人群区域协查、重点场所疫情防控,坚决彻底做好重点人员的集中隔离,尽快遏制疫情扩散蔓延势头。在此也提示大家,要严格遵守防疫要求、积极配合防控工作,通过共同努力,控制疫情影响范围、缩短疫情持续时间,尽快恢复正常生产生活秩序。截至 2021 年 8 月 12 日,全国累计报告接种新冠病毒疫苗 18 亿 3 245 万剂次,完成全程接种的人数为 7 亿 7 704.6 万人。今天发布会的主题是:进一步做好疫情防控。我们请来了:国家卫生健康委疾病预防控制局一级巡视员贺青华先生,国家卫生健康委基层卫生健康司副司长高光明先生,中国疾病预防控制中心免疫规划首席专家王华庆先生,北京市朝阳区安贞街道安华里社区党委书记、居委会主任侯兵女士,北京市朝阳区劲松社区卫生服务中心主任李永锦先生。请他们就大家关心的问题共同回答媒体的提问。下面,请记者朋友提问,提问前请先通报所在的新闻机构。

人民日报记者:7 月下旬以来,我国多地出现了散发疫情。尤其是近期扬州、张家界等地疫情发展态势备受关注。现在的疫情防控形势如何? 如何更好地控制疫情? 能否给我们介绍一下。谢谢。

贺青华:谢谢您的提问。近期我国多地相继出现了聚集性疫情,引发了社会广泛的关注。截止到 2021 年 8 月 12 日 24 时,全国已经有 18 个省 48 个市发生了本土疫情,累计报告病例超过 1 282 例。在发生疫情的这 48 个城市中,已经有 36 个城市超过 5 天没有新增的感染者报告。除了扬州、武汉、张家界以外，其他地市只有零星的病例报告。所以从这个情况看，全国的疫情风险总体可控，全国层面发生大规模的疫情风险是比较小的。国家卫生健康委、国家疾病预防控制局将指导各地继续做好以下几个方面的工作：一是疫情发生地区要继续严格落实常态化防控的各项措施，加强流调溯源、核酸筛查、集中隔离和社区管控，限制人员外流，防止疫情向外扩散。也就是有疫情发生的地方要严格做好这几方面的工作。二是相关省份要加大对涉疫风险人群的排查，落实健康监测、核酸筛查等措施，及时发现潜在的感染者，避免出现新的疫情暴发点。三是要指导各地全面排查口岸城市、机场、港口、定点医院、集中隔离点等高风险场所的防控漏洞，在这些重点场所、重点单位要排查防控漏洞，及时采取整改措施，避免发生新的境外输入疫情。四是要加强宣传教育，加快推进疫苗接种，引导群众做好个人防护，戴口罩、勤洗手、一米线、少聚集等良好的卫生习惯，从根本上尽早把疫情控制住。谢谢。

中央广播电视总台央视记者：我想提问的是，我们知道，社区作为联防联控的第一线，也是外防输入、内防反弹最有效的防线。在此轮疫情防控和应对可能传染性更强的变异毒株当中，我们的社区防控延续了之前的哪些经验、增加了哪些措施？谢谢。

高光明：谢谢您的提问。社区防控作为疫情防控的第一防线，对严控疫情的增量至关重要。在过去几轮疫情防控当中，各地不断总结经验，形成了一套卓有成效的防控措施。总体上来说，社区防控就是一句话，就是要把相关的措施落实、落小、落细，做到联防联控、群防群控，总的经验可以概括为五个到位：一是组织动员到位。坚持党建引领，党员、干部下沉社区一线，加强社区基层综合管理和人员力量。二是社区封控要到位。落实社区网格化管理，加强居民的宣传教育，严格落实封控区域的人员管控措施，确保人员不流动、不交叉、不聚集，并且要做好相关管控范围内的科学的环境消毒,做到人物环境共防。三是要综合服务到位。社区封控管理之后,大概有两个方面是居民最需要的:一个是民生的保障。所以,各地努力做好小区封控后,基本的生活物资不缺,困难群众不愁,水电气暖不停。同时,社区居民另外一大需求就是对基本医疗卫生服务的需求,这方面基层社区卫生服务机构充分发挥家庭医生熟悉签约居民、贴近居民社区的优势,为居民提供健康宣教服务,特别是加强孕产妇、儿童、老年人和慢性病患者的健康服务,做到社区居民看病就医有渠道、有保障。四是集中隔离规范到位。大家知道,集中隔离点隔离的都是高风险人群,所以也是一个高风险的集中点。在集中隔离观察点启动之前,一定要请专家专门验收,要确保集中隔离点建设符合"三区两通道"要求,严格实施单人单间单独的卫生间等硬隔离措施,做到人物同防,坚决防止交叉感染。五是做到健康监测规范到位。大家知道,新冠肺炎的感染者有很多是无症状感染者,但是毕竟有一部分感染者会出现一些早期的症状,虽然最终的确定标准是核酸检测,但是我们能够早一步通过规范的健康监测,早一步发现潜在的感染者,就会使我们在疫情防控中掌握很大的先机。所以,这一块各地在不断完善经验,制定统一的健康监测表格、规范健康监测工作。第二个问题是对于传染性强的,比如德尔塔变异株,我们在这一轮疫情防控中又增加哪些应对措施,因为德尔塔变异株特点是传播力强,传播速度快,所以所有的疫情防控措施就突出一个"快"字,我们要以快打快,要提高各项防控措施的速度和效率,来保证高质量的防控,一定要在疫情扩散之前筑好社区防控的防控墙。具体来讲有这么几个方面:一是科学分区决策要快。要利用大数据进行精准流调,迅速甄别社会的风险点,迅速科学划分中高风险封闭管理区,不同区域采取不同的防控策略,核心目的就一个,要尽可能把疫情在最快的时间里压缩在最小的区域里。二是基层预警反馈要快。在社会上,比如医疗机构,我们强调预检分诊、强调首诊负责制,要及时甄别到医疗机构主动就医的人群当中的高风险人群;药店要提高发热等症状的识别监测敏感性,像超市、农贸市场等社会的功能服务单位,要制定疑似疫情发生时的应急预案,像街道乡村,要不断提高各方面的防控能力,要健全村居公共卫生委员会等组织机构,在疫情来临时能够发挥应有的作用。三是强调密切接触者等高风险人群集中隔离要快。这方面各地都在不断提高速度,调集资源,加大高风险人群的集中隔离。据我们所知,北京原来要求密切接触者集中隔离的时间要求当日清,现在要求基层收到名单之后8个小时要把密切接触者转运至集中隔离点。8个小时,感觉时间比较长,实际上基层有大量工作要做,他们拿到名单之后,首先要和社区的点上的工作人员联系,这个人是不是就住在这个小区,是不是就在那一户当中住,确认之后电话要联系上,然后社区的医务人员、疾控中心工作人员要入户进行流调,了解一些基本情况,同时还要对集中隔离人员,特别是他的家庭环境,按照有关规定进行采样,这些信息全部确定后,再通知"120"准备运输车辆,把密切接触者集中闭环转移走。应该说要求是非常高的,工作量是非常大的。四是各方联动信息传递要快。疫情当地要构建高效无缝衔接的信息系统,确保信息传递精准及时。这方面我们是有教训的,核酸检测10人份混合在一起,要回溯这10个人,如果是阳性可以进行复核,听起来很简单,但当检测数量上百万时,要想从茫茫人海中捞出这10个人,难度是非常大的,就必须要求有精准、无缝衔接的高效率的信息系统。如果信息系统到位,可能这个问题要解决只是几分钟的问题,如果没有一个高效的可靠的信息系统,很可能要反过来回溯这几个人,肯定要用小时来计算,所以信息系统非常关键。跨区域要及时共享疫情地区流出人员的信息,流入地要严格按照时限要求,做到当日收、当日清。谢谢。

香港经济导报记者:我们注意到,现在不少地方已经开始给12~17岁的青少年接种新冠病毒疫苗。请问为什么要给这部分群体接种新冠病毒疫苗?谢谢。

王华庆：谢谢记者的提问。青少年也好、儿童也好，都是易感人群，这次为什么从全球的角度来说陆续开始给儿童接种疫苗，主要有四个方面的考虑：一是大家对新冠肺炎认识的时候，在早期时，可能认为儿童发病率和患病率不高，但是随着疫情的持续传播，尤其是在一些疫情比较严重的国家，儿童患病率在不断上升。二是儿童患了新冠肺炎之后，过去我们认为症状比较轻，但是现在发现，随着儿童患病的不断增多，其实在里面也有一些出现了重症，也有个别儿童出现死亡的情况。三是不管是成人还是儿童，只要感染了病毒，就是一个传染源。从传染源管控的角度来说，对于儿童也要加强管理。四是现在不管是采取控制传染源还是切断传播途径，在大多数国家，这个疾病没有得到控制，将来我们期望建立群体免疫，儿童通过接种疫苗，在建立群体免疫过程中也是不可或缺的一部分。谢谢。

中央广播电视总台财经节目中心记者：刚刚王华庆介绍了青少年为什么要接种疫苗，我的问题是，现在全国各地都已经陆续开展了12~17岁人群的新冠病毒疫苗接种，截至目前，这项工作进展如何？请给我们介绍相关的情况。谢谢。

贺青华：谢谢您的提问。按照新冠肺炎疫情疫苗接种的总体部署，各省份已经陆续开展对12~17岁人群新冠病毒疫苗接种工作，这项工作从几方面各地在有序推进：一是各地制定了针对12~17岁特定人群的工作方案，积极做好与家长的沟通告知，摸清底数。二是合理安排接种时间和接种场地。现在刚好是暑期，什么时间接种、什么场地接种。三是严格按照预防接种工作的要求规范接种，做好医疗救治的保障，确保接种的安全。四是针对未成年人心理发育还不完善，易发生心因性反应这些情况，提前做好科普宣教，这些人群集中接种，一旦某个人接种发生什么情况，他有什么情况我也有什么情况，他有什么问题我也有什么问题，这样的就是心因性反应，及时做好这方面的科普宣传教育。到目前为止，12~17 岁人群接种工作在全国正在有序推进，31 个省（自治区、直辖市）和新疆生产建设兵团累计报告接种总剂次数超过 6 000 万。下一步，我们将在做好疫苗接种，确保接种安全的基础上，继续有序推进 12~17 岁人群的疫苗接种工作。谢谢。

新华社记者： 近期发生的多起疫情均是由德尔塔毒株引起的，针对这种毒株，公众和重点职业等人群应该如何强化个人的防护呢？谢谢。

贺青华： 谢谢您的提问。我们每个人都是自身健康的第一责任人，在新冠肺炎疫情防控中做好个人的防护尤为重要。面对当前的疫情防控形势，为指导公众和重点场所、重点单位、重点人群进一步从严从紧做好个人防护，我们对《重点场所重点单位重点人群新冠肺炎疫情常态化防控相关防护指南》（以下简称"《指南》"）进行了修订，由原来的 65 类增加到 85 类。一是对原来的 65 类进行了更新，强化了口罩佩戴、疫苗接种、健康监测等方面的要求。二是在重点场所和单位方面增加了 10 类，强化了对码头、口岸、棋牌室（麻将馆）、临时安置点等场所和单位在健康监测、疫苗接种、核酸检测、清洁消毒和应急处置等方面的要求。三是在重点人群方面增加了 10 类。强化了航班保洁人员、机场司机、机场公安辅警、机场装卸工人等重点人群的卫生防护要求。同时，我们对《公众和重点职业人群戴口罩指引》（以下简称"《指引》"）也进行了修订，对普通公众以及境外输入和污染传播高风险岗位人员、医疗机构工作人员、公共场所服务人员等三类重点职业人群提出了新的要求。比如，在公众方面，处于人员密集的室外场所，需要佩戴口罩，此前说在室外场所可以不戴口罩。这次提出来，在室外，如果人群密集的话要求戴口罩。同时要求家庭配备一些高等级防护的口罩，在去医疗机构就诊过程中佩戴。境外输入和传播风险较高的岗位人员，要求工作期间全程佩戴颗粒物防护口罩。对医疗机构工作人员,除医务人员直接接触污染物的人员做好重点防护以外,我们还要求接触潜在污染物的人员,比如保洁人员、护工、水暖工等,要求他们在工作期间全程佩戴颗粒物防护口罩。在医院里工作的其他人员,比如保安、导医等,需要全程佩戴医用外科口罩或者以上防护级别的口罩。公共场所服务人员工作期间,要求全程佩戴医用外科口罩或者以上防护等级的口罩。修订后的《指南》《指引》,有利于各类人群、各个单位和各种场所有针对性地做好防护,防范新冠病毒的传播。有关《指南》《指引》的具体内容以及相关的解读,大家可以在国家卫生健康官网上查询。谢谢。

中央广播电视总台央视记者:北京有不少人都是从国内其他中高风险地区返京和进京的,按照北京的防疫政策,其中有一些人是需要进行14天居家观察。请问,社区对这些居家观察的人员采取了哪些居家管理措施?又是怎么样做好保障服务的?谢谢。

侯兵:谢谢您的提问。我先回答第一个问题。居家观察人员的管理是疫情防控工作中的重中之重,怎么才能做到确保居家观察人员足不出户,我们从五个方面进行管理。第一,书面承诺。第一时间和居家观察人员取得联系,发送告知书,并签订配合管理、核酸检测和足不出户的承诺书。第二,核酸检测。在居家观察期间,社区要协助专业人员组织居家观察人员进行4次核酸检测,分别是第一天、第四天、第七天和第十四天。在首次和末次核酸检测的同时,还要对居家观察人员的环境进行采样检测。第三,落实人防和技防的措施。社区负责安装门磁等防止居家观察人员超范围活动的系统。我们作为社区的工作人员,每天至少要视频连线居家观察人员两次,上门检查一次,确保居家观察人员足不出户。第四,建立微信群联系。由1名社工和1名医务工作人员,还有居家观察人员,建立三方微信群,由医务人员每天指导居民在微信群里早晚两次报体温,并询问居民的身体状况。第五,变码管理。居家观察人员的信息录入信息系统以后,北京健康宝的健康码就由绿色自动变为黄色的居家隔离码,等到14天居家观察期满后且第14天核酸检测呈阴性以后,我们工作人员及时给录入系统,解除居家观察,这时候黄色的码就自动变为绿码。下面回答第二个问题,怎么做好服务保障。按照政策,居家观察人员必须是足不出户的,为了保障他们在居家观察期间的正常生活需求,我们组织了社区的党员居民志愿者,为居家观察人员提供取送快递、外卖、清运生活垃圾、代买生活用品等服务。对于在居家观察期间,有个别居民出现紧张焦虑情绪的情况,我们还及时组织开展心理疏导。谢谢。

香港中评社记者:我们注意到,近来国内多地相继发生聚集性疫情,请问在这样的情况下,社区是如何做好外来返回人员健康管理的工作的?北京的做法有哪些?谢谢。

李永锦:谢谢。为进一步扎实社区防控网底,筑牢首都疫情防控屏障,根据上级工作要求,严格落实国内返京人员社区健康管理有关政策。一是针对有病例发生地来京人员,或其他渠道得知自己可能是密切接触者、次密切接触者以及其他风险人群的来(返)京人员,社区接到报告后,第一时间进行居家隔离劝告,立即启动相关情况核实,从严判定类别,判定后按照北京市管控要求开展个体健康监测。二是对高风险地区返京人员,经区重点人群管控下发名单进行核查及社区自行摸排两条渠道,核实情况属实后,无特殊疾病等情况,一律实施14天集中观察和7天健康监测。三是对中风险地区返京人员,核实情况后,一律实施14天居家观察和7天健康监测;对不具备观察条件的,一律实施集中观察。观察期间,社区负责告知居家隔离相关政策和要求,负责上门核酸检测。四是对于半自理及无自理能力的,符合居家医学观察条件的密切接触者和次密切接触者,严格执行上门核酸检测,严格健康监测,出现症状就医严格实行闭环管理。谢谢。

《南方周末》记者: 我们注意到近期的本土疫情均由境外输入引起,而目前国外疫情形势依然严峻。请问一下,在外防输入的政策上是否考虑进行相应的调整,给我们带来哪些启示?谢谢。

贺青华: 谢谢您的提问。近期,我国多地陆续发生了聚集性疫情,从流调溯源基因测序的结果看,传染源均来自境外。守住境外输入这个关口,就能最大限度降低国内疫情发生的风险,从目前各地疫情防控的经验看,目前采取的"外防输入、内防反弹"的策略,即常态化防控措施是科学的、有效的。疫情防控的实践同时也给我们启示,一是要不断强化各级党委、政府疫情防控的属地责任,强化联防联控,搭平台、建机制,落实"早发现、早报告、早隔离、早治疗"的要求,加强信息沟通共享,及时完善应急工作预案,提升应急处置的能力。二是要不断强化各相关部门、行业疫情防控的系统和行业的管理责任。强化各系统行业防控指南方案的细化、实化和可操作性,加强疫情防控措施的演练、督导和检查。三是要不断强化各单位疫情防控的主体责任,做好人员培训及安全防护,坚持"人""物""环境"同防,严格物品消毒,加强高风险岗位人员,特别是社会聘用人员的闭环封闭式管理,发现问题及时整改。四是要不断强化每个人作为守护自身健康的第一责任人,从事高风险作业的工作人员要按照要求戴口罩、戴手套、穿防护服、穿隔离衣,工作期间落实集中住宿、封闭管理等措施,避免与家庭成员和社会普通人群接触。从严从紧,持之以恒按照"外防输入、内防反弹"的策略做好疫情防控工作。谢谢。

中国青年报记者: 有的家长会担心青少年接种完新冠病毒疫苗之后产生

不良反应,请问可能产生的不良反应有哪些?和成年人接种疫苗相比,有什么不同?谢谢。

王华庆:谢谢记者朋友的提问。其实刚才贺青华副局长已经讲了,我们国家儿童和青少年接种疫苗的总剂次超过了 6 000 万,目前根据对不良反应的监测分析,儿童和青少年接种新冠病毒疫苗不良反应的发生率不高于 18 岁以上的成人,既包括一般反应,也包括异常反应。青少年接种新冠病毒疫苗之后出现的一般反应主要表现为发热,另外是局部的疼痛、红肿。异常反应主要是过敏反应,虽然很罕见,但是我们看到有个别出现,主要为过敏性皮疹,症状也相对比较轻。在这里我想强调一下关于心因性反应的问题,因为心因性反应不属于不良反应,但是我们接种的对象是正处在青春发育期的青少年,在我们监测的数据当中也看到有个别儿童和青少年接种疫苗之后出现了心因性反应,其实心因性反应是非器质性的反应,这种情况也可以预防。比如,在接种疫苗的过程中,我们的家长和监护人陪着儿童去接种疫苗时,自己要放松,同时也要想办法不让孩子紧张,这样就可以大大减少心因性反应。谢谢。

凤凰卫视记者:有民众反映,有的地方将全部人力物力投入到新冠病毒疫苗接种工作,导致诸如婴儿疫苗等其他疫苗没有窗口、没有人接种,已经拖延了一个月了。请问目前北京的社区卫生服务中心对统筹新冠病毒疫苗和普通疫苗的接种工作有哪些安排?全国层面上又有哪些安排呢?谢谢。

主持人:这个问题涉及北京的情况和全国的情况,先请李永锦先生来回答这个问题,然后请高光明先生再做补充。

李永锦:谢谢。各中心对疫苗接种有不同安排,根据接种场地、工作人员数量、统筹新冠病毒疫苗接种和日常儿童及成人门诊接种。新冠病毒疫苗接种与儿童门诊实行空间和时间的分离,以保障儿童门诊接种安全。自新冠病毒疫苗接种开始到现在,儿童日常接种门诊未暂停过。卫生健康委抽调二三级医院协助支援社区进行新冠病毒疫苗接种工作,同时区疾控中心也加强了对中心新冠病毒疫苗接种工作人员的培训,全中心医务人员共同参与,共同承担新冠病毒疫苗接种工作,为儿童免疫门诊正常开展提供了必要的保障。同时,为落实疫情防控要求,减少人员聚集,积极开展儿童门诊的线上预约,增加儿童接种日,分散接种人群,增设二次预检分诊,倡导一个孩子一名家长进入诊区,严格遵守"一米线",避免聚集。谢谢。

高光明:谢谢您的提问。据初步统计,2021 年上半年,参与开展新冠病毒疫苗接种的基层医疗机构一共有 4 万多家,全部医院有 35 000 多家,有一半是基层医疗机构在承担。现在由基层医疗机构承担的新冠病毒疫苗的接种,据不完全统计,应该是接近 10 亿剂次,参加新冠病毒疫苗接种的基层医务人员大概 140 万人,这是完全新增加的工作,基层在这方面做出了很多努力。在疫情之初,我们就注意安排,要求在新冠病毒疫苗接种当中,基层对 0~6 岁儿童免疫规划疫苗不能停,要确保 0~6 岁儿童按照免疫规划要求及时接种上。特别是前段时间,我们在有关新闻媒体上看到报道,说国外因为疫情的冲击,当地儿童免疫没有跟上,传染病有抬头的趋势。我们专门开了会,要求全国基层医疗卫生机构一定要抓住 0~6 岁儿童计划免疫的时间点,完成相应的免疫任务。我们现在统计,最近几年每年咱们国家 0~6 岁儿童由基层实施的免疫针次是在 2.5亿~3 亿针次,2020 年全年基层完成了 2.86 亿针次,基本持平,2021 年上半年已经完成的 0~6 岁儿童免疫针次和 2020 年上半年是持平的。从全国来说,总体上推进是比较平稳的,很好地平衡了新冠病毒疫苗接种和常规的 0~6 岁儿童计划免疫接种这两项工作,请大家放心。刚才记者朋友提出这个个案,也提示我们要把工作再抓实抓细,要做到不漏一个孩子,把国家基本公共卫生服务项目的任务保质保量做好。在这儿我也提醒相关孩子的家长,可以积极与当地社区卫生服务机构联系,如果有家庭医生签约的,可以直接找家庭医生反馈,我想当地一定会妥善、尽快给孩子接种相关疫苗。谢谢。

21 世纪经济报道记者:截至 2021 年 7 月 31 日,北京市 18 岁以上常住人口的新冠病毒疫苗全程接种率已经突破了 92%,其中,社区扮演了重要的动员作用。我想请问,北京社区在推广新冠病毒疫苗接种方面有什么经验值得借鉴和分享? 谢谢。

李永锦:谢谢。一是卫生街乡一盘棋,卫生健康委专业指导和街乡密切配合,助力新冠病毒疫苗接种工作。区疾病预防控制中心提高专业指导,区卫生健康委、卫生监督所加强日常巡查,保障了点位设置有标准、接种过程有督导、接种完成可追溯。从选点位、建点位、人员组织、街道工委组织协调充分发挥作用。二是宣传动员全流程。街道和居委会广泛动员,社区医生宣教,对"为什么要接种新冠病毒疫苗""接种疫苗有哪些好处""有何不良反应"等一些核心问题,向居民开展重点讲解。有的点位为提高居民接种率,为全流程居民发放接种宣教生活用品,让居民接种后除了收获健康,还有更多实实在在的收获。有的点位增设志愿服务岗,向前来接种的居民介绍接种注意事项、接种流程,提醒按时接种第二针。三是接种服务"零距离"。积极协调增设接种点、接种车,把接种服务送到居民的家门口、公园里、商超入口等,实现接种服务"零距离",让接种服务触手可及;对高龄和行动不便的老人,增加疫苗志愿服务人员,提高老年人接种率。四是提高全程接种率。街乡牵头,对接种完第一针的居民建立沟通渠道,及时提醒接种第二针,提高全程接种率。谢谢。

羊城晚报记者： 我的问题是关于儿童青少年的疫苗接种。现在要求儿童在接种疫苗的时候要有父母的陪同，想问一下为什么这样要求？儿童在接种疫苗的时候有哪些注意事项？谢谢。

王华庆： 谢谢记者的提问。实际上新冠病毒疫苗，青少年和儿童接种，和过去常规疫苗的接种，均按规范进行，没有太大差别。在《疫苗管理法》中要求接种医生在接种过程做到两个环节，第一个环节是在接种疫苗之前，要向受种者如实告知疫苗接种的种类、疫苗的保护作用、疫苗的禁忌、疫苗的安全性和相关注意事项。第二个环节是接种医生要询问受种者的健康状况，因为12~17岁儿童属于未成年人，这些信息怎么获得和如何告知，监护人和家长是非常重要的。所以，在接种新冠病毒疫苗的过程中，对于12~17岁未成年人要有家长或监护人陪护，来完成这些过程。涉及新冠病毒疫苗的接种，其实也有它特殊的方面，在这种情况下，我们建议家长或监护人在陪护儿童接种疫苗时做好以下工作：一是在接种前，家长或监护人要了解新冠病毒疫苗的疾病知识，疫苗知识，还有接种的流程。在接种过程中，家长或监护人要带着孩子的有关证件，包括身份证、接种证等。另外要了解孩子的健康状况。到现场之后，要把孩子的健康状况，以及孩子过去接种疫苗的禁忌，或者是疾病史，如实告知接种医生，以便由医生判断孩子是不是应该接种。接种完之后，要在现场留观30分钟，这时候家长或监护人也要全程陪护。在接种之后，如果怀疑出现的身体不适可能和疫苗有关，也要向接种医生报告，如果情况严重，建议及时就医并进行相关诊治。谢谢。

《第一财经日报》记者： 密切接触者的管理工作是防止潜在的感染源进一步传播疫情的重要手段，请问北京的小区在出现密切接触者之后，是如何做好从小区到集中隔离点的闭环管理的？谢谢。

侯兵：谢谢您的提问。对于密切接触者，社区主要是根据专业部门的意见，协同配合卫生健康和疾控部门，按照四个"第一时间"的原则做好闭环管理和转运工作。第一，第一时间联系。接到疾控部门下达的密切接触者的名单以后，社区和医务工作人员第一时间要联系居民，告知居民被判定为密切接触者。同时要和居民说原地在家等待，不要出门，自己准备好个人生活用品，等待疾控工作人员上门。有的居民可能一听到自己是密切接触者以后有点心理压力，或者是有紧张焦虑的情绪，对此我们还要做好政策解释和心理疏导。第二，第一时间上门。社区工作人员和医务工作人员做好个人防护，第一时间到密切接触者家中进行核酸检测和环境采样，然后联系"120"准备转运。第三，第一时间转运。"120"到达以后，我们会密切接触者佩戴好 N95 口罩，并做好个人防护，配合专业人员全程闭环送至集中隔离观察点进行隔离。第四，第一时间消杀。社区协助专业人员对密切接触者居住的楼栋、电梯间、活动空间等外环境进行彻底消杀、专业消毒。对于因密切接触者而产生的次密切接触者，我们也会按照有关的要求及时进行管控。谢谢。

红星新闻记者：从当前几起聚集性疫情来看，社区防控中存在哪些漏洞和薄弱环节？该如何采取针对性的措施予以加强？谢谢。

高光明：谢谢您的提问。大家都看到，应对本轮疫情过程中，一些地方在一些工作环节中出现了一些问题，表现形式多种多样，但分析一下，没有一个是技术上没有明确规定的，没有一个是没有明确要求的。为什么会出现这个问题？核心的原因就是一条，就是疫情防控意识不到位，部分地方对常态化疫情防控重视程度不够，这样就存在麻痹思想、侥幸心理、放松心态，甚至是厌战的情绪。在思想上没有认识到位，在工作中动作就会走形，很多应该落实的政策措施没有真正落实到位，有一些措施即使落实了也打了折扣。自疫情到来，病毒就像水泼地一样，哪儿有问题，它一定从短板这儿漏过去,这就会造成"针尖大的窟窿漏过斗大的风"。所以,这就要求各地、各部门的干部群众要时刻绷紧疫情防控这根弦,对防控漏洞要再排查,对防控的重点要再加强,对防控要求要再落实。这是最核心的原因。另外还有一些需要加强或者需要进一步提高的方面,比如社区联动机制要加强,一定要形成"四方责任",要各司其职、各负其责,疫情面前没有局外人,只有大家真正形成群防群控、联防联控的良好局面,疫情防控才会高效,才会尽早结束各个地方的疫情。借此机会,我也想强调一点,社区防控讲究科学防控,科学防控要有科学手段做支撑,这方面各地也摸索了一些很好的经验,我觉得值得大家互相学习推广。比如在北京、黑龙江、沈阳,包括南京等地,我们尝试使用了 24 小时监测的体温贴,因为新冠肺炎感染者体温始终保持高温这种情况将不是普遍现象,在定点常规体温监测中有时候监测不住他体温升高,有时候升高的温度也不是特别高。但是如果通过 24 小时的智能健康体温贴,它一直在监测这个人的体温变化,每天只要达到 6 个小时,它就会监测住这个人体温变化的模式,通过大数据比对,就可以提早大概一天左右把潜在的高风险感染者抓取出来,这样对于我们把控疫情的先导权非常有效果。同时,原来对社区封控时,要求居民足不出户,但是一般的居民楼不可能做到无死角的监控。我们很多时候是通过教育的形式,或者走访的形式来落实,这还远远不够。现在地方采取了门磁报警,北京、南京都采取这个办法,这样对双方都是一种监督。总而言之,科学防控要有科技手段来支撑,通过科技手段的不断使用,不断提高社区防控的工作水平,以应对现在德尔塔病毒传播的新形势。谢谢大家。

主持人: 谢谢高光明先生,讲得特别好,疫情防控没有局外人,需要我们每个人的共同参与。最后一个问题,请继续提问。

封面新闻记者: 近期,北京出现了京外疫情关联病例,疫情的形势严峻复杂,疫情防控也是再度升级。在此背景下,请问北京的社区医院采取了哪些疫情防控升级的措施？接下来在社区疫情防控、患者筛查等工作中将如何更好地发挥"网底"作用？谢谢。

李永锦: 谢谢您的提问。一是提高认识。将疫情防控作为重中之重,一把手亲自挂帅,明确责任,细化分工,将疫情防控落点、落人、落到位。二是坚持院感"零容忍",持续排查院感防控风险,建立问题台账,逐项整改到位,严防风险漏洞。三是运用健康宝、行程码对患者进行甄别,严格执行预检分诊制度和流行病学调查,发挥疫情防控"探头"作用,加强对疫情中高风险地区人员排查,对于外地进京就医患者尤其要严格落实疫情防控措施,严防疫情输入。四是对发现可疑患者就地隔离、及时上报并通过"120"转运至发热门诊,形成闭环管理。五是加强发热门诊管理,严格落实首诊负责制和发热患者闭环管理,加强病例筛查,严防漏诊误诊。六是加强保安、保洁、食堂工作人员等辅助人员健康监测。七是严格执行所有工作人员每两周一次核酸全员检测,预检分诊等重点岗位每周一次核酸检测制度。八是在入户巡诊、出诊前要务必提前询问患者体温、流行病学史和健康宝是否为绿码(包括同住人)。如有发热不出诊;流行病学史可疑和健康宝为黄码和红码的不出诊。九是严格辖区居家隔离人员、重点核查人员核酸检测工作,按照管控要求,在街乡疫情防控领导小组的统一指导下,落实采样工作,向辖区内一级以下医疗机构工作人员提供核酸采样检测工作。谢谢。

主持人: 谢谢李永锦先生,也谢谢以上几位嘉宾。今天的发布会,几位嘉宾为我们介绍了在常态化疫情防控下,特别是最近发生的一些多源多点疫情防控过程中,社区防控、疫情形势、青少年疫苗接种的有关情况,再次谢谢大家。后续我们还将就记者朋友关心的问题举行新闻发布会,欢迎大家持续关注。今天的发布会到此结束,谢谢大家。

国务院联防联控机制就进一步做好
疫情防控和疫苗接种有关情况
举行发布会
（第19场）

一、基本情况

时　间　2021年8月27日

主　题　介绍进一步做好疫情防控和疫苗接种有关情况

发布人　教育部体育卫生与艺术教育司司长　王登峰

　　　　国家卫生健康委疾病预防控制局副局长　吴良有

　　　　中国疾病预防控制中心免疫规划首席专家　王华庆

　　　　国务院联防联控机制科研攻关组疫苗研发专班工作组组长、

　　　　国家卫生健康委医药卫生科技发展研究中心主任　郑忠伟

主持人　国家卫生健康委新闻发言人、宣传司副司长　米锋

二、现场实录

主持人：各位媒体朋友，大家下午好！欢迎参加国务院联防联控机制举办的新闻发布会。全国现有本土确诊病例自8月16日首次下降以来，已连续11天下降。截至2021年8月26日，全国有26个省份和新疆生产建设兵团全域为低风险地区，中高风险地区下降到38个。目前，我国本轮疫情已经得到有效控制。本轮疫情再次提示，要始终从严从紧从细做好外防输入，总结经验，堵塞漏洞；严格落实各项防控要求，压实属地、部门、单位、个

人"四方责任",坚决克服侥幸心理。要毫不放松始终做好个人防护,持续推进新冠病毒疫苗接种。截至 2021 年 8 月 26 日,全国累计报告接种新冠病毒疫苗超过 20 亿剂次,完成全程接种的人数 8 亿 8 943.9 万人。今天的发布会,我们将围绕进一步做好疫情防控和疫苗接种,请各位嘉宾来回答媒体的提问。我们请来了:教育部体育卫生与艺术教育司司长王登峰先生,国家卫生健康委疾病预防控制局副局长吴良有先生,中国疾病预防控制中心免疫规划首席专家王华庆先生,国务院联防联控机制科研攻关组疫苗研发专班工作组组长、国家卫生健康委医药卫生科技发展研究中心主任郑忠伟先生,请他们共同回答媒体的提问。下面,进入今天的现场提问环节,请各位记者朋友提问,提问前请先通报所在的新闻机构。

第一财经记者:刚才主持人讲到,本轮疫情已经得到了有效控制。我想问一下,在本轮疫情防控当中,各地有哪些有效的经验和做法?此外,我们应该采取什么样的措施来夯实本轮疫情防控的成果?谢谢。

吴良有:谢谢您的提问。近期,我国江苏、湖南、湖北、河南等地相继发生聚集性疫情,均为境外输入疫情引发的本土疫情。截至 2021 年 8 月 26 日 24 时,全国 19 省 50 市累计报告本土新冠肺炎感染者 1 390 例。在发生疫情的 50 个城市中,已有 45 个城市超过 5 天无新增感染者报告。全国疫情总体呈下降趋势,风险总体可控,全国层面发生大规模疫情的风险得到有效遏制。面对本轮疫情,国务院联防联控机制根据地方疫情形势和工作需要,向重点省份派出工作组,指导地方科学精准地打好疫情阻击战。各地认真落实党中央、国务院决策部署,做好疫情防控和处置,积累了一些好的经验和做法:一是在加强组织领导方面,强化指挥体系持续高效运行,建立完善应急处置机制,一旦疫情发生,由当地党政主要负责同志任应急处置指挥长,设立联合指挥部,扁平化管理,平急工作模式转换迅速,无缝衔接。二是在提升应急处置能力方面,部分地区设计冷链行业、大型商超、居民小区、学校等不同情景的应急演练脚本，针对性开展实战演练，提升应对能力。三是在强化机场、口岸等高风险场所管控方面，部分地区建立航空海港口岸驻点防疫指导员制度，派员进场指导，每个航空海港口岸派驻由疾控中心业务骨干及交通运输部门干部组成的防疫指导组，做到早监测、早发现、早预警、早报告、早处置。四是在高风险岗位工作人员管理方面，实施工作地与居住地"两点一线"闭环管理、集中居住、高频次核酸检测、全程疫苗接种"四件套"措施，严禁交叉混岗。五是在区域协查方面，充分发挥大数据支撑疫情防控作用，加强部门协同，推进重点人群排查工作，确保短信提醒到位、信息排查到位、人员管控到位，在疫情防控中发挥了关键性作用。下一步，我们将在认真落实已经部署的各项防控措施基础上，坚持问题导向，会同各地、各部门，采取更加严格、更有针对性的措施，弱项再强化，重点再加固，把我们的防控水平再提高一步。一是从严从紧落实外防输入措施要求。严格落实入境人员闭环管理、入境相关物品和环境消毒，加强口岸从业人员等高风险从业人员封闭管理，紧盯口岸、集中隔离点、定点医疗机构等疫情输入高风险场所，建立常态化风险排查机制。二是进一步加强重点场所疫情防控。严格督促落实公共场所、交通工具等人员聚集、流动性强的场所常态化防控措施，指导学校、养老机构、儿童福利机构等落实相应防控要求。三是进一步提升各地应急处置能力。总结既往疫情处置经验，组织编写典型案例教材，完善相关防控方案，指导各地细化、实化应急处置措施，督促地方做好隔离点等硬件储备和核酸检测、流调等队伍建设。四是进一步压实各方责任。地方政府要落实属地责任，各行业主管部门要落实监管职责，依法依规做好本部门、本行业重点场所、重点环节、重点人群、重点岗位疫情防控措施落实情况的监督管理。谢谢。

中央广播电视总台财经节目中心记者：马上就要秋季开学了，请问教育系统针对秋季学期开学返校遵循什么样的原则？一些中高风险地区是如何做好统筹安排的？请给我们介绍一下，谢谢。

王登峰：这几天很多地方大中小学都已经陆续开学，今天早上看到新闻，好几个地方，全部中小学都已经开学返校。秋季学期的开学，作为在疫情防控常态化情况下的一项重要安排，教育部和整个教育战线都是高度重视，教育部党组按照习近平总书记的要求，对秋季学期的开学做了统一的安排和部署。教育部最近连续印发了相关通知和提醒，要求各地认真做好疫情防控和秋季学期的开学工作。总体来讲，我们本着三个基本原则。第一个原则，我们的任务和目标非常明确。秋季学期开学以及开学之后，要确保正常的教育教学秩序，或者说是要安全、正常开学。同时，要做好疫情防控工作，确保广大师生的生命安全和身体健康，这是非常明确的目标。教育系统把这个目标实现了，既是教育系统本身要做的，也是对整个国家疫情防控的一个重要的贡献。第二个原则，我们的要求很严格。在前几天教育部印发的关于秋季学期开学的文件中，提出了明确的"三不原则"。第一，我们学校达不到当地疫情防控要求的不能开学。第二，校园疫情防控措施不到位的不能开学。第三，没有明确的应急预案的，不能开学。刚才吴良有副局长也介绍了，在这次应对疫情的过程中，其中一条非常重要的经验，就是要进一步做好应急预案及其落实。因为这次德尔塔病毒的传染性非常强，一旦校园发生疫情，密切接触者和次密切接触者的人数将会是非常庞大的，必须做好应急预案的各方面的准备，包括隔离场所的储备、消杀和核酸检测相关的一些工作，这也是我们在谋划秋季学期开学的时候提出的第二个原则，要求非常严格。第三个原则，要做到准备充分。这个准备充分，其中首先是要做到完善应急预案，第二是要把各方面校园正常生活的后勤保障真正落到实处。如果出现突发疫情，可能要进行封闭式管理，校园内部师生的生活和学习各方面都要做好保障。另外，我们还要做好一旦出现疫情可能要启动线上学习这样的准备工作。我今天早晨看到北京市教委发出通知，也要求各校做好在线学习启动的准备，这其实都是要宁愿备而无用，而不可用而无备，所以准备要做到非常充分。在这三个原则的前提下，还有一条是特别重要的。我们要求所有的教育行政部门、各级各类学校、所有的老师和同学，要提高警觉，也就是绝对不能出现松懈和麻痹大意。这次德尔塔病毒在国内多点散发，刚才米锋副司长介绍，疫情已得到基本的控制，这是我们来之不易的成果。而出现多点散发的一个很重要的原因就是麻痹大意，校园又是人群高度密集的地方，我们希望所有的教育行政部门、所有的各级各类学校都要提高警觉性，要严格落实疫情防控的各项措施。国家卫生健康委和教育部已经联合印发了高等学校、中小学校和托幼机构的《新冠肺炎疫情防控技术方案》，这个《方案》是在第三版基础上，特别针对德尔塔病毒的特点，做了一定的修订，也提出了非常明确和具体的要求。这些都希望我们各级各类学校一定要严格落实好《方案》中所要求的各项防控措施。我们希望通过全社会的支持和教育系统的努力，能够确保我们的秋季学期不仅是正常开学，也能够维护整个学期的正常的教育教学秩序。谢谢。

中央广播电视总台央视记者：现在有很多接种疫苗已经超过 6 个月的人群，他们比较关注是否需要打加强针。前不久国药集团中国生物公布了一个研究数据，就是说如果打第三针的话，可以大幅提高保护效果，以色列也称，打加强针可以很好地提高保护效果。现在我们有没有这方面的研究进展，我们在面对变异病毒的时候是否需要打加强针？谢谢。

郑忠伟：非常感谢这位记者的提问。近一段时间以来，加强针引起了大家越来越多的关注。我想，大家关心这个问题，可能有一个原因，就是近期我们都看到的，随着国内外的一些疫情反弹，媒体也都报道了，就是接种疫苗后又感染的一些案例，所以大家对接种疫苗半年以后需不需要加强特别关心。在此，我有一些情况和大家分享一下。第一，截止到昨天，全球累计接种新冠病毒疫苗已经超过 50 亿剂次,其中全球接种中国的新冠病毒疫苗超过 25 亿剂次。从目前我们能够收集到的国内的一些接种疫苗后感染的病例可以看到,相对于这么大规模的接种,发生接种后感染的还是比较少的。因此,我们基本做出一个判断,就是如果完成全程的疫苗接种,发生接种后感染的概率还是比较低的。这一点从我们的疫苗开展的Ⅲ期临床试验当中的一些数据也有证明。因为没有一款新冠病毒疫苗可以 100% 的防感染,它防感染的保护率,从目前已经上市的疫苗当中看来,大概 50%~90% 不等。第二,大家也注意到了,即使接种疫苗后发生感染,但这些人群,从国内外一些数据看,这些人发生重症、危重症、死亡的风险大幅度降低了。正好今天中午在《新闻 30 分》栏目上看到一个报道,美国加州最近把 5 月 1 日至 7 月 25 日的感染和住院病例进行了分析,得出的结论是,不接种疫苗发生感染的风险是接种疫苗者的 4.9 倍,出现住院的风险是接种疫苗者的 29.2 倍。所以接种疫苗即便发生感染,出现重症死亡的风险也是很低的。第三,近期我们疫苗研发专班组织专家就是否要开展加强针的接种进行了专门研究,我们结合国药中生、北京科兴中维开展的关于加强针疫苗的研究结果发现,两家机构从 2020 年年底开始在持续开展这方面的研究,两家机构生产的疫苗在接种 6 个月后,抗体都出现了不同程度的下降。实际上,接种疫苗后抗体下降,和常规的疫苗规律一致。但在 6 个月时间进行第三剂的接种后,首先发现接种是非常安全的,和第一剂、第二剂的安全数据差不多。其次,接种第三剂以后,受种者的抗体水平出现了快速上升,3 天以后就开始出现上升,7 天以后就升到了一个较高的水平,到 14 天的时候,大概相当于原来的 10~30 倍不等。但是接种第三剂的这部分人群,6 个月后再进行检测,抗体仍然出现了下降,但是下降到的低点也超过了 2 剂接种的峰值。从这个角度来看,我们觉得加强接种对疫苗的保护效果,从免疫原性的角度来看,能够得到提升。但是,专家分析认为,目前我国疫情防控形势很好,重点是外防输入,对输入风险高的,比如海关、边检、航空、隔离点、定点医疗机构等工作人员，在完成免疫程序6个月后，可以开展加强接种。另外，在常规接种中我们也发现，免疫功能相对较低的人群，以及60岁以上的人群，他们接种后产生的免疫效果没有18~59岁的好，但是这类人群又恰恰是感染后的高危人群。他们感染后出现重症、危重症、死亡的风险要高于其他人群。因此专家也建议，对这类人群，在接种后6个月，可以开展一剂加强针。由于工作、学习、交流的需要，一部分人群要到境外的疫情高风险地区或者国家，专家也建议对这类人群在接种满6个月后，可以开展加强免疫。但是否目前现阶段要对全人群开展接种6个月后的加强免疫，专家建议还待进一步研究，并且要根据疫情的情况来做出综合的研判。谢谢。

东方卫视记者：近期很多地方都在强调60岁以上人群接种新冠病毒疫苗的重要性。请问为什么他们更需要接种疫苗？接种的注意事项有哪些？请给我们介绍一下，谢谢。

王华庆：谢谢这位记者的提问。因为从前期对全球各个国家新冠疾病的监测结果来看，60岁以上的老人，尤其是随着年龄的增加，重症率比较高，死亡率也比较高。这些人群实际上患病之后需要住院，需要救治、抢救的比例也比较大。另外，住院时间也比较长。所以，从各个国家接种疫苗的策略来说，老年人尤其是有基础性疾病的老年人，是疫苗接种的最优先的人群之一。世界卫生组织也是这样建议的。因为这个群体比较特殊，在接种的过程中，有以下几个方面需要进一步强调。第一，老年人中患基础性疾病的比例比较大，有的可能患一种疾病，还有的可能患两种或两种以上的疾病，所以在接种疫苗之前，要对自身发病状况做一个评估，是否处于稳定期。如果基础性疾病处在稳定期，应该去接种疫苗。但是有的老年人无法对自己做出评估，拿不准，这个时候可以咨询自己的主治医生，或者咨询接种单位在现场的临床医生，来进行评估。

第二,去接种点接种之前,要做好预约工作,避免老年人在现场等的时间比较长而出现疲劳、紧张的状况。去接种的时候,要穿比较宽松的衣服,这样便于接种。第三,要了解疫苗方面的相关知识和疾病知识,以及接种的流程。去现场时,一个是做好个人的防护,有些必要的时候,要有家人陪护去接种点进行接种。同时,有基础性疾病的,要把自己的健康状况和患病情况,向接种医生报告,这样让接种医生有一个相应的判断。这里特别强调,接种后的老年人一定要留观30分钟,而且留观应该是在接种现场,防止其他一些意外情况发生。谢谢。

南方都市报记者: 在这次疫情中出现了因为公众隐瞒行程导致疫情蔓延的情况,请问公众个人在疫情防控中要承担什么样的责任? 谢谢。

吴良有: 谢谢这位记者的提问。根据《中华人民共和国传染病防治法》等法律规定,在疫情防控中,公民应当接受疾控机构、医疗机构的调查、检验、采集样本、隔离治疗等预防控制措施,如实提供有关情况。同时,《新型冠状病毒肺炎防控方案》等文件中专门对个人防护的公民防疫基本行为做出了具体规定。这次疫情中出现的居民瞒报行程等行为,给疫情防控工作造成了不利影响,也给社会经济造成了较大损失,妨碍了正常的生活、生产秩序。这些教训很深刻,需要认真反思,切实采取措施,避免在今后的疫情防控中再次出现。作为卫生健康部门,我们要持续加强疫情防控相关法律和传染病防控知识的宣传普及,引导群众自觉履行责任义务,遵守防控要求。一是要主动如实报告。有中高风险地区旅居史、出现发热、干咳等症状的人员,要主动就诊并及时主动向社区报告,配合流行病学调查和隔离医学观察等防控措施,这不仅是保护个人健康,也是守护大家的健康和安全。二是要服从防疫指挥。在疫情发生地的公民,要服从当地政府、居民村民委员会或者所属单位的指挥和安排,配合政府采取的封控、隔离、核酸筛查等应急处置措施,尽早发现、隔离可疑传染源,尽快有效控制疫情。三是要落实防疫措施。普通公众在常态化的情况下,要坚持戴口罩、勤洗手、一米线等良好卫生习惯,减少人群聚集。不信谣、不传谣、更不能造谣,配合执行好公共场所查验体温、健康码等防疫措施。四是要主动接种疫苗。新冠肺炎属于乙类甲管的法定传染病,适龄无禁忌人群对新冠病毒疫苗要应接尽接,这既是保护群众自身健康的需要,也是守护社会公共卫生安全的需要。为降低疫情传播风险,我们需要快速实现较高的接种覆盖。近期,各地为了加快推进接种工作,也出台了一些针对性的政策,在社会上引起了一些反响。对于群众反映强烈的问题,我们要认真听取,及时回应,立即纠正,避免"简单化、一刀切"的做法。要多从增进群众健康福祉的角度,从接种疫苗增强群众自身保护的角度深入细致做好宣传工作,引导群众积极接种、主动接种、及早接种。我们大家要共同努力来营造"疫情防控人人有责"的良好社会氛围,切实提升群众的满意度,把好事办好、实事办实。谢谢。

香港中评社记者:现在很多"上班族"和市政、园林等行业的一线员工表示,白天没有时间接种疫苗,希望晚上也可以接种。我们注意到,目前,重庆和四川广汉等地已经开展了"夜间专场",请问这种"夜间接种点"是否会在全国推广开来?另外各地还有一些什么好的经验做法可以推广的?谢谢。

吴良有:谢谢您的提问。为了提高我们疫苗接种的服务质量,加快推进疫苗接种的进度,各地在新冠病毒疫苗接种实施过程中,不断发挥创造性、积极性,积累了许多行之有效的经验和做法。比如刚才您提到的开设"夜间专场",很大程度上方便了职业人群的接种,为群众提供了便利。像这样一些措施,我们也在全国大力推广。还有一些好的做法,比如像浙江省接种点医务人员提前跟居民进行沟通,精准预约接种时间,缩短群众排队等候的时间,合理设置接种点,方便"一老一小"人群就近接种。广东省是根据群众的需求,提供团体预约、上门服务,也在接种 APP 上设置第二剂次接种提醒功能,有效降低第二剂次的脱漏率。湖北省通过在湖北省疾控微信公众号预约建档、流动接种车上门接种、接种点延长服务时间等等这些便民措施,来提供人性化的服务。类似的做法还有很多,不少地方始终坚持用心用情做好接种服务,我们也及时向全国推广这些好的经验,同时鼓励各地在保证规范安全实施接种的前提下,因地施策,不断丰富宣传形式,拓展服务方式,来切实提高群众的获得感、幸福感和安全感。谢谢。

香港经济导报记者: 我有问题想问教育部。据网民反映,有个别学校通知学生及其直系亲属,只要一人不打疫苗就不让上学,将疫苗接种与入学返校捆绑在一起,对此有何回应? 谢谢。

王登峰: 最近我也看到了一些这方面的报道,个别地方提出学生返校上学家长必须接种疫苗以及家长必须做核酸检测等要求,如果没有这样的条件,就不允许入学。实际从疫苗来讲,刚才几位专家和领导都已经介绍了,我们国家现在接种疫苗,特别是对于 12~17 岁的年龄段,以及现在正在准备的 12 岁以下孩子的接种,包括成年人的接种,都遵循一个基本的原则,就是知情、同意、自愿。特别是对于中小学生来讲,他们本身能不能打疫苗、愿不愿意打疫苗,从教育系统来讲我们要加强宣传,宣传疫苗的安全性,宣传疫苗的保护作用。但是最终这些孩子打疫苗,要在家长的监护下,家长知情、同意、自愿的情况下才能打疫苗。对于学生家长来讲,我们也是按照知情、同意、自愿的原则。对于返校来讲,我们会采取很多疫情防控措施,包括我们最近公布的高等学校、中小学校和托幼机构《新冠肺炎疫情防控技术方案》里面也明确要求,要把好"三道门",就是家门、出门和校门。这里其实更多的是从疫情防控的措施来讲,并没有要求也不主张、不鼓励各地在出家门、出门和进校门的时候,把是否接种疫苗特别是家长和共同居住的人是否接种疫苗作为能不能进校门的标准，既没有这方面的要求，同时这种做法也是不合适的。教育部在了解相关情况之后，也及时发出提醒，要求各地立即叫停这样一种做法。从接种疫苗来讲，不但是对个人的一种保护，也是我们国家整个疫情防控的重要战略，是保护个人和整个社会的一个非常重要的手段和途径，我们要加大宣传和鼓励的力度，但不能作为一种强制，特别是不能跟中小学生入学挂上钩。谢谢。

新京报记者：之前我们发布会上提到过，说未成年人接种新冠病毒疫苗容易出现心因性反应，请问专家什么是心因性反应？有什么样的表现？接种疫苗时要注意什么来避免心因性反应？谢谢。

王华庆：谢谢这位记者的提问。实际上，心因性反应可以发生在接种之前、接种过程中和接种之后，它的主要原因是由于心理焦虑或者过度紧张导致的一种心理性的反应。一般来说，这种心因性反应持续时间比较短，预后也非常好。它的表现，实际上有些时候会出现头晕、头疼，有的儿童还会出现恶心、呼吸急促等情况，个别严重的会出现晕厥的情况。这些心因性反应的表现都是一过性的，没有器质性的损害。其实心因性反应是可以预防的，比如家长带着孩子接种疫苗的时候，一定不要让他处在饥饿的状态，另外也不要过度疲劳。如果发现孩子紧张，家长要做好心理疏导的工作。假如孩子去现场接种疫苗的时候非常紧张，或者过去有过心因性反应，或者有过晕针史，要如实告诉接种医生，这样接种医生会从专业角度采取一些措施，来避免或者减缓孩子心理压力过大或者焦虑的情况。心理疏导的办法、分散精力的办法，还有改变接种环境和接种体位的办法，会大大降低心因性反应的发生，降低心因性反应出现的严重程度。另外，还是强调在接种之后，在现场要留观30分钟。留观30分钟的目的有两个，一个是避免出现急性过敏性反应，如果出现这种情况，在现场是可以抢救的，包括过敏性休克。还有一个原因，如果接种疫苗出现了晕厥，可以及时处置，不会出现一些意外伤害。所以对于心因性反应来说，接种前、接种过程中和接种后，我们都有一些方法进行预防，这里也跟大家再强调一下。谢谢。

中阿卫视记者：新冠病毒疫苗在南京、扬州、郑州等地出现的新一轮疫情防控当中有没有起到作用？谢谢。

郑忠伟：非常感谢这位记者朋友对于近期出现的南京、扬州、郑州这些疫情的关注。我可以很明确地告诉你，新冠病毒疫苗在本轮疫情中肯定是起到了作用的。从南京、扬州、郑州这几个地方来看，截至2021年8月25日，共报告感染者1 388例。刚才吴良有副局长也报告了今天的数据，1 395例。在这些感染者中，有的地方也不同程度地有接种疫苗以后感染的人员。这些人群中，也不同程度地出现了重症和危重症。我在此公布几组数据。第一，在重症病例中，完成了两剂新冠病毒疫苗接种的，即完成免疫程序14天以上的人员，占重症的比例小于5%。也就是说，95%以上的是没有接种或者没有完成免疫程序的人员。第二，在60岁以上重症人群中，90%以上没有接种疫苗，或者没有完成接种疫苗。在扬州出现的危重症患者，都没有接种疫苗。可以很明确地说，新冠病毒疫苗接种对整个这波疫情的控制是有好处的。大家也看到，这次疫情蔓延到了数十个城市，和2020年在没有疫苗广泛接种条件下产生的病例数相对较少。我在这里再举一个例子，2020年，北京新发地也发生了一次疫情。在那次疫情中，在同样的防控手段下，感染者累计是300多人。这次北京市也有一些感染者，其中的密切接触者和次密切接触者，病例数远远小于上次的数量。就在前天，北京市报道，18岁以上人群的疫苗接种率已经达到94.5%。所以我可以很明确地说，疫苗接种是有明确效果的。最近大家也注意到，这次南京、扬州、郑州等地发生的疫情全是德尔塔株感染。前两天，钟南山院士的团队针对广东的疫情也做了研究，并且发表了相应的文章。广东感染毒株也主要是德尔塔株,钟院士团队的研究表明,两剂疫苗接种后,对中度新冠肺炎的保护效果达到了70%,对重症的保护效果达到了100%。广东省疾病预防控制中心还有一项研究发现,没有接种疫苗的或者只接种了一剂疫苗的人,病毒载量是接种完疫苗的人的3倍。也就是说,接种完疫苗的人群再传染给其他人的风险也是下降的。谢谢。

新华社记者: 目前全国新冠病毒疫苗接种的进展情况如何?还有在疫苗接种达到一定比例之后,我们还需要戴口罩吗?谢谢。

吴良有: 谢谢这位记者的问题。根据国务院联防联控机制部署安排,我们国家的新冠病毒疫苗接种人群已经扩大到12岁以上。为了积极稳妥地推进疫苗接种工作,国家卫生健康委根据未成年人、老年人特点,制定了针对性的方案,指导各地周密组织安排,规范接种管理,确保接种的安全。目前,新冠病毒疫苗接种工作总体进展顺利,截至2021年8月26日,全国累计接种新冠病毒疫苗20亿391万剂次,其中12~17岁人群接种已经达到1亿2 443万剂次。疫苗接种的总人数达到了10亿7 250万人,覆盖全国人口的76%。下一步,我们将按照党中央、国务院的决策部署,指导各地继续做好新冠病毒疫苗接种的各项工作。当前随着德尔塔变异株的流行,全球疫情大幅反弹,我国外防输入的压力持续上升,秋冬季的到来进一步增加了疫情防控的难度,接种疫苗是预防新冠肺炎疫情的有效手段,刚才郑主任介绍了,如果没有前期大规模的疫苗接种,这次德尔塔变异株传染的人数会更多,重症患者的比例也会更大。所以,希望大家还是积极主动接种这个疫苗。当然,郑主任也提到,接种疫苗不能百分百防感染,我们还必须加强常态化的防控措施,倡导群众做好个人防护,要继续坚持戴口罩、勤洗手、少聚集等良好的卫生习惯,这样既是保护自己,也是保护家人和公众的健康。谢谢。

凤凰卫视记者：最近不少民众都收到了接种第二针新冠病毒疫苗的短信提醒。请问专家是否有必要来接种第二针疫苗呢？另外，完成全过程的接种有什么重要的意义呢？谢谢。

王华庆：谢谢这位记者的提问。一种疫苗需要打几针，主要根据前期临床试验的结果和真实世界的评价结果来确定程序，全程接种的效果会更好，安全也能够得到保证。我可以举一个例子，刚才郑忠伟主任讲到了广州和南京的疫情，其实我们对这些真实世界的疫情也做了一个分析，发现不全程接种疫苗的，比如灭活疫苗只打了一针次的，它的免疫水平和保护水平是有限的，只有全程接种了疫苗，就是灭活疫苗接种两剂次，蛋白亚单位疫苗接种三剂次，免疫效果才能更好发挥，保护作用也会更大。这里我也要强调一下，我们有的受种者灭活疫苗已经接种了一针次，或者有的蛋白亚单位疫苗接种了两针次，大家一定要按照时间间隔的要求，及时去补种，完成后续的接种，这样有疫情出现的时候，才能起到更好、更及时的保护作用。谢谢。

红星新闻记者：据报道，以色列是世界上疫苗接种水平最高的国家之一，78% 的 12 岁及以上人口接种了疫苗。但是德尔塔株暴发导致疫情再次蔓延。据了解，以色列接种的主要是辉瑞疫苗和阿斯利康疫苗，请问应该如何看待这种现象？面对德尔塔株，mRNA 和腺病毒载体这两种技术路线是否已经失效？谢谢。

郑忠伟：非常感谢这位记者朋友的提问。下面我从两个方面做出回应。第一，据我们了解，近期在一些国家，特别是一些疫苗接种率比较高的国家，出现了不同程度的反弹。很多人就开始怀疑，疫苗还有没有效。实际上我刚才给大家报告的，在美国发布的一些数据看，不接种疫苗的风险远远高于接种疫苗的。我们也研究了这样一些情况，比如刚才你谈到的某些国家,接种率已经达到了一定的水平,但也出现了疫情的反弹。我们在研究中发现,当一个国家的接种率达到 70% 左右时,其疫情是有效下降的。但德尔塔株在这些国家流行后,随着防控的放松,反而出现了一些反弹。早期,反弹感染的人员主要是没有接种的人群。刚才王登峰司长也提到了,学校为什么要开展接种? 这些国家最早的时候也没有开展 12~17 岁人群的接种,最后他们发现,在这一人群中,随着德尔塔株流行,发生了一些变化。第二,当初这些国家在做疫苗接种覆盖率判断的时候,是基于当时原型株流行的情况。大家知道,德尔塔株的传播力较原型株是明显增高的。根据德尔塔株的流行率,我们还能不能继续按照以前的疫苗覆盖率去继续我们的防控策略? 那就值得商榷了。所以为什么最近大家看到这些国家也在快速地提高疫苗接种率,同时也在进一步收紧防控策略。但是从目前综合各方面情况来看,我们的疫苗,包括你刚才提到的国外的这些疫苗,在应对疫情中,不管是防感染,防重症,还是防死亡,都不是百分之百,但是都能有效地预防感染,都有显著的预防重症和死亡的能力,这一点我们不应该去怀疑它。在目前情况之下,正像刚才吴良有副局长说的,我们还是必须强化严防严控手段。为什么? 因为我们的疫苗接种覆盖率,针对现在的流行株,还需要进一步提高。而且我也要特别强调一下,在覆盖率中,“一老一小”尤其需要关注,因为老人一旦感染,发生重症、危重症、死亡的风险,是年轻人的数倍,甚至数十倍。小孩这一群体,也需要大家关注,因为孩子现在的感染风险也在提高,不管是美国的报道,还是其他一些西方国家的报道,当德尔塔株流行起来以后,最开始出现的就是这些人群的感染。而大家也在关注这些人群接种疫苗究竟安不安全。刚才实际上大家也在讨论这个问题,在这里我想补充一点,我们现在国内用的疫苗主要是灭活疫苗和重组蛋白疫苗,这两类疫苗的安全性,事实上已经经过几代人持续接种的证明。像我们的灭活疫苗,用得最早的是 2 月龄的孩子,它的安全性是有保证的,大家可以放心。谢谢。

中国教育电视台记者: 刚刚王登峰司长提到卫生健康委和教育部联合印发了新版学校疫情防控《技术方案》，我们看到根据方案的要求，高校师生返校需要提供 48 小时核酸检测阴性证明。请问这一规定是基于怎样的考虑呢？谢谢。

王登峰: 在国家卫生健康委和教育部联合印发的第四版《技术方案》里面，明确要求高校师生在返校时要提供 48 小时内核酸检测阴性证明，同时还有一条，中小学生如果去过中高风险地区，入学的时候也要提供 48 小时内核酸检测阴性证明。做出这样的一个规定，主要是从三个方面的考虑。第一，考虑校园的特点。因为校园是人群高度密集，特别是对于高校来讲，不但密集，而且有持续密集、相对固定的人群，一旦出现疫情，这个密切接触者、次密切接触者和疫情的传播，将会是非常迅速的，而且影响力也是非常大的。所以，从校园防控的标准来讲，这次新版的《高等学校、中小学校和托幼机构的新冠肺炎疫情防控技术方案》总体上比社会面要严，这是出于校园的特点。第二，出于德尔塔变异毒株的特点。刚才几位专家也介绍了，这个变异毒株最显著的特点就是传染快、潜伏期短，而且病毒的载量比较高，传染力非常大，一旦在校园里出现疫情，再结合校园这样一个特点，它的后果将会是非常严重的。因此，为了确保校园的安全，为了确保师生的生命健康安全和正常教育教学秩序，特别是确保在校园里不出现突发性的疫情，所以采取一种从严的管控，这是非常必要的。高校师生在返校的时候，绝大多数要跨省流动，他们即使没有去过中高风险的地区，但是在交通工具上、在密闭空间接触的来自全国各地的人，等他们进到校园之后，会有非常大的风险把病毒带进校园。因此，持 48 小时内核酸检测阴性证明是一个方面的要求，回到校园里面之后，还要按照当地的疫情防控指挥部的要求，可能还要在一定的时间段里再做核酸检测，这是为了确保进到校园里面的人是安全的，要确保进到校园里面的人即使有潜伏病毒在里面，我们也能够及时发现、及时隔离、及时处置,这样才能真正确保校园的疫情防控效果和正常教育教学秩序。第三,开学以后,即使返校师生做了 48 小时内核酸检测结果阴性,到校以后几天内再做核酸阴性,可以说校园是安全的了,但是还要严格加强校门的管理和校内各种场合的人员聚集和活动的要求,这也是为了确保在校园里面不出现突发疫情。所以说,对于大学来讲,可能在一段时间里还是要求佩戴口罩,这也是为了从严管控。谢谢。

人民网记者: 有网友建议,通过本次疫情,建议尽快对已接种疫苗的人群进行抗体测查,对于接种后没有出现抗体的人进行补种。对于这类建议是否有所考虑呢? 谢谢。

郑忠伟: 非常感谢这位记者朋友的提问。确实有很多民众担心,接种新冠病毒疫苗后,最后中和抗体水平没有或者下降,会不会没有保护效果或者没有保护力了,因此希望能够去检测。在这里,我可以告诉大家,既没有必要,也不可行。第一,我们临床试验的结果已经表明,新冠病毒疫苗具有较强的免疫原性。怎么理解呢? 就是我们接种疫苗后,中和抗体的阳转达到了 90% 多,同时接种疫苗后能刺激人体,除了产生中和抗体以外,还会产生细胞免疫以及免疫记忆。也就是说,我们刺激人体产生的免疫系统激活不是说中和抗体是唯一的。第二,我们接种疫苗后抗体水平逐渐下降,这是人体免疫系统的自然反应。但是抗体水平下降,并没有说明疫苗就失去了保护效果。疫苗的保护,除了中和抗体以外,主要是依赖免疫记忆。我想我们在座的很多记者朋友小时候可能都接种过一系列的疫苗,今天如果去测你现在的抗体水平的话,也一定是低的。但是,并不代表你对接种这种疫苗抵抗的病原体没有免疫力。目前我们开展的一些相关研究,在完成全程免疫 12 个月后进行一次加强免疫,在很短的时间抗体水平就显著升高。这就证明人体的免疫记忆被激活,而不是这剂疫苗本身造成的。所以说,免疫记忆是我们疫苗对人体免疫系统激活以后产生保护的很重要的一个指标。中和抗体怎么判断有效呢？我们要判断中和抗体是否能中和新冠病毒，需要在 P3 实验室，通过采集接种人员的血清去中和活病毒，这样才能判断这个中和抗体，一般的商业试剂是不可能在 P3 实验室验证它的中和抗体的病毒中和作用的。第四，在历史上，我们接种疫苗很多了，只不过这次新冠病毒疫苗是在全球性大疫情的背景下接种的。以往我们接种的其他疫苗，临床试验阶段已经证明了疫苗的有效性，而这次批准的疫苗，它的临床试验阶段、它的数据也是被证明的，包括我们国家药监部门的审批、WHO 审批等等。以前常态的疫苗都不开展人群的抗体检测，也没有这方面的法定要求，所以我们认为没有必要开展此项工作。评判一种疫苗是否有效，主要还是要通过前期的临床试验，以及后期基于大规模疫情的真实世界研究来综合研判，而不能简单地以一个中和抗体水平就判定这种疫苗的有效性和保护性。所以，在现阶段，没有必要开展大规模人群的抗体检测。谢谢。

中国青年报记者：请问青少年在接种新冠病毒疫苗后可能产生的不良反应有哪些？和成年人相比，有什么不同？谢谢。

王华庆：谢谢这位记者的提问。不良反应监测是我们一直以来的重点工作，也是持续关注的一项内容。目前我们国家建立的不良反应监测系统，是由国家及各地疾病预防控制中心，还有各级药品不良反应机构等构成的。这些机构收集共享这些信息，并做定期的分析。刚才吴良有副局长已经讲到，12~17 岁人群的接种，总剂次数量已经超过 1 亿。根据目前的分析来看，青少年接种后不良反应的发生，包括一般反应，还有异常反应，发生率不高于 18 岁以上的人群。在一般反应当中，常见的和既往成人接种新冠病毒疫苗分析出来的结果是一样的，主要就是发热，局部反应主要是红肿，有的还有硬结。在异常反应当中，主要是过敏性皮疹。当然，我们后续也会继续做好不同人群应用不同疫苗的不良反应监测和分析,以及评估工作。谢谢。

科技日报记者： 数亿剂中国新冠病毒疫苗在各国支持抗疫,在流行地区能够获得疫苗有效性的研究结果。请问专家,有哪些国家真实世界的临床研究获得了中国疫苗有效性的明确结果？谢谢。

郑忠伟： 非常感谢这位记者朋友的提问。确实,由于我们国家疫情防控非常好,再加上我们疫苗接种的覆盖率也上升得很快,中国现在接种疫苗以后,大家也都在关心一个问题,包括刚才那位记者朋友问到的,究竟有没有效,刚才我已经很明确地告诉大家,是有效的。在这个过程中,我们可以从国外的一些数据来判断我们的疫苗有没有效。从新冠肺炎疫情发生以来,我们一直坚持人类命运共同体、人类健康共同体的理念。在疫苗方面,我们坚持疫苗作为全球公共产品,开展国际交流与合作。到目前为止,我们已经向全球特别是发展中国家提供了8亿多剂次的疫苗,很多国家开展了相应的规模化的接种,并报道了在真实世界中我们国家疫苗的一些数据。当然,我们现在向国外提供的疫苗主要是WHO批准的两款灭活疫苗,一种是中生北京所的,一种是北京科兴中维的。我可以把一些数据跟大家分享一下。从5月份以来,先后有秘鲁、泰国、智利、阿根廷、蒙古、巴林、乌拉圭、斯里兰卡等大规模接种我国新冠灭活疫苗的国家相继发布真实世界研究数据。但是在这里我要明确一下,由于各国的防控策略不一样,变异株流行的情况也有所不同,所发布的灭活疫苗预防感染、重症和死亡的数据也有所差异。总的来看,预防感染的保护率从57%到85%不等。预防重症的保护率均在90%左右。预防死亡的保护率在84%到97%之间。跟大家分享的同时,我也可以明确地告诉大家,大家要科学认识疫苗,疫苗预防感染、重症、死亡都不是百分之百的,但是它确实能有效预防感染,能显著预防重症和死亡。智利卫生部在《新英格兰医学杂志》上发表了科兴中维灭活疫苗真实世界的研究结果，这也是目前为止全世界在医学杂志上发表的最大样本量的真实世界数据，样本量达到 1 000 万人以上。针对这 1 000 万人，在接种两剂灭活疫苗 14 天后进行了研究，整体保护力为 65.9%，就是防感染的保护率。防止住院保护率为 87.5%，防重症的保护率是 90.3%，防死亡的保护率是 86.3%。秘鲁卫生部报告，有 60 593 名医生接种了国药集团灭活疫苗，其中完成 2 剂疫苗接种后，医务人员人群中的死亡率下降了98%。大家都知道，医务人员是高风险人群。阿根廷卫生部也发布了报告，这个报告也对接种 2 剂中国生物灭活疫苗 60 岁以上人群的死亡保护率作了一个分年龄阶段的研究，总体的保护率是 84%，但是 60~69 岁是 80.2%，70~79 岁是 88.3%，80 岁以上是 77.6%。斯里兰卡也正式发布了国药集团灭活疫苗的一个研究报告，它的研究报告提示，疫苗接种者对德尔塔株的抗体滴度下降了 1.38 倍。对德尔塔株的结论是仍有较好的保护作用。以前我们经常讲，灭活疫苗能不能刺激细胞免疫，是不是只能刺激体液免疫？他的研究结果表明，国药疫苗还能诱导 T 细胞和记忆 B 细胞的免疫反应。就是我们灭活疫苗的接种，同样可以刺激产生中和抗体、细胞免疫和免疫记忆。以上就是真实世界的研究情况，而且这些国家都是有不同程度的疫情流行的。所以我们还是呼吁大家，疫苗首先是保护我们自己，在目前变异株流行，特别是传播力比较高的德尔塔株流行情况下，我们呼吁大家加快疫苗接种，做到应接尽接。另外，大家可能也在担心，未来是不是还会有其他的变异株，实际上疫苗接种速度越快，病毒变异的风险反而是越低的。谢谢大家。

主持人：谢谢郑忠伟先生。今天的发布会，几位嘉宾为我们介绍了近期疫情防控和疫苗接种相关情况，后续我们还将会继续举行新闻发布会，欢迎大家持续关注。今天的发布会到此结束，谢谢大家。

国务院联防联控机制就进一步做好疫情防控和疫苗接种有关情况举行发布会

（第20场）

一、基本情况

时　间　2021年9月7日

主　题　介绍进一步做好疫情防控和疫苗接种有关情况

发布人　国家卫生健康委疾病预防控制局副局长　吴良有

　　　　中国疾病预防控制中心免疫规划首席专家　王华庆

　　　　科研攻关组疫苗研发专班工作组组长、国家卫生健康委医药卫生科技发展研究中心主任　郑忠伟

　　　　北京市月坛社区卫生服务中心主任　杜雪平

主持人　国家卫生健康委新闻发言人、宣传司副司长　米锋

二、现场实录

主持人：各位媒体朋友，大家下午好！欢迎参加国务院联防联控机制举办的新闻发布会。截至目前，全国高风险地区清零，中风险地区下降到3个。"外防输入、内防扩散"仍是当前疫情防控的重中之重，要对高风险地区工作人员严格落实个人防护要求和封闭管理，对高风险环境和物品进行严格消毒，坚决做到闭环管理。要持续推进新冠病毒疫苗接种工作。截至2021年9月6日，全国累计报告接种新冠病毒疫苗21亿

1 308.3 万剂次,完成全程接种的人数为 9 亿 6 972 万人。今天的发布会我们将进一步围绕做好疫情防控和疫苗接种有关情况回答大家的问题。我们请来了:国家卫生健康委疾病预防控制局副局长吴良有先生,中国疾病预防控制中心免疫规划首席专家王华庆先生,科研攻关组疫苗研发专班工作组组长、国家卫生健康委医药卫生科技发展研究中心主任郑忠伟先生,北京市月坛社区卫生服务中心主任杜雪平女士,请他们共同回答媒体提问。下面进入今天的现场提问环节,请各位记者朋友提问,提问前请先通报所在的新闻机构。

中央广播电视总台新闻新媒体记者:截至目前,我国完成疫苗接种的人数已经接近 10 亿人,请专家介绍一下目前的接种工作情况进展如何,下一步的接种工作是如何安排的? 谢谢。

吴良有:谢谢这位记者的提问。刚才米锋副司长已经介绍了,截止到 2021 年 9 月 6 日,全国累计报告接种新冠病毒疫苗 211 308 万剂次,疫苗接种总人数达到 109 500 万,覆盖全国总人口的 77.6%,完成全程接种的有 96 972 万人。12~17 岁人员总体接种进展也是比较顺利的,目前已经接种 16 228 万剂次。按照新冠病毒疫苗接种的工作安排,各地根据 12 岁以上人群特点,制定了针对性的工作方案,积极做好沟通告知、摸底统计、宣传教育等工作,创新多样化的服务形式,合理安排接种时间和接种场地,方便群众就近接种。严格按照预防接种工作规范要求操作,做好医疗救治保障,确保安全。同时,加强科普宣传,引导群众积极接种,主动接种,及早接种。下一步,我们将按照党中央、国务院的决策部署,指导各地继续做好新冠病毒疫苗接种的各项工作。谢谢。

21 世纪经济报道记者:我们知道应对新冠肺炎疫情,社区是第一道防线,随着一次次抗击疫情的实际考验,社区防控累积了哪些行之有效的经验和做法？谢谢。

杜雪平：谢谢你的提问。在社区防控方面，首先落实"四方责任"。一是属地责任。当地街道办事处、乡镇政府在新冠肺炎疫情防控中有着至关重要的作用，各项疫情防控措施的落实，比如搭建核酸采集点、疫情接种点的选址及设施设备、小区疫情的防控等，街道及居委会乡镇政府应搭建平台。二是落实部门责任，各行业各部门监督负责领域落实疫情防控措施。三是强化单位责任。各个辖区的各个单位都需要做好自身疫情防控措施。四是强化社会职责，每个公民都有责任和义务做好个人防护。街道、基层医疗卫生机构、各个辖区单位、每位公民都要为疫情防控尽职尽责，这是疫情防控的关键。第二，基层医疗卫生机构作为疫情防控专业机构，一方面在社区封控时确保社区居民的基本医疗卫生服务需求有渠道、有保证，充分发挥家庭医生的作用，为居民提供健康宣教，特别是加强孕产妇、儿童、老年人和慢性病患者的健康服务；另一方面，加强对社区居委会、乡镇政府、各部门、学校及单位的指导，如基层医疗卫生机构发挥专业优势积极配合辖区居委会，随时解答疫情防控中出现的防控和健康问题，提升基层防控能力；向社会公示复工复产业务指导人员的联系方式，为社会提供专业指导，基层医务人员参与指导学校开学疫情防控措施。还要防患于未然，未雨绸缪，随着疫情防控常态化，社区防控依然不能松懈，做好境外和省内外、市内外返回人员的健康监测、健康管理工作，做好各项疫情防控措施的落实，及早发现、及早诊断、及早防控，将疫情扼杀于萌芽之中。疫情下，基层的家医服务还要优化，基层医疗卫生机构应严格执行"一医一患一诊室""一米线""电梯限流"等措施，提供给每位就诊患者安全的就诊环境，引导安全有序就诊；落实慢性病长处方，做好延伸处方的服务工作；实行家医签约患者的预约就诊模式，分时段就诊、减少聚集，计划免疫门诊提前推送疫情防控要求，实行全预约制，合理安排就诊人数，同时增加门诊开诊天数，提供更便利的服务。家庭医生公示手机号，并通过制作公众号、短信、海报、折页、健康宣教手册、宣传视频等多种形式的宣传防控知识、政策解读、工作动态加强全人群对健康防控知识的掌握，引导居民提高文明素质和自我保护能力，进一步培养居民的健康素养。谢谢你的提问。

红星新闻记者：美国儿童学会发布了过去一周儿童感染新冠肺炎的情况，截至2021年8月26日，美国已经报告了479万儿童新冠肺炎确诊病例，仅一周美国就有20万儿童确诊，儿童有这么高的感染数据说明了什么？是否提示应该加快推进未成年人新冠病毒疫苗接种呢？谢谢。

王华庆：谢谢记者的提问。其实刚才记者提到的关于美国儿童感染的数据，我们也在关注。在新冠肺炎疫情流行早期，儿童的感染率比较低，目前随着疫情的全球大流行，尤其是在一些国家的持续传播，儿童的感染率在不断上升，不断上升的原因主要有三个：第一，德尔塔病毒株在许多国家已经成为优势流行株。德尔塔病毒株传染性非常强，也就意味着现在有传染源的话，它会传播更多的易感者。第二，因为疫苗接种是从老年人和重点人群开始，儿童接种还没有正式列入日程，或者说接种的较晚，所以现在有免疫力的儿童占的比例比较少。第三，目前的防控措施有所调整，包括非疫苗的防控措施有所放松，所以导致了目前儿童感染率增加。针对儿童现在感染增加的情况，许多国家采取了疫苗接种的措施，包括我们国家也把儿童和青少年疫苗的接种列入了议事日程，目前正在分梯次、有重点、科学地开展接种。谢谢。

澎湃新闻记者：对于即将到来的中秋和国庆假期，民众如何安全出行？请问专家有什么样的建议？谢谢。

王华庆：谢谢记者的提问。中秋、国庆假期即将到来，许多公众也有出行的打算和安排，但是在目前全球新冠肺炎疫情流行的严峻形势下，我们外防输入的压力依然很大。所以，在这种情况下，我们提醒公众在出行过程中依然要绷紧疫情防控这根弦，保持一定的警惕性。另外，在假期期间，对于聚集和聚会，我们不提倡，尤其是不允许大规模的聚集。公众在出行之前，去目的地时要了解目的地的疫情防控等级，如果是中高风险地区就不能前往，如果您所在地是中高风险地区，也不能出行。大家在出行过程中做好个人防护是非常重要的，包括我们常提到的戴口罩、勤洗手、保持手卫生、保持社交距离、不扎堆、不聚集，及时采取这些措施，是对个人的防护，也是对家人的防护，同时也是对公众健康负责任的表现。谢谢。

中央广播电视总台央视网记者：早在 2020 年年初，我国就已经部署了新冠病毒疫苗研发的 5 条技术路线，请问目前有什么新的进展？谢谢。

郑忠伟：非常感谢这位记者朋友的提问，也非常感谢你对我们国家新冠病毒疫苗研发进展的关注。正如大家知道的一样，从疫情暴发之初我们就布局了 5 条技术路线，推进新冠病毒的疫苗研发，包括了灭活疫苗、腺病毒载体疫苗、重组蛋白疫苗、减毒流感病毒载体疫苗和核酸疫苗，主要的目的就是要确保成功率。到目前为止，我们 5 条技术路线已实现临床试验的全覆盖，灭活疫苗已经有 3 款获得国家药品监督管理局附条件上市的批准，有 2 款经国家药品监督管理局同意开展了紧急使用。重组蛋白疫苗有一款已经获得国家药品监督管理局同意开展了紧急使用，目前有 3 款在开展Ⅲ期临床试验，有 5 款在开展Ⅰ、Ⅱ期临床试验。腺病毒载体疫苗有一款已经获得了国家药品监督管理局批准附条件上市，还有 3 款正在开展Ⅰ、Ⅱ期临床试验。减毒流感病毒载体疫苗正在进行Ⅱ期临床试验，也已经开始在准备境外的Ⅲ期临床试验。核酸疫苗我们国家分别有一款 mRNA 疫苗、一款 DNA 疫苗，近期都已经获得了国外Ⅲ期临床试验的批件，估计最近就能在境外开展Ⅲ期临床试验。谢谢。

人民日报记者：当前个别地方为了提高接种率，对未接种的居民采取限制进入公共场所、纳入个人诚信记录等措施，有的地方将疫苗接种与养老金发放、低保发放挂钩，网上对此类问题屡有反映，请问国家对此有何回应？谢谢。

吴良有：谢谢您的问题。接种疫苗是预防控制新冠肺炎疫情的有效手段，近期，全国疫情防控形势严峻复杂，为了有效控制疫情的传播，各地加快了新冠病毒疫苗的接种节奏。但是也有一些地方为了加快疫苗接种，出台了一些限制性的措施，就像您刚才提到的一些现象，我们前期也了解到，个别地区存在不允许未接种新冠病毒疫苗的人群进入超市、医院、车站等重点公共场所，学生被拒绝入校等情况。还有个别地区出现组织人员到外地接种的情况，这些做法违背了接种的原则，也给群众造成了不便。针对这类情况，国务院联防联控机制综合组已经专门召开视频会议，要求各地对这种现象予以及时纠正。按照知情、同意、自愿和实事求是的原则来开展新冠病毒疫苗接种，并强调出台接种政策措施时一定要严谨审慎，认真评估，确保依法依规，严守安全底线。此外，我们也了解到，近期部分地区实行健康码、接种码二码联查的措施，其主要目的也是尽可能有效发现未接种的人群，倡导没有禁忌证的人员及时接种疫苗，更好地保护大家的健康。下一步，国家卫生健康委将指导各地用好二码联查的措施，坚决杜绝将二码联查和强制性接种捆绑。同时，积极宣传疫苗接种的重要作用，借这个机会，我们再次强调，新冠肺炎是乙类甲管的法定传染病，疫苗接种是新冠肺炎疫情防控的有效手段，适龄无禁忌人群要应接尽接，这是公民履行新冠肺炎疫情防控的义务，希望各地深入细致、尽心尽力、积极稳妥地推进疫苗接种工作，保护好群众的健康权益。谢谢。

香港经济导报记者：我的问题关于社区防控，秋冬季是呼吸道疾病高发季节,由于多种疾病高发的叠加,增加了疫情防控的难度。请问在接下来的社区防控方面,基层医疗卫生机构将把好哪几个关口？谢谢。

杜雪平：首先,基层医疗卫生机构应该加强预检分诊,发挥好哨点探头的作用,安排医生护士充实预检分诊力量,对所有医疗机构就诊人员进行体温检测、健康码及大数据的追踪,询问流行病学史,加强排查,发现疑似症状者应该立即按照疫情防控的应急措施进行处理。第二,要规范就诊人员的登记。利用各地的健康码及大数据完成就诊人员登记和流行病学史及相关的无新冠症状的承诺书,减少接触,降低交叉感染的风险。第三,规范诊疗程序。比如,询问有关症状,发热、乏力、咽痛、嗅觉减退等作为诊疗的基本程序,加强筛查和报告,做到"四早"。第四,落实基层医疗机构各项职责,医务人员要强化标准预防、手卫生的概念,严格布局、做好环境卫生的消毒。提升防控知识的储备效能。第五,接种疫苗,保护易感人群。在秋冬季流感高发季节,对高风险人员及年老体弱居民及时接种流感疫苗和新冠病毒疫苗。谢谢。

南方都市报记者：之前在发布会上表示,高风险人群可以接种第三针疫苗,请问这项工作怎么开展,会不会考虑采取序贯免疫的策略？谢谢。

郑忠伟：非常感谢这位记者朋友。大家都知道,随着全球的疫情反弹,目前加强免疫受到了大家越来越多的关注。但在这里我首先要给大家强调,加强免疫是严肃的科学问题,实施加强免疫也必须要符合相关法律法规的要求。正是基于此,在上次的发布会上我们也介绍过,疫苗研发专班在8月2号组织了专家论证会,专家在听取国药中生、北京科兴中维两家公司汇报灭活疫苗两剂次免疫后6个月加强免疫的安全性和免疫原性数据后,专家组基于以上的科学数据作出了针对重点人群进行原灭活疫苗加强免疫的建议。另外,除了灭活疫苗以外,我国其他技术路线的疫苗也开展了加强免疫的相关研究。在研发单位取得充分的科学数据后，我们也会组织专家开展相关的论证工作。至于你刚才提到的不同技术路线疫苗的序贯免疫研究，也必须在依法合规、尊重科学这两个原则下开展。8月2日的专家论证会上，专家明确建议支持开展序贯免疫研究和试点工作。目前，我国的一些研发机构也在国内外开展相关的序贯免疫研究工作，只有在获得足够的安全性和免疫原性或者说是有效性的科学数据后，我们才可以对大规模人群序贯免疫工作提出专家建议。谢谢。

凤凰卫视记者：有的网民反映，因工作学习等原因，人员跨区域流动性比较大，在户籍地接种的疫苗能查到疫苗接种记录，但到了工作地或学校所在地查不到接种记录，出行生活受到了不同程度的限制，请问疫苗接种数据跨省共享推进情况如何？谢谢。

吴良有：非常感谢您的提问。国务院联防联控机制高度重视新冠病毒疫苗接种工作，为了提高流动人员跨区域接种疫苗的便利性，前期我们已经要求各地协调配合，做好疫苗跨地区接种信息管理工作，要求接种单位在完成接种后及时为接种者提供预防接种凭证，群众可根据接种凭证完成续种。同时，我们也在积极推进全国免疫规划信息系统互联互通，着力解决数据标准不统一的问题，扫除数据交换的障碍，为各地将接种信息统一纳入健康码管理提供方便。下一步，对于目前尚未实现接种信息跨省互联互通的地区，大家还是要在接种后续剂次疫苗时提供接种单位出具的纸质版凭证，按照纸质凭证的记录接种后续剂次的疫苗。如果大家有跨地区的接种需求，建议在接种第一剂次疫苗后及时向接种单位索取并且妥善保存纸质版的接种证明。谢谢。

香港中评社记者：之前美国疾病预防控制中心发布报告，明示了mRNA疫苗预防感染德尔塔变异株保护率下降，请问灭活疫苗针对德尔塔变异株保护力研究情况如何？谢谢。

郑忠伟：非常感谢这位记者。下面我对疫苗的保护效果向大家作几点说明。首先，任何疫苗对传染病的保护效果都不可能做到100%，对于目前正在全球范围内大规模使用的各类新冠病毒疫苗也是一样的。其次，接种疫苗后，随着时间的延长，中和抗体的水平会逐渐下降，这也是疫苗接种的一种常态。但是，免疫记忆会长时间地存在。也就是说，我们全程接种疫苗后，人体的免疫系统会记住病毒这个敌人，一旦真的发生了感染病毒的情况，即使中和抗体的水平较原来已经明显下降，人体也可以在短时间内产生大量的抗体，将病毒迅速清除，从而降低再传染给其他人的风险，而且还能有效地防止病情往重症或者危重症变化。第三，我国生产的新冠病毒疫苗当前主要是灭活疫苗，已经在全球范围内开展了较大规模人群的接种，正像刚才有关领导通报的，在国内已经开展了20亿剂次的接种，也提供了很多真实世界的研究数据，结果表明，无论是国内还是国外使用的疫苗，均对预防感染有一定效果。对感染后的再传播有明确效果，对预防重症和死亡有显著效果，即便是在当下，病毒变异株，特别是德尔塔株广泛流行的情况下也是如此。这一点非常重要，请大家一定要坚定对我国新冠病毒疫苗的信心。在此我强烈呼吁，大家应该加快推进疫苗的接种，做到应接尽接，这样才能做到有效降低感染和感染后再传播的风险，特别是显著降低重症和死亡的风险，实现对大众健康的保护。在历史上，像天花、麻疹、脊髓灰质炎等传染病防控的经验也告诉我们，疫苗是战胜病毒的有效武器。谢谢。

新华社记者：我的问题是给杜雪平主任的，在接种新冠病毒疫苗方面，特别是对"一老一小"人群，社区医生有什么提醒和提示吗？谢谢。

杜雪平：对于老年人，建议接种新冠病毒疫苗。因为老年人基础性疾病患病率较高，自身免疫力随着年龄的增长会降低，一旦感染新冠病毒较容易发展为重症，建议所有身体健康、患有慢性病但是控制稳定的，而且符合接种新冠病毒疫苗条件的 60 岁以上老年人应该尽早接种新冠病毒疫苗。接种现场需向登记医生如实报告健康状况、既往过敏史、疫苗接种禁忌证，医生会做出客观的接种建议，接种后 60 岁以上老人同其他人群一样现场留观 30 分钟，有不适立刻报告留观医生，回家以后如果发现身体不适，应该及时就医。对于未成年人，没有完全民事行为能力，需要家长陪同，并代签署疫苗接种知情同意书，接种前家长或监护人有必要了解新冠病毒疫苗接种的知识、流程及孩子的健康状况，接种现场带好身份证、接种证等证件。在接种现场，孩子要将健康状况、接种疫苗的禁忌及疾病史全部如实告知接种疫苗的医生，有利于医生做出客观的接种建议。学生接种也要保持一米线的距离，接种后在现场留观 30 分钟，接种后如果有身体不适应该及时就医。最后，所有人接种疫苗后，仍要保持健康的生活方式及新冠肺炎疫情的防控措施，到密集人群中还需要戴口罩，勤洗手，保持社交距离。谢谢你的提问。

中新社记者：过敏也是民众很关心的问题，有些网民反映自己有过敏史，不宜打疫苗，请问是这样吗？怎么判断过敏和打疫苗是有关联的？谢谢。

王华庆：谢谢这位记者的提问。实际上人的一生当中很容易出现过敏的情况，关于过敏的禁忌，其实在《新冠病毒疫苗接种技术指南》中规定了两点，一是对新冠病毒疫苗成分过敏，二是过去打疫苗出现了严重的过敏反应的。有这两种过敏情况的是不能够打疫苗的。但是像平常有食物过敏、药物过敏、化妆品过敏、螨虫过敏的，这是经常发生的，通常情况下是可以接种疫苗的。刚才您也提到了打疫苗之后出现过敏如何判定是否和疫苗有关系。怀疑跟疫苗有关系的话，也需要确定为是一般反应还是异常反应。如果是异常反应，不是说打完疫苗之后出现的症状、体征都认为和疫苗有关系，我们现在有一套机制和一系列流程来判定。怎么做这个诊断，是不是属于异常反应，是不是疫苗引起的，各地有预防接种异常反应调查诊断专家组，有时候还需要启动预防接种异常反应鉴定组，去进行相关的调查、做相关的诊断。各地调查诊断组和鉴定组根据疫苗的特性、受种者的临床表现和既往史、诊治过程以及疫苗接种情况等做出综合判断，确定是不是疫苗引起的过敏性反应。谢谢。

封面新闻记者：我的问题是关于青少年疫苗接种，目前我国正在接种的疫苗有一针、两针、三针这几种类型，青少年在接种时是否有类型的限制？家长需要提前做什么准备，青少年接种疫苗后又需要注意什么？谢谢。

王华庆：谢谢这位记者的提问。刚才郑忠伟主任已经讲到了，目前我们国家批准使用的疫苗有 3 种技术路线，一个是打 1 针次的腺病毒载体疫苗，有 2 针次的灭活疫苗，还有打 3 针次的重组蛋白疫苗。目前国家批准 3~17 岁人群紧急使用的疫苗仅有灭活疫苗这条技术路线，也就是说，接种 2 剂次，间隔 3~8 周。接种疫苗之前，家长要进一步了解掌握儿童的健康状况和心理状态，儿童是不是对疫苗接种有焦虑、担心，这些情况要掌握。在接种过程中，要带好相关证件，包括身份证、接种证。根据目前疫情防控的需要和当地相关规定，要做好个人的防护，包括陪同人员也要做好相关的防护。另外，把儿童现在的健康状况和心理紧张情况如实向接种医生说明，因为我们都签署知情同意书，这里面有一些具体的禁忌情况要求，由医生判断能否接种。儿童接种完疫苗之后，要留观 30分钟，如有不适向接种单位报告，必要时就医。谢谢。

中国日报记者：近日，中国生物研发的针对变异毒株的新冠灭活疫苗已经在服贸会上亮相了，能否请专家给我们具体介绍一下我国针对变异株的研发取得了哪些进展？谢谢。

郑忠伟：感谢这位记者朋友的提问。大家都知道，到目前为止，全球已经开展了较大规模人群的新冠病毒疫苗的接种，接种我国产的新冠病毒疫苗也占了一定的比例。真实世界的研究表明，我国疫苗对不同区域流行的各种主要变异株造成的感染和感染后的再传播都有明确的效果，对于预防重症和死亡有显著的效果。总体来看，新冠病毒的变异到目前为止相对而言还是比较稳定的，没有出现根本性的变异。目前的新冠病毒疫苗对各种变异株仍然是有效的。当然，我们也需要未雨绸缪，各疫苗的研发单位，实际上从疫情发生以来，特别是有变异株出现以来，就已经在开展针对各种变异株疫苗研发的一系列工作，这里我可以给大家简单介绍一下。一是我国的疫苗研发单位已经开展了 Gamma 株和 Delta 株的灭活疫苗研究，目前临床前的研究已经完成了，部分单位已经向药品审评中心提交了临床试验的申报资料。二是开展了针对不同变异株的广谱或多价重组蛋白疫苗的研究，部分单位也已经向药品审评中心滚动提交临床试验的申报资料。三是开展了针对 Beta 株、Delta 株的腺病毒载体疫苗和核酸疫苗的研发工作，部分单位也已经完成了动物有效性和安全性的实验，正在准备申报临床试验。这一系列的研究工作要按照临床前研究、临床研究这样一个程序来开展。同时，我国有关机构也已经开展了针对变异株疫苗审评审批指导原则的制定工作，为审评审批做了一些基础性安排。我想，有了这样一些准备，即使将来万一发生了病毒严重变异，完全逃脱目前生产的疫苗的预防作用，我们也能够迅速研发并规模化生产新的疫苗，从而做到有备无患。谢谢大家。

主持人：谢谢郑忠伟先生，也谢谢以上几位嘉宾。今天的发布会，几位嘉宾为我们介绍了进一步做好疫情防控和疫苗接种的有关情况，后续我们还将继续召开新闻发布会，欢迎大家继续关注。今天的发布会到此结束，谢谢大家。

国务院联防联控机制就进一步做好
疫情防控和疫苗接种有关情况
举行发布会

（第21场）

一、基本情况

时　间　2021年9月16日

主　题　介绍进一步做好疫情防控和疫苗接种有关情况

发布人　教育部体育卫生与艺术教育司副司长、一级巡视员　万丽君

　　　　交通运输部应急办副主任　卓立

　　　　文化和旅游部市场管理司一级巡视员　侯振刚

　　　　国家卫生健康委疾病预防控制局副局长、一级巡视员　雷正龙

　　　　中国疾病预防控制中心免疫规划首席专家　王华庆

主持人　国家卫生健康委新闻发言人、宣传司副司长　米锋

二、现场实录

主持人：大家下午好！欢迎参加国务院联防联控机制举办的新闻发布会。当前，全球疫情仍处于反弹当中，境外疫情输入并造成传播的风险仍然较高。自2021年9月10日以来，本轮疫情新增本土确诊病例一半以上为中小学、幼儿园师生和工厂员工，场所聚集性感染明显。要加快流调溯源和核酸检测，排查风险人群；要严格隔离管控，防止交叉感染，保障好群众基本生活和就医需求；要严格做好重点场所、重点单位、重点

人群疫情防控,落实测温验码、室内通风、环境消毒、安全距离、个人防护等各个环节防控规范;要做好秋冬季多病同防,加快推进疫苗接种。截至 2021 年 9 月 15 日,全国累计报告接种新冠病毒疫苗 21 亿 6 142.8 万剂次,完成全程接种的人数为 10 亿 1 158.4 万人。今天发布会的主题是:进一步做好疫情防控和疫苗接种。我们请来了:教育部体育卫生与艺术教育司副司长、一级巡视员万丽君女士,交通运输部应急办副主任卓立先生,文化和旅游部市场管理司一级巡视员侯振刚先生,国家卫生健康委疾病预防控制局副局长、一级巡视员雷正龙先生,中国疾病预防控制中心免疫规划首席专家王华庆先生,请他们就大家关心的问题共同回答媒体的提问。下面,请记者朋友提问,提问前请先通报所在的新闻机构。

澎湃新闻记者:这次福建莆田疫情首先在学校发现,学校开学后按比例对学生进行核酸检测的抽检,给这次疫情拉响了警报,这一举措有考虑在更大范围或者全国学校推广吗?可行性如何?这次学校感染的学生还是比较多的,在学校疫情防控中还有哪些漏洞?请专家介绍一下。谢谢。

万丽君:感谢这位记者朋友的提问。大家之前也都关注到了,这次福建省的疫情是学校在组织学生"适时抽检"的时候及时发现的。经过流调显示,疫情是由家庭内部成员感染,由学生传播到学校的。刚才说到的"适时抽检"政策是福建省 2020 年 10 月建立的一项制度。这项制度就是在校学生要进行适时的抽检核酸检测,也就是说把所有返校的学生都列为"适时抽检"人群,做法是要求学校每 15 天抽取 10% 的返校学生进行一次核酸检测,循环进行。这样确保五个月之内所有的返校学生都接受一次核酸检测。这次福建省发生的疫情就是因为学校的这样一个制度发现的。可以说这一做法坚持了预防为主,落实了"四早"要求,充分地体现了核酸检测在疫情防控工作中的重要作用。这样的做法得到了教育战线和社会充分肯定。教育部在9月14日印发的《关于做好当前教育系统疫情防控工作的通知》中对此作了回应。记者提到能不能在全国范围内推广。在这个文件中,把此项政策变成了全国政策,也就是鼓励边境地区和内地境外输入人员流动比较频繁的地区定期或者不定期地按比例对师生进行核酸检测。我们也鼓励相关省能够参照借鉴福建省的这一做法,并进行推广,真正做到让学生安全,确保教育战线疫情防控取得成效。记者提问,在疫情防控中学校还有什么薄弱环节需要加强。教育部党组高度重视疫情防控工作,这次疫情发生以来,教育部党组从严压实各方责任,安全有序推进秋季学期开学,强化重点人群摸排检测,从严落实校园疫情防控举措,全面提升应急处理能力,加强中秋、国庆两节期间的疫情防控,从强化学校管理服务保障等各个方面进行了全面部署,切实查找补齐学校疫情防控短板和漏洞。要切实做好教育系统的疫情防控,当前还要在三个方面进一步下功夫。

万丽君: 第一方面,要着力防范疫情输入校园,在建好"防火墙"上下功夫。一是要切实健全学校、家庭的协同机制,现在各地、各校都在探索建立,下一步是不断完善和健全。要落实学校防疫举措,细化师生、家长以及共同居住人员的健康监测,要引导师生、家长主动报告个人和共同居住人员的健康情况。特别是请家长在这个时期减少跨省流动,避免前往境外或中高风险地区所在地市旅游。这些都需要通过家校协同来进一步落实。二是要切实加强重点人群管理,实行"台账管理"。有师生去了相关地区,就有加强健康管理的问题,要通过台账逐一落实落细,同时对学校的安保、保洁、食堂工作人员等重点人群进行定期健康管理、核酸检测,切切实实做到早发现、早处置,阻断新冠病毒从家庭、从社会向学校的传播。第二个方面,要强化校园疫情防控,在狠抓落实上下功夫。记者朋友可能也看到了,前一段时间我们会同国家卫生健康委印发了《高等学校、中小学校和托幼机构新冠肺炎疫情防控技术方案（第四版）》，其中强调人、物、环境同防，多病共防。技术方案有了、标准有了，就是要扎扎实实狠抓落实，要求各地各校狠抓落实。再就是加强校园日常管理，首先是师生健康管理监控、校园卫生整治、重点场所的消毒，以及严格控制室内大型聚集性活动。学校更重要的一个方面是加强健康教育，多渠道、多形式的教育指导学生做好个人防护，养成勤洗手、常通风、少聚集的良好卫生习惯以及健康生活方式。第三个方面，切实落实应急处置措施，在提升应急处置能力上下功夫。这次福建省疫情就是体现了学校的应急处置能力。要健全响应快速的、流程完整的、保障有力的平急一体化的突发疫情指挥机制，确保人员到位、责任到位。再就是加强疫情防控的应急演练，应急演练这件事情非常重要。在平时就要有这根弦，统筹整合相关部门，把所有的应急环节都演练到位，这是将来应对疫情发生的最重要的举措。学校要时刻做好应急准备工作，按照属地管理的原则，根据当地疫情防控的各项工作要求，要争取党委、政府统筹学校突发疫情的应急处置工作，一旦学校有疫情发生，就需要联防联控机制真正做好应急处置和管理。师生大规模隔离管理、人员转院救治、核酸检测排查等等，这都是织密校园疫情防控网的重要方面，也是维护校园师生安全和健康的最重要的举措。谢谢。

人民日报社记者：目前我国新冠病毒疫苗接种的进展如何？特别是在全球处于怎样的水平？前一段时间各地开展了针对老年人和青少年的接种工作，请问这部分人群目前接种情况如何？谢谢。

雷正龙：你提的问题也是大家关心的问题。接种疫苗是预防新冠肺炎疫情的最有效手段。根据党中央、国务院决策部署，各部门各地区按照国务院联防联控机制安排坚持"知情、同意、自愿"的原则，迅速开展新冠病毒疫苗大规模人群接种，截至 2021 年 9 月 15 日全国累计报告接种新冠病毒疫苗超过21.6亿剂次,完成全程接种超过10亿人。其中12~17岁人群已经接种超过1.7亿剂次,覆盖9 528.7万人。60岁以上人群已接种超过3.9亿剂次,覆盖超过2亿人。我国接种的总剂次和覆盖人数均居全球首位,人群覆盖率位居全球前列。谢谢。

中国交通报记者:请问交通运输部针对这次福建省的局部聚集性疫情在应急响应和处置方面有哪些举措?

卓立:谢谢这位记者朋友的提问。福建省部分地区发生局部聚集性疫情后,我部指导当地交通运输部门启动应急响应,按照《应对新冠肺炎疫情交通管控与运输保障工作指南》要求,分区分级精准施策,做好交通运输领域的应急处置工作。第一,及时暂停了涉疫地区的对外客运服务。目前暂停了进出中高风险地区所在县级行政区域的道路客运服务以及中高风险地区所在城市的公交车、出租车、网约车等跨城服务,及时向社会公布停运情况,并为旅客做好免费退票的服务。第二,全力保障基本生产生活物资运输。涉疫地区交通部门加强值班值守,公开了应急运输保障电话,及时受理并协调解决交通通行和运输保障事项。同时加强应急运输需求的摸排,目前已安排应急运输车辆超过2 100多辆,全力做好管控区域内的医疗物资和重点生活物资的运输保障。福建省莆田市在重点区域附近,设立了货车驾驶员的接驳区,运输车辆通过交换司机的方式进出重点区域,可以保证生产企业平稳有序地安排继续生产。第三,协同做好疫情流调溯源工作。交通运输部门积极配合卫生健康、公安和工信部门把售票信息及时共享给相关部门,为控制疫情传播和扩散提供信息支撑。谢谢。

中阿卫视记者:根据媒体报道,2021年8月26日到9月10日,从莆田市出省人数初步计算在3万人左右,这给排查和流行病学工作带来了挑战,请问目前采取哪些措施加快排查和流调速度,以便尽早发现阳性的感染者?谢谢。

雷正龙: 谢谢您的提问。福建省莆田市疫情发生后相关部门和地区加强合作,做好风险人员协查,继续加强后续的健康监测、核酸检测,防止疫情进一步的扩散蔓延。一是疫情发生地和相关部门合作,加大流调溯源,及时将风险人员的信息推送到流入地区开展协查。二是各个地区在收到区域协查信息后,第一时间通过短信等方式告知风险人员,提醒他要主动做好个人防护、主动做好健康监测,24 小时内要做核酸检测,并配合其他的协查工作。三是各个地方根据流调信息快速精准地判定风险人群,将密切接触者、密切接触者的密切接触者等人员尽快转运到集中隔离点进行隔离,其他人员也要求做好健康监测和核酸检测,要求其他人员出现症状后立刻到定点医院就诊。谢谢。

香港经济导报记者: 各地文化和旅游活动容易出现人员聚集,所以人员管理问题是疫情防控的重要一环,请问文化和旅游部如何在文旅活动中加强人员管理,对广大民众外出旅游有何提示?谢谢。

侯振刚: 谢谢这位记者朋友的提问。确实像你所说,文化和旅游活动具有聚集性强、流动性大的特点。如何让游客安全旅游,享受美好的生活,这也是我们一直以来的工作目标。结合当前的情况以及行业实际,文化和旅游部从旅游从业人员和游客两方面入手,全力做好疫情防控工作。一是提高从业人员的疫情防控能力。文化和旅游部专门在全国旅游监管服务平台上开设新冠肺炎疫情学习的知识专栏,组织各级文化和旅游部门管理人员、行业从业人员开展疫情防控知识学习,提高从业人员科学防范意识、服务规范水平和应急处置能力。二是加强员工的健康监测和管理。要求各类文化和旅游经营单位要加强对员工日常的健康监测和管理,及时掌握员工状态、出行轨迹等情况,确保员工健康上岗。员工出现发热、咳嗽等症状要及时到定点医疗机构就诊,坚决杜绝带病上岗。三是提升广大游客的疫情防控意识。通过门户网站、政务新媒体平台等多个渠道,包括我们的新闻发布会,及时发布有关疫情防控和旅游安全的提示,提醒广大游客强化疫情防控意识,关注疫情动态,做到安全理性出游。我们也指导文化和旅游经营单位通过 LED 显示屏、提示牌等多种形式加强游客在游览过程中的提醒,引导游客自觉遵守疫情防控的规定,支持配合防疫工作。同时借这个机会,再次提示广大有中秋、国庆出游意愿的朋友们,一定要密切关注国内疫情动态和中高风险地区的变化情况,不要前往中高风险地区旅游。旅游行程中要自觉遵守查验健康码、测量体温、规范戴口罩等措施要求,做到勤洗手、勤通风,养成"一米线"的良好习惯。出现咳嗽、发热等症状时要及时停止游览,并到规定的医疗机构就诊。疫情防控人人有责,希望大家共同努力,过一个健康安全的中秋、国庆假期。谢谢。

中央广播电视总台财经节目中心记者: 中秋假期马上到了,群众出行意愿不断增强,交通运输部门对于疫情防控以及组织调度将采取哪些措施,对群众出行有哪些建议?谢谢。

卓立: 谢谢你的提问。中秋节期间人民群众探亲访友、旅游的出行需求较为旺盛,中秋小长假将迎来以中短途客流为主的出行小高峰,我部将统筹做好以下四方面工作:一是强化运输组织保障,指导各地加强客流分析研判,优化调配运力,科学安排班次计划,强化客运枢纽、火车站、港口码头、机场和旅游景点景区等重点区域的运力投放和应急调度,强化运输供给、提高疏运能力,减少人员聚集。二是强化疫情防控举措,指导各地克服松劲心态和麻痹思想,督促客运经营者按照《客运场站和交通运输工具疫情分区分级防控指南》等要求,做好客运场站和交通运输工具的消毒通风、测温验码、人员防护、客座率限制、发热人员移交和防疫宣传等措施。三是强化路网运行服务,会同气象等部门加强恶劣天气的会商,及时发出预警,指导各地加强重要公路通道、易拥堵收费站和跨江河特大桥梁等重点路段运行监测,做好公路养护管理,保障公路路网畅通。四是强化安全应急管理,指导各地督促客运经营者落实安全生产的主体责任,加强人员安全培训和车船维护,切实保障旅客出行安全。借此机会,我们建议有条件的旅客尽量错峰出行出游,出入交通运输公共场所或者乘坐公共交通工具时要落实戴口罩、手卫生、一米线等防护措施,同时也请关注最新的疫情信息和防控政策。昨天国务院客户端小程序推出了"出行防疫七件套",这个"七件套"包括可以实时查询跨地区出行防疫政策措施、疫情情况、各地核酸检测机构和检测结果以及全国疫情中高风险等级变更等信息,请旅客出行前提前查询,避免影响您的出行。谢谢。

财新记者:王华庆老师,最近发生的福建省疫情中,莆田市和厦门市启动了全员核酸检测,请问启动的意义以及为什么启动全员核酸检测?

王华庆:新冠病毒感染之后有一部分无症状感染者,这些无症状感染者中有一部分将来会成为患者,有的一直是无症状感染者。不管是未来成为患者还是持续无症状感染者,其实都有传染性。开展核酸筛查,主要是为了及早发现这些无症状感染者,这也是前期行之有效的措施。疫情发生后,我们对重点人群和重点地区开展筛查,目的是要早、要快发现这些传染源,包括可能没有去就诊的患者,包括没有出现症状已经感染了病毒有传染性的人。一般情况下通过流行病学的调查,还有实验室的检测,以及相关的调查来确定我们要筛查的范围。有时是以重点地区、重点人群开展筛查。但是如果疫情发现得较晚或者流行病学调查尚不能判断波及的范围,这时候筛查范围和筛查人群可能要进一步扩大,有些时候可能需要全员筛查，以便尽快地发现传染源，采取相应的措施阻断疫情的传播。谢谢。

新华社记者：中秋、国庆"双节"临近，不少民众都在规划假期外出旅游，针对当前福建省等地出现的疫情，文化和旅游部门采取了哪些措施做好疫情防控工作？谢谢。

侯振刚：谢谢这位记者朋友的提问以及对文旅行业的关心。中秋、国庆"双节"即将到来，游客出行量将增大。针对当前疫情形势，文化和旅游部高度重视、积极应对，按照党中央、国务院的决策部署，坚持把疫情防控作为当前工作的重中之重。重点开展以下四方面工作：一是严格做好外防输入工作。暂不恢复旅行社及在线旅游企业出入境团队旅游和"机票+酒店"业务，暂缓新批涉外、涉港澳台营业性演出活动（演职人员已在境内的除外）。二是严格实施跨省旅游经营"熔断"机制。对出现中高风险地区的省（自治区、直辖市），立即暂停旅行社及在线旅游企业经营该省的跨省团队旅游和"机票+酒店"业务，待该省域内中高风险地区清零后，再行恢复跨省旅游经营。三是严格做好旅游各环节的疫情防控管理。要求旅行社对旅游产品要进行安全风险评估，合理控制团队规模，做好游客的信息采集、健康查验、体温监测。要严格落实各地在交通、住宿、餐饮、游览、购物等方面的疫情防控要求。要做好游客在乘车、入住、参观、就餐等环节的疫情防控提醒。四是严格落实旅游景区"限量、预约、错峰"的要求。中秋、国庆假日期间，全国将有超过一万家 A 级旅游景区正常开放，约占 A 级旅游景区总数的 80%。为确保旅游景区安全有序开放，我们指导 A 级旅游景区在属地党委政府领导下，合理控制游客接待上限，严格落实门票预约制度，做到游客信息可查询、可追踪。督促旅游景区严格落实扫码登记、测量体温等要求，引导游客执行好"一米线"，规范佩戴口罩等防控措施。严格落实景区内演艺等重点场所的防控要求,对容易形成游客聚集的项目和场所,强化卫生管理。加强客流引导,防止游客瞬时聚集。此外,文化和旅游部根据国务院联防联控机制的相关文件重新修订印发了剧院等演出场所、互联网上网服务营业场所、娱乐场所、旅行社等的疫情防控工作指南,进一步细化了常态化防控措施,要求各类文化和旅游经营单位对照指南做好落实。同时,我们希望广大游客朋友在出游过程中,一定要充分理解并自觉遵守疫情防控的相关规定,共同营造和谐、健康、安全的旅游环境。谢谢。

南方都市报记者: 现在国内已经有超过 10 亿人完成了新冠病毒疫苗的全程接种,请问专家如何评估这样的接种水平? 这样的接种水平对于国内疫情防控有什么样的意义? 谢谢。

王华庆: 谢谢这位记者的提问。我国疫苗接种完成全程的已经超过 10 亿人,接种的人越多,疫苗起到的保护作用越大。超过 10 亿人的全程接种为我们控制新冠肺炎疫情的流行奠定了一定的基础。新冠病毒疫苗接种,从个体来说可以防止感染、发病,更显著的效果是预防感染后重症和死亡。从群体上来说,根据以往的经验,如果接种率高疫苗的作用就更大。当然现在也有一个特殊的情况,即新冠病毒的变异。德尔塔病毒变异株传染性非常强,我们也看到保护效力在个别疫苗当中出现了削弱的情况,这给我们建立群体免疫带来了一定挑战。后续面对这种挑战,我们要加强病毒监测、加强疾病监测、加强疫苗效果评估,还要不断完善新冠病毒疫苗的免疫策略,进一步研发更好的疫苗来预防相关的疾病。在目前我们还不能放松警惕性。一方面,德尔塔病毒变异株传染性非常强;另一方面,老年人、青少年人群中还有一部分人没有完成接种,我们建议符合接种条件的人群尽快接种,只有更多人群接种了疫苗,它的作用才能够真正发挥出来。还要考虑 12 岁以下的人群,这些人群还没有接种疫苗,也应该纳入接种考虑范围。谢谢。

21 世纪经济报道记者：早在 9 月 13 日晚厦门市已经发布通告对全市居民小区和各村实行闭环管理，并将他们分为封控区、管控区和防范区，请问这三个区域分别指什么？对于不同防控区域的社区、单位和居民个人分别应当如何落实好防控措施呢？谢谢。

雷正龙：谢谢您的提问。为了及早发现管控新冠病毒感染者，有效遏制疫情在社区扩散和蔓延，将疫情对人民的危害降低到最小范围，我们在总结各地疫情防控经验做法基础上，对于发生疫情的地区根据疫情传播风险的高低，将社区防控，也包括行政村，现在精准划分为三个区域：封控区、管控区、防范区，实行分类管理。具体来说，封控区封闭隔离、足不出户、服务上门。管控区实行人不出区，严禁聚集等防控措施。防范区实行强化社会面管控，严格限制人员聚集规模。要落实好这三类分类管控区的措施，在推进社区防控方面还得强化社区疫情防控工作体系，建立"三级包保"制度，区县干部要包乡镇街道、乡镇街道干部要包行政村、社区，行政村、社区干部要包户。落实网格化的社区管理机制，确保调查摸底、核酸检测、流调溯源、隔离管控、健康监测、服务保障等各项措施的落实到位。在此期间还要加大健康教育和防控政策宣传，让居民理解我们的防控政策，支持防控措施，主动参与、遵守和配合防控措施，尽早控制疫情，尽早恢复到正常的生产生活秩序。谢谢。

中国教育电视台记者：近期全国各地的高校陆续开学，学生的流动性较大，本轮疫情形势也比较严峻，所以，请问高校目前已经采取了哪些措施加以防范，另外针对已经返校的莆田、泉州市等地的学生有没有针对性措施？谢谢。

万丽君：感谢教育电视台记者的提问。这个问题大家现在确实比较关心。从目前高校开学情况看，除了江苏、河南省部分高校还没有开学外，全国大多数学校在8月下旬至9月上旬已经陆续开学,基本上已经实现了安全、正常开学的总体目标。在这次秋季开学中,高校要求做好几个方面工作,继续按照疫情防控制定的要求错峰开学、分批返校、属地管理、应急处置、校园管理、健康监测。在做好这些工作和举措的基础上,针对本轮疫情特别强调要做好以下三方面工作:一是加大重点人员排查,所有的高校要对近期去过莆田、泉州、厦门等地旅游的师生建立台账,逐一管理。同时对暑假以来有境外、国内中高风险地区所在城市旅居史的师生,以及共同居住人员要进行全面排查摸底,开展动态监控,实施台账管理。特别是要加强核酸检测。二是秋季开学要求所有的师生返校的时候必须持核酸检测阴性证明。要求师生在返校途中必须做好个人的防护举措。高校也可以根据当地疫情的情况对返校后的师生进行核酸检测的抽检。目前福建省疫情发生后,很多高校对师生进行全员核酸检测,确保师生安全。三是落实疫情防控政策举措,要加强校门管理。最近我去了一所高校,对校门管理和学生的健康监测管理都特别严格,要求查验健康码、体温监测、测核酸。高校是师生聚集的地方,教室、宿舍、餐厅、图书馆、运动场、快递场所等都要做好相应的疫情防控举措,真正筑牢疫情防控的安全防线。在这里,我们呼吁高校师生要理解学校的这样一些政策举措的实施,要配合学校的防控政策的落实落地。刚才记者也提到关于莆田、泉州、厦门籍的学生返校后,对于这些地方来的学生特别要注重做好健康管理,做好核酸检测,同时要"一人一册一案",加强对来自莆田、泉州、厦门地区学生的关心关爱,要细化他们的心理疏导咨询,减轻学生的心理负担,真正做好高校疫情防控。疫情防控无小事,每一项举措都要落实、落细、落地。谢谢。

凤凰卫视记者:目前国际疫情形势依然严峻复杂,外防输入的压力非常大,请问交通运输部如何进一步做好公路、水运口岸外防输入的工作呢?谢谢。

卓立：谢谢您的提问。公路、水运口岸是外防输入的重要关口，交通运输部严格执行"货开客关"的总要求，畅通物流、管住客流，加强部署和调度，坚决防止境外疫情输入蔓延。一是加强公路口岸的疫情防控，制定印发了《公路口岸汽车出入境疫情防控指南》，指导相关公路口岸省份做好国际道路运输、货运驾驶员、装卸工人等一线人员的闭环管理、定期核酸检测和非接触式作业，按照高风险地区的防疫标准做好"点对点、一站式"的接运入境人员。二是加强水运口岸的防控。我部修订印发了《港口及一线人员疫情防控指南》和《船舶船员新冠肺炎疫情防控操作指南》，强化通过港口途径登船通道和高风险岗位人员等重点环节、关键人员的防护和健康监测。目前涉及13个省份大约25 000名在外贸港口、高风险岗位的工作人员，均已实行集中居住、封闭管理、定期轮换，每隔一天开展一次核酸检测。国际航行船舶和国内航行船舶上的工作人员是固定岗位的，杜绝交叉作业、杜绝交叉感染。港口引航员、冷链作业工作人员以及需要登船的工作人员已基本实现新冠病毒疫苗的应接尽接，没有接种疫苗不能从事港口高风险岗位作业。三是推进船员疫苗接种。目前全国共登记船员180万人，总体接种率大约是81%，但是在远洋船舶上工作的海员接种率低于这个水平。下一步我部将积极协调地方政府、港口、卫生健康部门，督促航运企业、海员外派机构等组织做好海员疫苗接种工作，切实提高船员疫苗接种率，筑牢外防输入的免疫屏障。四是按照《进口冷链食品防控和消毒技术指南》以及《进口高风险非冷链集装箱货物预防性消毒指南》的要求，切实做好进口高风险货物运输重点环节和关键岗位人员的疫情防控，加强车辆消毒和一线人员安全防护，落实信息登记制度，积极配合有关部门做好样本采集、核酸检测、通关查验、环境消杀和应急处置等工作，严防病毒通过货运、物流渠道传播。谢谢。

东方卫视记者：目前有公众反映出于害怕发生严重不良反应等顾虑而拒

绝接种新冠病毒疫苗,请问专家针对这种情况有哪些建议？谢谢。

王华庆: 谢谢这位记者的提问。目前从我国整体形势来看,疫情控制较平稳。但是也存在疫情输入和局部流行的风险,所以外防输入、内防反弹的压力也是非常大的。我们知道如果没有免疫力,感染新冠病毒可能会发病,有一些发病后症状比较重。从全球来说,接种新冠病毒疫苗已经成为防控新冠肺炎的共识。截至 2021 年 9 月 15 日,全球至少接种一剂次的人群比例不到 43%,在低收入国家至少接种一剂次比例不到 2%,所以新冠肺炎在全球持续流行的风险依然很大。从疫苗的前期临床试验结果和真实世界应用结果来看,疫苗的作用是肯定的,包括它对预防感染有作用,尤其是预防重症和避免死亡的效果更明显。这种情况下,接种疫苗显得更为重要。还有一个例子,有一些国家因为德尔塔变异株成为优势株,疫情反弹,感染发病或者重症的人大多数没有接种过疫苗,从这个侧面可以看到疫苗产生的保护作用。所以我们期望通过接种疫苗来控制新冠肺炎流行,接种疫苗是保护我们自己,也是保护我们的家人,也是保护我们周围的人。新冠病毒疫苗作为一个新疫苗,它的安全性引起大家关注。目前我国使用的绝大多数疫苗采用的是灭活疫苗和蛋白亚单位疫苗的技术路线,这些技术路线生产的其他种类疫苗已经被广泛使用,其安全性是良好的。疫苗作为一个异物进入人体之后都会产生一定反应,而没有绝对不会引起不良反应的疫苗。总体来看,不管是灭活疫苗还是蛋白亚单位疫苗,从临床试验结果和后期监测来看,接种不良反应发生的情况与既往常规使用的疫苗基本类似。当然,我们后续也会加强疫苗不良反应的监测和分析。在这里,我想进一步强调,基层在接种疫苗的时候要严格遵守相关的规定,把握好禁忌证,要遵守相关注意事项,这样会减少不良反应,尤其是严重不良反应的发生,另外尽量减少偶合症的发生,以使得疫苗接种能够顺利进行。谢谢。

红星新闻记者：据媒体报道，福建省发生的聚集性疫情中，有一个病例隔离期间多次核酸检测为阴性，21天解除隔离后转为阳性，请问应该如何解释这一现象？谢谢。

王华庆：谢谢这位记者的提问，你提出来的问题其实是专业人员和公众特别关心的。目前根据流行病学调查和实验室检测，尤其是测序结果，认为疫情的源头病例可能系在集中隔离期间感染，并进而导致后续疫情发生。谢谢。

香港中评社记者：中秋、国庆假期就要来了，最近福建省发生了聚集性疫情，请问各地应该如何加强防控？对于假期出游出行的个人在做好防护方面有什么建议？谢谢。

雷正龙：假期马上到来，大家都关心。结合全国防控形势，总结以往假期防控的经验和做法，我们对个人防控提出五点建议：一是出行前做好准备。假期期间尽量减少非必要的外出。如果要外出，要先了解目的地近期疫情发生的情况，以及当地防控政策，取消前往中高风险地区的出行计划，出行前准备好防护用品，口罩、手消等。二是做好旅途中的防护。乘坐飞机或者火车等公共交通工具时应该注意错时错峰出行，按照相关防控要求保持人际距离，全程佩戴口罩、做好手卫生。三是做好公共场所的防护。尽量避免前往人员集中的密集场所，坚持全程佩戴口罩，勤洗手，保持一米线的距离。提倡家庭聚餐聚会时不要超过10人，尽量减少聚餐人数，缩短聚餐时间。室内特别要注意通风，用餐时注意使用公筷公勺，入住宾馆时特别要注意通风换气。四是做好个人健康监测。如果出行前发现有发热、干咳等可疑症状时应该取消出行计划并尽快就医，出行过程中出现了发热、干咳等可疑症状要尽快到就近医疗机构就诊。五是保持正常有规律的生活。要保证充足睡眠、清淡饮食，坚持适度锻炼身体，养成良好卫生习惯。在这儿要特别强调一下，各位专家也谈到了，入境口岸、集中隔离场所、定点医疗机构等高风险岗位的工作人员，提倡避免假期期间到外地旅游，也避免乘坐飞机、列车和长途公共汽车外出。同时严格限制正在居家健康监测的人员到外地旅游以及参加聚集性活动。谢谢。

新京报记者：请问教育部相关负责人，现在福建省疫情让大家比较关注校园疫情防控情况，在假期期间针对校园防疫工作，教育部有没有一些安排和部署？谢谢。

万丽君：谢谢这位记者朋友的提问。正如你所说，刚刚开学，马上就要迎来中秋和国庆了。中秋和国庆假期可能就会引来大规模的人员流动，这样给学校疫情防控带来了风险和挑战。特别是这次福建省的疫情再次提醒我们，疫情防控绝不能大意。教育部党组对疫情防控工作高度重视，把它作为头等大事来抓。每周要召开机制会议进行分析研判，近期对秋季开学，对于两节的防控举措专门进行研究，最近刚刚印发文件，对近期的疫情防控特别是对中秋和国庆期间的疫情防控提出了明确要求。同时召开了视频会议，既交流经验又提出要求，进行全面部署。这里主要对国庆和中秋两节期间教育系统的疫情防控提出了几点要求：一是压实"四方责任"，落实"四早"要求，真正落实好文件要求，落实好视频会议要求，把相关工作做到位。二是在两节期间要求高校必须在假期期间进行值班值守，确保领导在线、疫情防控机制在线、应急处置在线，切实关注本地、本校的具体情况。根据当地疫情防控的要求，积极地作出应对，进行动态化的政策调整。三是明确离校返校疫情防控要求。要求学校结合常态化疫情防控和教育教学进度来做好假期防控工作，同时鼓励、提倡师生就地过节，减少外出，特别是跨省流动，减少人员聚集。这一点从现在来看，特别是从福建省疫情来看，特别有必要。四是做好服务保障。假期留在学校,留在本地过节的师生会很多,这就要求学校提前谋划,认真准备,特别是对于留在学校过节的师生要加强关爱,进行一些心理疏导。比如有一些师生听到疫情情况会紧张,要加强心理疏导,在符合疫情防控要求的前提下丰富假期生活,保障师生科研、学习、生活的需要,同时也要积极地回应师生的合理诉求,使得师生度过一个安全祥和的中秋和国庆,真正守住校园疫情防控的安全底线。

主持人:今天发布会几位嘉宾就相关行业的疫情防控以及加快疫苗接种回答了记者提问,后续我们还将继续举行发布会,欢迎大家继续关注,今天的发布会到此结束,谢谢大家。

国务院联防联控机制就进一步做好
疫情防控和疫苗接种有关情况
举行发布会

（第22场）

一、基本情况

时　间	2021年9月29日
主　题	介绍进一步做好疫情防控和疫苗接种有关情况
发布人	交通运输部运输服务司副司长　韩敬华
	文化和旅游部市场管理司一级巡视员　侯振刚
	国家卫生健康委疾病预防控制局二级巡视员　崔钢
	上海市卫生健康委主任　邬惊雷
	中国疾病预防控制中心免疫规划首席专家　王华庆
主持人	国家卫生健康委新闻发言人、宣传司副司长　米锋

二、现场实录

主持人：各位媒体朋友，大家下午好。欢迎参加国务院联防联控机制举办的新闻发布会。目前，全球新冠肺炎疫情仍处于大流行状态，德尔塔变异毒株为主要流行毒株。近几个月，我国内地发生多起境外输入病例引发的本土聚集性疫情。近期发生的福建疫情已基本得到有效控制，要巩固防控成果，防止疫情反弹。黑龙江疫情正处于关键期，需继续加大防控力度，坚决遏制疫情扩散蔓延。国庆假期将至，人员流动增加，聚集性活动增加,叠加秋冬季因素,防控工作丝毫不能放松。各地要抓实抓细"外防输入,内防反弹"各项措施,坚决防止疫情规模性输入和反弹。特别要强化疫情防控值守和监测预警工作,一旦发现疫情要快速精准处置。要继续推进新冠病毒疫苗接种。截至 2021 年 9 月 28 日,全国累计报告接种新冠病毒疫苗 220 605.4 万剂次,完成全程接种的人数为 104 787.2 万人。今天发布会的主题是:进一步做好疫情防控和疫苗接种。我们请来了:交通运输部运输服务司副司长韩敬华先生,文化和旅游部市场管理司一级巡视员侯振刚先生,国家卫生健康委疾病预防控制局二级巡视员崔钢先生,上海市卫生健康委主任邬惊雷先生,中国疾病预防控制中心免疫规划首席专家王华庆先生。请他们共同回答媒体的提问。下面进入今天的现场提问环节,请各位记者朋友围绕今天的主题提问,提问前请先通报所在的新闻机构。

中央广播电视总台央视记者: 近期,福建和黑龙江两地又出现了本土疫情,疫情的发展态势备受关注。请问,当前疫情的形势怎么样?如何能够更好地控制疫情?谢谢。

崔钢: 谢谢你的提问。近期福建、黑龙江等省的局部地区发生本土聚集性疫情,截至 2021 年 9 月 28 日 24 时,福建省已报告确诊病例和无症状感染者 470 例,黑龙江省报告 75 例。疫情发生后,国家卫生健康委、国家疾控局迅速启动应急响应,紧急调派 2 支工作组,分别赶赴当地指导防控工作,目前各项工作正有力有序开展。福建、黑龙江以及相关的地市都已经多次召开了新闻发布会,向社会通报了疫情最新的进展情况,包括疫情防控的相关工作进展。正像刚才米锋先生介绍的,福建省的疫情目前已基本得到有效控制,漳州、泉州和莆田市近日已没有新增的病例报告,厦门市的疫情也呈持续下降的趋势。黑龙江省疫情防控工作目前处于关键时期,正在继续加大疫情防控的力度。应该说,我们国家进入新冠肺炎疫情常态化防控以来,特别是2021年7月份以来,国内多地先后发生了由德尔塔变异毒株引发的本土聚集性疫情。由于这种变异毒株传播能力强、传播速度快,为更好、更快地控制疫情,就需要让各项有效的防控措施跑在病毒传播扩散的前面,采取及时果断的应急处置措施,强化病例发现、密切接触者隔离、社区防控等各项关键环节、关键防控措施,争取在最短的时间内有效控制疫情,恢复正常的社会生产生活秩序。谢谢。

中国交通报记者:我们知道本轮疫情尚未结束,国庆期间又将面临客流激增的情况,请问交通运输方面将采取哪些举措来防范疫情传播的风险?谢谢。

韩敬华:感谢您的提问。我部高度重视国庆假期交通运输疫情防控工作,通过专项部署、驻点检查、视频调度,指导各地进一步压实防疫责任,重点做好以下四方面的工作:一是从严做好外防输入工作。严格执行国际公路、水运口岸"货开客关"的总要求,严格落实有关防疫指南要求,做好国际道路货运驾驶员、装卸工、引航员、登临国际航行船舶作业人员等一线高风险岗位从业人员闭环和封闭管理,提高定期核酸检测频次,加强个人防护。二是从紧做好内防反弹工作。督促公路、水路、城市客运经营者按照最新版防疫指南要求,认真落实客运场站、服务区、收费站和交通工具消毒通风、旅客测温验码、戴口罩、从业人员定期核酸检测和个人防护、健康监测、防疫宣传等防疫措施。三是切实加强督导检查。节前,交通运输部已派出8个工作组下沉基层、深入一线,通过明察暗访等方式,督促各地交通运输部门时刻紧绷疫情防控这根弦,对发现的问题举一反三、立行立改,压紧压实各方防疫责任,坚决堵塞防疫漏洞。同时,建立定期视频调度机制,常态化指导督促各地交通运输部门落实各项防疫措施。四是构建反应迅速的应急响应体系。假日期间,交通运输部将依托国务院联防联控机制交通管控与运输保障专班,执行24小时值班值守,密切跟踪疫情形势,一旦发生疫情,迅速指导相关地区交通运输部门,在当地疫情防控领导机构统一部署下,及时做好交通管控和应急运输保障等相关工作。最后,借此机会,我们也想提醒广大旅客,假日出行期间请遵守公共场所的交通秩序,保持一米线的安全距离,让我们共同守护平安健康的假期。谢谢。

凤凰卫视记者:有机构预测,在国庆假期出游期间的游客人数将明显增加,不过国内一些地区出现了聚集性疫情,请问文旅部采取了哪些措施,来做好国庆假期期间出游的疫情防控工作?谢谢。

侯振刚:谢谢这位记者朋友的提问。确实就像刚才你讲的,国庆节面临了三个因素叠加,将会使游客人数增加。一是受7、8月份疫情影响,许多公众的暑期旅游需求未能释放,"补偿式"出游意愿强烈;二是部分地方和景区景点也出台了一些优惠措施,吸引游客朋友们出门旅游;三是国庆假期天气比较好,秋高气爽,适宜外出旅游。这三个因素都将使国庆期间公众的出游人数增加。但同时,文化和旅游活动天然的具有人员聚集性强、流动性大的特点,将给文化和旅游行业的疫情防控工作带来更大的压力。针对这种情况,文化和旅游部高度重视,坚决按照党中央、国务院的决策部署,以及联防联控机制的要求,及早谋划,坚持把疫情防控作为工作的重中之重来抓。具体有两方面措施:一是综合研判形势,强化行业部署。在9月中旬,文化和旅游部以及国家文物局都分别印发了通知,9月15日,文化和旅游部印发了《关于做好2021年中秋节、国庆节文化和旅游假日市场工作的通知》;9月18日,国家文物局又印发了《关于统筹做好中秋节、国庆节文博单位疫情防控和开放服务工作的通知》。这两个《通知》对国庆假期文化和旅游行业以及文博系统的疫情防控工作提出了具体明确的要求。今天上午,我部再次组织召开了全国文化和旅游假日市场工作电视电话会议,对文化和旅游行业的疫情防控、安全生产等工作进行了再动员、再部署。具体内容有:一是严格落实旅游景区"限量、预约、错峰"要求,进景区景点必须扫码登记、测量体温、规范佩戴口罩。二是严格做好旅游各环节的疫情防控管理。要求旅行社对旅游产品要进行充分的风险评估,合理控制团队规模。要严格落实各地在交通、住宿、餐饮、游览、购物等方面的疫情防控要求。在游客乘车、入住、参观、就餐等环节要做好相应的疫情防控提醒。三是要求公共图书馆、剧院、互联网上网场所、娱乐场所以及文博单位严格落实相应的疫情防控指南,加强从业人员的健康监测和管理,做好经营场所的通风换气、清洁消毒等工作。四是严格实施跨省旅游经营"熔断"机制,对出现中高风险地区的省(自治区、直辖市),立即暂停旅行社和在线旅游企业经营该省(自治区、直辖市)跨省团队旅游和"机票+酒店"业务。五是暂不恢复旅行社和在线旅游企业出入境团队旅游和"机票+酒店"业务。另一方面,文化和旅游部也一直加大宣传引导力度,提高游客自我防护意识。疫情防控人人有责,游客既是疫情防控的参与者,同时也是旅游活动平安有序的受益者。我们一直加强对游客朋友的提示提醒。一是通过门户网站、政务新媒体平台,也包括新闻发布会等多种形式,及时发布有关疫情防控和旅游安全的提示,提醒广大游客朋友们增强疫情防控意识,关注疫情动态,做到健康安全出游。二是指导各类文化和旅游经营单位以及文博场所,通过设置提示牌、播放宣传片、利用景区广播等多种形式,帮助公众了解和掌握疫情防控知识,积极引导游客自觉遵守防控措施要求。借助今天这个发布会,我再次提醒国庆假期将要出行的游客朋友:一定要密切关注国内疫情动态和中高风险地区变化情况,不要前往中高风险地区旅游。旅游行程中要充分理解并自觉遵守查验健康码、测温、规范戴口罩等防控要求,勤洗手、勤通风,养成"一米线"好习惯。出现咳嗽、发热等症状时,应立即停止游览,并及时就医。谢谢。

新华社记者：我们看到报道，部分省份已经准备开展新冠病毒疫苗的加强免疫，请问，从当前的疫情形势和疫苗接种情况来看，为什么要开展重点人群的加强免疫？谢谢。

王华庆：谢谢这位记者的提问，关于加强免疫问题，可能是大家非常关心的一个问题。我想从以下几个方面和大家做一个交流。第一，从全球的角度来说，全球接种新冠病毒疫苗的总剂次已经超过了60亿余次，我们国家已经超过了22亿剂次。根据国内外研究结果来看，疫苗在预防感染、减少发病方面，还是发挥了很大作用。其中也包括我们国家所开展的一些研究，前段时间广东出现了疫情，而且是由德尔塔变异毒株引起的，广东的相关单位团队做了研究，可以看到疫苗保护新冠引起的肺炎的有效率达到了70%。我们也看到疫苗在预防重症、预防住院、预防死亡方面效果更显著。但是我们也看到疫苗接种之后，经过一段时间，有一些人免疫力在下降，保护效果也在削弱。针对这个问题，我们疫苗研发专班组织相关专家进行了论证，相关企业也报告了加强免疫后临床试验的研究结果。研究结果显示，通过加强免疫，我们看到没有严重的不良反应发生，也看到了中和抗体的快速增长或反弹。另外，加强免疫半年之后，虽然抗体水平也有下降，但依然高于两剂或一剂接种后的峰值。这些都提示，加强免疫之后会有较好的保护效果。还有的机构也做了灭活疫苗加强免疫的相关研究，研究之后也看到不仅抗体水平增加，抗体谱也更广了，也意味着它对变异株会产生更好的保护作用。基于这些情况，我们在考虑加强免疫的问题，尤其是重点人群免疫的问题。为此，专家建议，对重点人群，包括口岸、隔离场所，也包括定点医疗机构从业人员，还包括接触到病毒风险比较高的人群，建议开展加强免疫。有免疫功能缺陷或低下的人群，还有部分60岁以上的人群，也可以考虑加强免疫。对于出国学习工作交流的人员，尤其是去疫情持续传播国家的人员，感染的风险还存在，所以对这些人群也建议开展加强免疫。当然，目前我们只是对重点人群有这样的考虑,对于全人群是不是需要加强免疫,相关单位正在进行研究,而且要根据疫情形势综合研判。谢谢。

健康报记者： 这个问题提给上海市邬惊雷主任。我们注意到上海市发生疫情之后,总是能够在很短的时间内召开新闻发布会,公布密切接触者等摸排情况,以及确诊病例的行踪轨迹等情况,我们想请邬主任介绍一下,这么快的工作速度是怎么做到的? 谢谢。

邬惊雷： 谢谢您一直关注我们上海的疫情防控工作。确实,从我们的工作体会来讲,"快"字是整个疫情防控中一个非常关键内容。从上海的体会来讲,一是我们指挥体系的扁平化。上海其实已经有几起疫情情况的处理经验,我们市的主要领导基本是直接部署,分管领导基本是在一线指挥,其他的相关领导都会有协同,扁平化非常重要。二是上海从去年疫情到现在,市区两级的防控办公室始终处在联合办公的状态,一直处在激活的状态,这样一个状态确保了我们在突发疫情时能够快速响应,能够高效协同和有效处置。从上海的工作来看,主要体现在两个方面：第一,在早期就明确规范了应急处置的流程和一些具体要求。我们制定出台了上海市突发本地疫情应急处置的流程规范,其中主要强化应急处置的过程管理,我们把它分为"预警、响应、处置"三个阶段。预警阶段,特别注重早报告、早诊断。响应阶段主要是快速,快速响应和科学的研判。在处置阶段,主要是精准排摸,处置一定要果断。我觉得很重要的就是各个部门之间互相协作,相互衔接非常紧密。第二,从几次疫情的处理来看,科学精准和高效开展处置非常重要。我们一直强调市区联合,高效联动,我们每次出现疫情会立即启动应急响应机制,市分管领导和市防控办的同志以及相关工作组,第一时间赶赴现场,同时市区两级形成联合指挥部,以及不同的工作组,比如流调、疫情处置、隔离、新闻等等,靠前指挥非常重要。上海市级疫情处置专家组是和我们防控办工作组同步到达现场,发挥专家现场指导和技术支撑作用。我觉得在这个过程中,卫健、公安、通信、大数据以及新闻宣传,还有问题发生的所在区和社区同志的联动是很关键的,因为要做好患者的诊断和救治、流调的溯源、采样的检测组织、环境的消杀以及社区的管控,这些是需要大家一起来做的。疫情发生以后,第一个 24 小时非常关键,所以我们把它总结为第一个"黄金 24 小时",在这个过程中,我们做到"事不过夜",所以才会这么快的向社会及时公布,打消公众的疑虑。在"事不过夜"的工作中,一旦发现可疑的病例,在初筛的过程中就做到四个同步,这在快速处理中非常重要。一是同步启动流调工作,对患者、密切接触者、次密切接触者,还有风险人员开展流调。二是同步启动管控人员的转运、集中隔离、核酸采样检测和社区风控、管控的工作,流调过程中确定一个密切接触者、确定一个次密切接触者,就及时转运。三是同步启动核酸筛查工作。大家也会注意到,我们新闻发布时会说采样多少、做好多少。四是同步分析市民对我们这次疫情关注的焦点问题,同步分析做好新闻发布的连夜准备工作,及时解疑释惑。这样社会也比较稳定,公众对政府的信任、对疫情防控工作的关注就会更加理性,我们大概是这样来考虑这项工作,所以我们把"快"字看得非常重要。谢谢。

东方卫视记者:我们关注到,上海报告的境外输入病例已经超过了 2 200 例,居全国之首,而且近期的几起本土疫情都与口岸有关,上海在"外防输入"方面的压力一直很大,请问上海在落实"外防输入"方面的具体举措有哪些,请给我们介绍一下。谢谢。

邬惊雷:谢谢。上海境外输入的病例一直数量很多,在全国省级城市当中是最多的。上海 8 月份有 3 起本土疫情,也和口岸相关,我们的压力一直非常大。因为上海是一个超大的城市,人口基数多,人口流量也大,而且相对地域比较狭小。另外,上海整个疫情防控工作还有一个很大的压力,就是每天入境的航班、入境的人员大概占全国 1/3 以上。我们航空的货运量大概占到全国的 40%~50% 左右,接近 1/2。上海是港口城市,我们的集装箱也是位列全球第一。所以,"外防输入"压力确实非常大。我们觉得,"外防输入"的过程中,对人、物、环境应该开展同步的防控工作。从这一年多的工作情况来看,我们的体会是坚持"四早、五最"的原则,"四早"就是早发现、早预警、早研判、早处置。"五最"是我们考虑上海这个城市的特点,一定要在最低的层级去考虑,去发现问题,在最早的时间去处理问题,同时用相对最小的成本来解决最大的关键问题,努力取得综合效益最佳。主要是从四个方面做好疫情防控:一是要科学防控。加强疫情的研判和风险预警。从整个疫情防控到现在,我们始终把科学防疫放在突出位置,特别是注重发挥专家的技术支撑作用。组建了由 66 位专家组成的市级疾控和医疗专家组,定期组织开展疫情的研判分析,交流工作当中应该注意什么,以及其他的防控经验应该如何借鉴,使专家组能够发挥好参谋咨询的作用。同时我刚刚也提到了,在具体疫情防控中,专家组始终是在第一线发挥技术支撑的作用,使我们的防控能够更加精准高效。二是加强口岸疫情防控的联防联控。根据国家的统一部署和市疫情防控工作领导小组的协调机制,通过落实多层次的联防联控机制来加强口岸的防控。第一个是特别注重央地的联防联控,在防境外输入方面,像海关、边检、民航、海事等这些中央在沪的管理机构,我们密切配合,做好工作。对入境的人员实施全程管控,强化涉疫大数据排查分析和精准推送,形成对入境人员管理的闭环。第二个是发挥好长三角地区的联防联控工作,特别感谢长三角兄弟省对上海疫情防控工作的支持,在整个防控当中形成了"一盘棋"。我们对入境的目的地为苏浙皖三省的入境人员,实行"3+11"的隔离转运措施,就是说他们在上海集中隔离 3 天以后,闭环转运到当地,这样也减缓了上海的压力。第三个是上海本地的市和区之间,区和区之间,以及各个部门之间的联防联控。比如我们在入境人员管理方面,入境以后要进行集中隔离,16 个区在机场派驻工作组,每个区有专用的车辆、人员,把入境的旅客从机场转运至各个区的隔离点,形成入境来沪人员从落地到隔离、从舱门到家门的全程闭环管理。三是坚持从严从紧,加强隔离场所管控。对入境人员,我们实施 14 天隔离观察 +7 天社区健康监测。在隔离观察和社区健康监测期间,我们一共实施 6 次核酸检测,对研判为重点关注对象的,我们会再增加核酸检测的频次。在集中隔离点的管理上,不断强化人防技防措施,确保闭环管理落到实处。四是强调要坚持预防为主,加大力度加快推进疫苗接种工作。我们体会到,上海经历过几波疫情,在这个过程中,疫苗接种对阻断传播起到了非常好的作用。截止到昨天,上海已经累计接种 4 155.65 万剂,有 2 058.04 万人完成了全程接种,占本市 12 岁以上常住人口的 90.2%。18 岁以上的我们已经完成了 2 027.81 万人的全程接种,占本市 18 岁以上常住人口的 91.8%。我们还会根据国家的统一部署和要求,持续做好不同人群的新冠病毒疫苗接种工作。谢谢。

21 世纪经济报道记者: 先前国务院联防联控机制新闻发布会已经为我们介绍了加强免疫的最新研究进展。我想请问,在全国范围内的新冠病毒疫苗加强针接种有何工作部署与安排? 谢谢。

崔钢: 谢谢你的问题。当前,全球新冠肺炎疫情仍然持续发展,新冠病毒加速变异传播,疫情输入我国的风险仍然较高。近期,多地发生的由境外输入引发本土聚集性疫情就充分说明,我国"外防输入,内防反弹"仍然面临着较大的压力。新冠病毒疫苗对于预防感染、预防再传播,特别是对于预防重症和死亡等方面都有着明显的效果。开展加强免疫,对于保护易感人群、有效遏制疫情传播具有重要的意义。针对加强免疫,前期我们已经组织专家进行了充分的研究和论证,刚才王华庆首席也跟大家介绍了相关的情况,比如根据灭活疫苗两剂次免疫后 6 个月加强免疫的安全性和免疫原性的研究,专家建议,首先针对已经接种过灭活疫苗的机场、口岸、边检、医院、疾控等工作人员,以及 60 岁以上的其他重点人群开展加强免疫。其他技术路线的加强免疫策略目前也在抓紧研究。根据专家的研究和论证的结果,结合疫情防控的需要,目前我们正在加紧制定新冠病毒疫苗加强免疫的相关政策和具体实施的措施,并将指导各地组织实施好加强免疫的工作。谢谢。

中央广播电视总台财经节目中心记者:马上要进入到秋冬季节,我国的疫情防控压力在持续增大。请问交通运输部门将如何做好进口冷链的物流疫情防控工作?谢谢。

韩敬华:感谢这位记者朋友的提问。进口冷链食品一直以来都是"外防输入"的重点对象。交通运输部根据疫情防控形势的需要,及时修订印发冷链物流相关防疫指南,从紧从严做好进口冷链物流疫情防控工作。一是严格落实高风险岗位人员的封闭管理。对进口冷链食品货物直接接触的装卸、搬运、保洁等高风险岗位人员及时完成疫苗接种,保持人员相对固定并登记造册,实行闭环或者封闭管理。采取一定工作周期的轮班制,工作期间集中住宿、封闭管理,从严做好个人防护,工作场所与居住地之间点对点转运,避免工作期间与家庭成员和社区普通人群接触。二是加强一线从业人员的安全防护。对水运口岸等直接接触进口冷链食品的装卸、搬运和保洁等高风险岗位人员,每隔 1 天核酸检测 1 次;对其他一线作业人员 1 周核酸检测 2 次,且间隔 2 天以上。加强一线作业人员的安全防护,实行每日健康监测零报告制度。三是强化作业环境的清洁消毒。对使用过的一次性防护用品实行集中收集处置,重复使用的防护用品实行统一收集并规范消毒处理。对作业区域垃圾盛装容器定期清洁、消毒,接送员工的车辆实行每趟次清洁、消毒。同时,配合相关单位做好使用过的防护用品、生活垃圾等物品的收集、处置和无害化处理。四是严格冷链货物信息查验登记。督促冷链物流企业严格查验进口冷链食品海关报关单据及检验检疫证明,如实登记装运货物信息、车船信息、司乘人员船员信息、装卸货物信息和收货人信息等内容,不得承运无法提供进货来源的进口冷链食品。谢谢。

香港经济导报记者:旅游安全是全社会都关心的问题,请问文化和旅游部将采取哪些措施让游客在国庆期间实现出游安全?谢谢。

侯振刚:谢谢这位记者朋友的提问。就像你所说,安全是旅游的底线,没有安全也就没有我们健康的旅游。旅游安全工作与我前面讲的疫情防控工作一样,都是文化和旅游部作为底线思维来部署安排的。具体的措施来讲,包括企业主体方面、部门监管方面和游客个人方面。一是压实企业主体责任。要求旅行社和在线旅游企业对旅游产品和线路进行充分的安全评估,在供应商的选择上要审查资质,并且特别要审查旅游包车车辆和驾驶人的资质,签订规范的租车协议。导游在出行过程中也要加强各方面的提醒,比如在乘车时对乘客系好安全带的提醒。要求旅游景区加强火源管控,特别是户外的旅游景区,要严格控制野外用火,做好防火的安全工作。对景区内的索道、缆车、大型游乐设施要加强安全检查,达不到要求的,坚决停止运营或使用。要求星级饭店落实食品安全管理要求,加强对消防设施、燃气电气设备、疏散通道和安全出口等重点部位的安全检查和隐患排查。二是加强部门联动监管。大家都知道,旅游的产业链很长,关联的部门也很多,"吃、住、行、游、购、娱"各个环节,关联了很多部门的监管,所以文化和旅游部门除了自身加强检查和监督之外,也加强与公安、交通、应急、卫生健康等部门的联动,加大安全生产隐患排查和整治力度,加强市场检查,严格查处各类违法违规的经营行为。同时,要求各地要完善应急预案,加强应急演练,确保一旦发生突发情况能第一时间处置,保证游客的安全。三是加大对游客的提示引导。我们通过网站、新媒体、景区LED屏、景区广播以及新闻发布会,及时发布旅游安全提示,强化游客的安全防范意识。比如:切勿进入未开发、未开放的区域旅游;谨慎参加户外探险活动;在打卡网红景点时一定要注意安全,遵守法律法规等等。希望游客朋友们多关注这些提示,切实加强安全防范。同时,借这个机会,我也呼吁广大游客要做文明旅游的践行者。在外游玩时,要自觉遵守公共秩序和社会公德,要爱护生态环境,做好垃圾分类;要保护文物古迹,不要乱刻乱画;要践行"光盘行动",避免餐饮浪费。最后,希望大家共同努力,过一个健康、安全、文明的国庆假期。谢谢。

红星新闻记者: 近期我国病例主要来源于境外输入,集中隔离点隔离的都是高风险人群,所以也是一个高风险的集中点。请问未来打算怎样强化隔离点的管理工作? 谢谢。

崔钢: 谢谢你对这个问题的关注。疫情防控实践证明,对入境人员采取集中隔离的措施,对于我国防止疫情由境外输入起到了关键的作用。加强隔离点的管理,规范落实集中隔离措施一直以来都是疫情防控重中之重的工作。各地要持续做好几方面的工作:一是要做到"标准严"。要对现有集中隔离点的位置、内部布局、设施等进行风险评估,合格后方能启用,坚决防止交叉感染。二是要做到"数量足"。10月底前,我们要求各地,按照每万人口不少于20间的标准,改造一批符合要求的集中隔离场所,建立备用集中隔离点清单,确保选址合理、硬件设施符合防控要求,避免出现"小、散、乱"的情况。三是要做到"平急结合"。疫情发生后,分批及时启用备用集中隔离点,对入境人员比较集中的地区特别是输入病例较多的口岸城市,采取建设入境人员隔离医学观察"健康驿站"等做法,按照平急结合原则和当地的实际情况,建设大型专用隔离场所。四是要做到"规范管理"。强化集中隔离点公共区域的通风和消毒设施,隔离场所产生的垃圾以及工作人员使用过的防护用品等要做好收集和无害化处理。对于集中隔离点工作人员,严格落实登记造册、培训上岗、集中居住、闭环管理和高频次的核酸检测等各项措施,督促做好个人防护。坚决做到应隔尽隔,规范隔离。总之,把隔离点的各项管理措施落实落细,落到位,全力保护好人民群众的安全和健康。谢谢。

中国青年报记者: 国庆假期即将到来,不少民众都在规划假期外出旅游。请问国庆假期应该如何加强防控,对于假期出游出行的个人有什么提醒和建议? 谢谢。

崔钢: 感谢你对这个问题的关注。国庆假期即将来临,大家实际上都很关心这个问题。很多群众目前都有了出行的打算和安排,大规模的人员流动会给疫情防控工作带来压力和挑战。结合当前全国的疫情防控形势,我们也总结借鉴以往假期防控的经验和做法,假期出行时,提醒大家特别要关注两点:首先,要时刻绷紧疫情防控这根弦,尽量减少非必要的出行。如果有出行计划,要了解目的地当地的疫情情况,不要前往中高风险地区。要做好个人的健康监测,如果出行前发现有干咳、发热等可疑的症状,应该及时取消出行计划,并尽快就医。在出行过程中,如果发生类似这样的症状,要尽快到就近的医疗机构就诊。同时,我们也强调,入境口岸、集中隔离场所、定点医疗机构等高风险岗位的工作人员要避免跨区域旅游。其次,做好个人旅行过程中的防护。乘坐飞机、火车等公共交通工具时,建议大家要错时错峰出行,尽量避免前往人员集中的密集场所。按照相关的防控要求,比如保持社交距离,旅行过程中要佩戴好口罩,做好手卫生等。入住宾馆时,要注意通风换气,大家要严格遵守旅游地目的地的疫情防控要求,一旦目的地出现疫情或被列为中高风险地区,一定要服从地方政府的防疫安排。我们也会继续指导各地严格落实防控措施,坚持问题导向,会同各相关部门采取更加严格、有针对性的措施,从旅游从业人员、旅客、景区等多方面入手,严格做好旅游各环节的疫情防控管理。强化运输组织保障和路网运行服务,全力做好疫情防控工作。也希望大家在外出旅行过程中能够充分理解并自觉遵守疫情防控的相关规定,共同创造和谐、健康、安全的旅游环境。谢谢。

封面新闻记者:我的问题是关于新冠病毒疫苗加强针的。请问接种新冠病毒疫苗第二剂后,多久可以接种加强针次?接种时有什么注意事项?谢谢。

王华庆:谢谢这位记者的提问。关于加强免疫需要注意哪些事情,包括刚才你提到的间隔多长时间,我想从以下几个方面来和你做一个交流。第一,关于接种的对象。目前专家给出的建议主要是重点人群,包括高感染风险人群,例如海关、检疫、口岸、航空以及隔离点的工作人员,还有定点救治医疗单位的相关人员,这些都属于建议加强免疫的对象。第二,免疫功能低下,或者部分60岁以上的人群,也属于考虑的重点人群,还有刚才提到的出境出国去那些高流行风险国家的人群也是我们目前考虑的重点人群。关于间隔时间,目前专家给出的建议是,全程免疫后至少6个月以上开展加强针接种。举个例子,灭活疫苗如果要加强免疫的话,至少在第二剂次接种之后,间隔6个月以上进行。疫苗的选择上,目前专家给出的建议是使用原接种企业生产的疫苗,假如同一个企业没法满足供应的时候,也要选择相同技术路线的疫苗来进行接种。在接种加强针时,还要严格把握禁忌证,尤其是接种新冠病毒疫苗过程中,如果出现了过敏反应,不管是第一针还是第二针,作为禁忌对象后就不能接种了。当然我们在接种疫苗时也有一些注意事项,接种人员要遵守,受种者也应该知道。按照要求,接种加强针后,还是要在现场留观30分钟。接种完之后要避免剧烈运动,保持平稳的生活状态,防止一些意外情况的发生。最后我还想强调一下,接种疫苗之后,有少数人会出现一般反应，像发热、头痛、全身酸痛，这些不需要去医院就诊，但假如感觉症状比较重，持续时间比较长，则建议受种者要及时去医院进行诊治。谢谢。

人民日报记者：国庆长假就要到了，今年的客流有什么特点？对于公路水路的运输保障工作，交通运输部有哪些部署和安排？谢谢。

韩敬华：谢谢这位记者的提问。国庆黄金周是传统的旅游旺季，公众出行需求较为旺盛。据预测分析，假期客流将呈现以下特点：一是从时间分布来看，首日将出现客流高峰，节中客流有所下降，较为平缓，最后两日人员将集中返程。二是从空间分布来看，预计北京、上海、广州、深圳、成都等中心城市出发和到达量都比较大，客流集散压力大。三是从出行需求看，国内旅游仍然是交通出行的热点，跨省旅游热门的目的地主要以华东、华南和西南地区为主。假日期间，我们将坚持底线思维，细化实化举措，做到优服务、保畅通、促安全，全力服务广大人民群众安全便捷出行。一是强化运输组织保障。指导各地完善运输组织方案，强化旅游景区、客运场站等重点区域的运力投放，做好与铁路、民航的衔接，加强城市客运重点线路动态监测和运力调度，切实提高疏运能力，避免客流聚集。积极开展电子客票、定制客运服务，改善乘客的出行体验。特别是针对假期农村地区旅游探亲、秋收农忙等需求叠加的实际情况，进一步加密农村客运班线服务频次，提供包车服务，保障农村地区群众出行需求。二是优化路网运行服务。落实重大节假日小型客车免费通行政策，加强公路养护巡查，路网运行监测和出行信息的发布，强化收费站通道管理，提升异常情况的处置能力，保障路网畅通。加强高速公路服务区的引导，切实做好停车、如厕、加油、充电等基础服务保障，服务公众欢乐祥和过节。三是加强安全应急保障。严格落实客运场站源头安检，加强客运车船安全监管，从严查处违法违规行为，切实提升安全水平。完善应急预案,加强部门协调联动,密切关注恶劣天气预警,督促经营者做好防范应对,一旦发生极端情况,及时采取停运措施,切实保障群众出行安全。谢谢。

经济日报社记者: 我的问题想提给邬惊雷主任,我们知道上海几次本土疫情发生之后,虽然后续都有病例发生,但是仍然在管控范围之内。邬主任能不能介绍一下,咱们怎么样通过流调锁定病例,控制住疫情的?

邬惊雷: 谢谢,您问了一个很重要的问题,因为做好流行病学调查其实是整个疫情处置的核心和基础。特别是通过快速、规范、精准的流调,可以在第一时间对病例、可疑人员落实管控措施。这样可以控制疫情的播散,尽可能地降低疫情对城市运行的影响。从我们的工作来讲,我们觉得从数量上也好、从质量上也好,要非常重视流调队伍的建设。从上海来讲,目前我们已经有常备的 3 000 多名流调队员,同时他们有较高的专业化程度。流调工作,我们主要注重三点:一是快速。在整个流调中,落实"四早"是关键的一步,所以我们强调 2 小时以内流调队员到达现场,4 小时完成核心的流调信息,24 小时要查清病例所有的工作场所、居住场所、行动轨迹以及家庭成员、相关人员的情况,这是所谓的"2+4+24"小时。通过这样一些工作,努力做到一查到底、一清二楚,对他的轨迹,应调查的尽调查,对相关的人员,应管理的尽管理,对相关的场所,应该消毒的要尽量消毒。二是细致。在工作当中,我们体会有五个细。第一,任务分工要细,一旦病例发现以后,我们不是串联的管理,在流调当中对病例、密切接触者,对相关的场所或者人员,比如网约车等等,大家注意到,上海曾经有一个网约车涉及 1 000 多人,我们是分组来做,并联来做,这样分工比较细。第二,调查的内容要比较细,也就是说,对病例的活动场所,所接触的人员,以及和他接触的人员各自的防护情况怎么样,这个调查一定要清。第三,进展的汇总要细。我刚刚提到第一个黄金24小时之内,我们一般是每小时汇集一次流调工作的情况,这样处理就比较及时。第四,溯源的分析要细,在启动疫情处置的同时,我们就注意开展溯源的调查,从流调、环境的检测、病毒全基因的测序等工作同步进行。第五,管控措施一定要细。第一时间精准锁定的风险人员一定要分类落实不同的管控措施,这样的话才会有效。三是协同。我们在市区联动的应急指挥体系——指导下,在流调过程中特别注意和公安、通信、民政、大数据中心和交通部门等单位合作,通过这些部门的支持和配合,对这些病例,密切接触者或者次密切接触者,所涉及场所、人员的追踪,对提升我们的流调质量会特别有效。在这个过程中,我们疾控的专家组和医疗组会同步到达疫情发生的区域,一起帮助我们汇总这些流调的信息,划定管控区域并制定管控措施。在流调过程中,我们在具体工作中一般会划3个防控圈。第一个防控圈是密切接触者,第二个防控圈是次密切接触者,第三个防控圈是所有病例轨迹和场所当中所涉及的所有风险人员。对这三个圈层,一定要在第一时间落实管控,开展相应的核酸检测,同时对密切接触者和次密切接触者以外的风险人员进行现场评估,努力做到居民楼"一楼一策",对管控区域是"一个区域一策",来做好精准的管控工作。从目前的实践工作来看,即便有新的病例后续会出来,但基本上都在管控范围内,使疫情外溢的风险大大降低。所以我们觉得,精准的流调以及与之相配合的管控措施和及时的核酸筛查是非常重要的。谢谢。

中新社记者:我的问题提给上海市卫生健康委的邬惊雷主任,近期国内多地出现疫情,目前有41个中高风险地区,我们即将迎来国庆黄金周,上海又要举办第四届中国国际进口博览会(以下简称"进博会"),在保障经济社会发展的同时,持续做好疫情防控,你们有哪些考虑呢?谢谢。

邬惊雷:谢谢。对经济社会的发展和疫情防控,从我们来讲,应该是同时抓的工作。在疫情常态化防控中，我们感觉重点还是在"防"字。特别是思想上，这根弦不能松，思想上的重视非常重要。各方责任落实的情况非常重要，比如属地的、部门的、单位的和个人的。从几次疫情的处理工作中，我们觉得做好疫情防控和经济社会发展的同时，特别是国庆黄金周，接下来的进博会的工作，要始终强调8个方面的工作。一是始终加强对重点场所的防控措施。从上海的城市特点来讲，我们大概有六个关键点要考虑。第一个是入城口，也就是口岸。第二个是落脚点，特别是社区、酒店等等。第三个是流动中，就是在公共交通工具上。第四个就业工作岗位，也是非常重要的地方。第五个是一个很重点的人群，学校。第六个关键点是"监测哨"，就是医疗机构的发热门诊或者发热"哨点"的情况。在这六个关键点中，特别是对口、隔离的场所和医疗机构这些高风险的管理是特别重要的，在"外防输入"上这三个点特别重要。所以我们要做好对这些入境人员落地以后专用的分类排查，专用的接送转运、专门的属地社区管控，这三个闭环始终要加强，这样的话风险能够降低。二是要始终加强对人、物、环境同防的措施。按照分级分类的管理要求，我们调整优化了上海的机场、港口防控措施和操作流程，我们有专门的机场专班、港口专班，我们的疾控人员也是专职参与这项工作，这样对入境人员的管控、冷链食品的中转查验、环境消杀措施能够做得更好，严防境内外人员货物相互的交叉，这样可以降低交叉感染的风险。三是始终加强漏洞隐患风险排查。在这当中我体会特别深，无论是市委市政府还是工作专班，还是从行业的角度，我们不停地进行自查督查，开展"回头看"，发现问题及时整改，我们觉得这个真的非常重要。特别是根据上海的特点，航空、港口，设立了两个专班来加强口岸防控和统筹协调。四是要始终加强对高风险人员的管理。像医疗机构、隔离场所、口岸一线、冷链物流等高风险人群，要确保落实他们的个人防护、健康管理、定期核酸检测、疫苗接种等，这些措施一定要到位，而且可以根据情况及时加密核酸检测的频次。五是要始终加强对中高风险地区来沪返沪人员的排查。依托政务服务"一网通办"和城市运行的"一网统管"汇聚返沪人员的大数据,加强不同信息来源的对比,及时信息推送,排查管控效率和质量,通过信息化和智慧化的管理,能够得到进一步的加强。对这些中高风险来沪、返沪的人员,能够及时锁定他的落脚点,还原他的活动轨迹,这样防控措施就能够比较到位。六是始终加强精准高效的处置。我们觉得还是要在疫情防控中快速、精准、高效,流调筛查的精准,快速锁定密切接触者、次密切接触者和相关人员,隔离管控,还有风险人员。这当中我们觉得平时的演练非常重要,要确保平时的协同。现在上海的防控办公室,我们和海关、交通、边检、社区、公安等,到现在一直是联合办公来做好这项工作,协同作战。七是始终加强疫苗的接种工作。上海虽然本土发生了几次疫情,但就像王华庆主任讲得那样,疫苗的接种对于减少疾病的发生,对于阻断传播,降低重症和住院、减少死亡发挥了作用,上海接种的速度比较快,我们后续的工作还是按照国家的要求来做好。八是始终要加强专家的动态分析和研判。这样对于疫情防控的精准度、有效性能够做得更好,利用专家的优势,使得我们在防控当中能够提前谋划,能够补上漏洞,使我们在科学决策、及时精准地应对方面能够起到更好的作用。我们大概要在这八个"始终"上来强调。谢谢。

主持人: 大家的问题比较多,时间关系,最后再提两个问题。请继续提问。

中国日报记者: 我们关注到目前全球的新冠肺炎疫情还处在高位,特别是由于变异株的不断出现给疫情形势带来很多不确定性,同时秋冬季新冠肺炎疫情和流感等呼吸道传染病出现叠加流行的风险还存在,增加了防控工作的复杂性和难度。请问对此在疫苗接种方面有什么针对性的工作安排?谢谢。

崔钢：谢谢你的问题。的确，目前新冠肺炎疫情的形势仍然复杂严峻，加之秋冬季来临，存在与流感等呼吸传染病叠加流行的风险。针对这种风险，我们已提前对疫苗接种工作进行了安排部署，要求各地统筹考虑新冠病毒疫苗和其他疫苗接种的安排，调配充足的工作人员，创造条件，为接种工作提供有力的保障。同时，前期我们已经组织专家制定了《新冠病毒疫苗接种技术指南》，这个《技术指南》也涉及新冠病毒疫苗、流感疫苗或者其他疫苗，如果需要同时接种，应该怎么合理安排。我们不推荐两种疫苗同时接种，提出来间隔 14 天这样一个专业性的建议。如果大家有接种流感等其他疫苗的需求，接种单位会根据我们制定的《技术指南》以及受种者的实际情况，提前计划好接种时间。另外，相关部门对于疫苗的生产供应也提前做好了安排。我们将继续指导各地做好接种工作，严格规范操作，创新服务形式，合理安排接种时间，最大限度满足群众的接种需求。谢谢。

南方都市报记者：请问邬惊雷主任，上海在发挥医疗机构的监测哨点作用上是怎么做的？谢谢。

邬惊雷：谢谢。其实监测哨的作用是上海在疫情防控中六个关键点中很重要的一点，因为我们觉得，医疗机构监测哨是兜底发现患者的。从上海目前的情况来讲，可能在不同的阶段，前端主要是强调"四早""四集中"，上海主要是发热门诊和发热哨点，一是人员的培训，这个非常重要。二是这些点的标准化建设和配置，这样可以提升预警作用，特别是首诊，做到发现患者，对于启动后续整个防疫工作会起到警报性的作用。医疗机构如何防止院感的发生很重要，毕竟是开放的系统，所以我们强调要压实医疗机构的第一责任人的作用。这当中一个是分诊和预检，同时对于陪护、探视，患者收治中要做好核酸检测工作。对于医疗机构内部，还要做好院感防控人员的配置和培训。当然，医疗机构中还有目前常规做的，一个是定期核酸筛查，我们有时候会根据形势加密核酸筛查频度。还有一个是对医务人员的健康监测，以及疫苗的接种工作。从上海医疗机构的工作来讲，发现患者以后，集中救治也是疫情防控中很重要的环节。我们集中了上海的专家以及医疗设备，对感染人员进行分类救治和中西医结合的救治，努力做到"一人一策"，使我们这项工作能够适应"平急结合"要求。同时，还要做好整个医疗机构"监测哨"后续能力的储备，即对救治床位、设备以及人员的储备。谢谢。

主持人：谢谢邬惊雷主任。今天的发布会，几位嘉宾为我们介绍了近期疫情防控和疫苗接种的有关情况，也介绍了上海市在疫情防控方面的一些经验和做法，值得各地学习借鉴。国庆节就要到了，在这里祝愿大家能够度过一个健康愉快安全的国庆节假期。后续我们还将继续就大家关心的问题举行新闻发布会。今天的发布会到此结束。谢谢大家。

国务院联防联控机制就加强秋冬季疫情防控和做好疫苗接种有关情况举行发布会

（第23场）

一、基本情况

时　间	2021 年 10 月 24 日
主　题	介绍加强秋冬季疫情防控和做好疫苗接种有关情况
发布人	交通运输部应急办副主任　周旻
	文化和旅游部市场管理司司长　刘克智
	国家卫生健康委疾病预防控制局副局长　吴良有
	海关总署卫生检疫司副司长　李政良
	中国疾病预防控制中心免疫规划首席专家　王华庆
主持人	国家卫生健康委新闻发言人、宣传司副司长　米锋

二、现场实录

主持人：各位媒体朋友，大家下午好！欢迎参加国务院联防联控机制举办的新闻发布会。我是国家卫生健康委新闻发言人、宣传司副司长米锋。当前，国外疫情持续蔓延，季节因素叠加，容易引发疫情传播扩散。2021 年 10 月 17 日以来，国内出现多点散发本土疫情，呈快速发展态势，一周之内已波及 11 个省份。感染者大多有跨地区旅游活动，疫情进一步扩散风险仍在加大。发生疫情的地区，要迅速进入应急状态；

未发生疫情的地区,要加强监测预警。要严守外防输入各个关口,坚持人、物、环境同防,减少跨区域聚集性活动,坚决遏制疫情扩散蔓延。各地要坚持"外防输入,内防反弹"的防控策略不动摇,现有的防控措施不放松。强化应急处置的区域联动,共享流调信息,及时精准推送风险人员数据并协查管控到位。要继续推进疫苗接种工作。截至2021年10月23日,全国累计报告接种新冠病毒疫苗22亿4 472.7万剂次,完成全程接种的人数为10亿6 762.1万人。另外,通报一项工作。针对群众关心的核酸检测问题,国家卫生健康委组织形成了全国核酸检测机构数据库,已收录全国8 500多个核酸检测点并持续更新。广大群众可通过微信、支付宝、百度等渠道搜索、访问国家政务服务平台、国务院客户端、卫生健康行政部门微信公众号等,一键查询就近的核酸检测点。部分地方健康码也可提供在线预约服务。同时,国务院联防联控机制医疗救治组也进一步要求各地以设区的市为单位,按照就近、就便原则,统筹检测资源,实现区域内、网格内的检测服务全覆盖;明确检测机构提供24小时服务,缩短结果报告时间。今天发布会的主题是:加强秋冬季疫情防控和做好疫苗接种。我们请来了:交通运输部应急办副主任周旻先生,文化和旅游部市场管理司司长刘克智先生,国家卫生健康委疾病预防控制局副局长吴良有先生,海关总署卫生检疫司副司长李政良先生,中国疾病预防控制中心免疫规划首席专家王华庆先生。请他们就大家关心的问题共同回答媒体的提问。下面,请记者朋友提问,提问前请先通报所在的新闻机构。

中央广播电视总台央视记者:截至10月23日本轮多地通报了确诊病例,现在对疫情形势如何研判?疫情源头是否已经明确?有关部门为应对这轮疫情正在做什么样的工作?谢谢。

吴良有:谢谢您的提问。刚才米锋副司长通报了本轮疫情的进展情况。

此次疫情一是波及范围广,目前发现的跨地区感染者绝大多数与旅游团或自驾有关,潜在风险人员的跨地区流动性大,涉及的省份较多,疫情存在进一步扩散的风险。二是传染性强。本轮疫情的病毒为德尔塔变异株,部分病例的呼吸道样本病毒核酸载量高,提示病毒排毒量大、传播力强,在暴露人群中引起续发传播的风险高。关于疫情源头目前还在流调溯源中,从传播链来看,总体比较清晰,截至2021年10月23日24时报告的133例感染者中106例与旅行团传播链有关,涉及13个旅游团或自驾游人群。根据现有的流调和病毒测序结果,病例的病毒全基因组序列与国内此前疫情的同源性低,提示本次疫情是由一起新的境外输入源头引起。总体上看,目前疫情处于快速发展阶段,非旅行团的病例数量开始增加。预计随着风险人群排查和筛查工作持续开展,未来几天发现病例数将继续增多。疫情波及范围可能进一步扩大。疫情发生以后,国务院联防联控机制综合组第一时间派出强有力的工作组,赶赴内蒙古、甘肃、陕西、宁夏等4地指导支持地方开展几方面的工作:一是快速激活应急指挥系统。建立提级指挥、靠前指挥、一线指挥的领导机制和多领域专家参与的专家会商、决策咨询制度。二是做好社区防控。精准划定封控区、管控区和防范区,科学精准实施分类管理措施。三是严格隔离防疫管理。落实集中隔离的要求,确保集中各类应隔尽隔,发现相关症状后要第一时间报告,并按规定做好转运诊治。四是以核酸检测扩大预防。科学合理地确定核酸检测和社区管控的范围,尽快摸清底数。五是科学精准做好流调溯源。充分利用大数据手段研判行动轨迹,配合传统的面对面流调快速精准地锁定目标人群,争取在最短的时间内找到可能的密切接触者及次密切接触者。对流调溯源发现已离开本地的人员,第一时间向有关地区进行通报,抓紧开展区域协查。六是做好患者救治工作。坚持"四集中"原则,指定条件好的综合医院作为定点医院,准备高水平医护团队全力救治患者。对目前未发生疫情的地区,国家卫生健康委要求强化疫情监测和信息报告、区域协查,从严落实常态化防控措施,做好应急处置的准备工作,坚决防范疫情输入扩散。谢谢。

新华社记者:媒体报道新冠病毒疫苗接种者在普遍接种两针以后还要加种加强针,请问为什么还要打加强针? 另外,加强针能起什么效果? 此外专家建议,全程免疫后 6 个月进行加强免疫,是否意味着这个时间段进行接种效果更好? 谢谢。

王华庆:谢谢这位记者的提问。根据国内外的研究结果分析,现在疫苗接种后预防感染,尤其是预防重症和死亡的效果是比较好的,也是非常显著的。完成全程免疫接种疫苗后的感染风险和未接种疫苗感染风险相比大大降低。通过研究看到,这是国内外的结果,随着接种疫苗时间的推移,受种者的中和抗体水平在下降,保护效果在减弱。这种情况下通过接种疫苗针次的增加,是提高免疫水平,增加保护性的一项措施。疫苗研发专班就新冠病毒疫苗加强免疫策略组织专家进行专门论证,根据前期加强免疫研究的结果,考虑到疫苗安全性、免疫原性等相关因素,在这个基础上提出了加强免疫策略。目前,确定有三种灭活疫苗和一种腺病毒载体疫苗进行加强免疫。加强免疫的时间选择是基于前期研究结果来确定,预防接种也好、免疫策略也好是基于循证的原则确定接种时间选择。专家组建议在完成全程免疫 6 个月后开展重点人群主要是高风险人群的加强免疫接种。这些重点人群包括海关、边检、航空、隔离观察点以及定点医院的一些人员,也包括赴境外学习,可能面临高风险的人员。另外,建议免疫功能低下包括免疫缺陷,包括 60 岁以上的老人可以考虑开展加强免疫的工作。目前,我们开展的是重点人群的加强免疫。后续需要不需要扩大更多人群或者前期已经完成新冠病毒疫苗接种的这些人群进行加强免疫,需要更多的研究数据。后续会根据疫情的防控需要,以及相关的研究结果作出综合研判。谢谢。

南方都市报记者：秋冬季是流感高发的时候，请问 2021 年流感流行趋势是什么样的？这两种疫苗怎么样统筹安排？老人和孩子接种流感疫苗需要注意什么？谢谢。

王华庆：谢谢这位记者的提问。大家都知道，新冠肺炎疫情发生以来各个国家都采取了非疫苗的防控措施。在这种情况下，上一个流感流行季的时候，全球流感的流行几乎处于停滞状态。进入 2021 年以来，流感的活跃度在增加，有些国家已经出现了流感的流行。我国监测结果显示，2021 年 3 月以来，全国流感活跃度高于去年同期水平。尤其是 9 月份以来，我国南方一些省份流感活跃水平呈明显上升趋势。专家综合研判今冬明春可能存在流感流行的风险，如果再出现新冠肺炎疫情的话，可能出现叠加的风险。新冠病毒疫苗的作用在防控疫情中已经得到很好的体现。流感疫苗是预防流感的最有效手段，尤其是婴幼儿和老年人接种之后可以降低严重并发症的风险。同时，接种新冠病毒疫苗也不能代替流感疫苗。《中国流感疫苗预防接种技术指南》中已经确定了接种流感疫苗的优先人群，包括老人和孩子都是流感防控的重点人群。在《新冠病毒疫苗接种技术指南》中，目前建议流感疫苗与新冠病毒疫苗的接种间隔在 14 天以上。接种过程中除了注意时间间隔外，还有以下几点要注意：一是既往接种流感疫苗，尤其是同技术路线的疫苗，如果出现急性过敏反应，后续就不能接种这个流感疫苗了。二是在接种过程中受种者要如实向接种医生报告他的健康状况和用药史，目前看有些药物会影响流感疫苗接种效果。三是目前接种的流感疫苗主要有两大类：减毒活疫苗、灭活疫苗。这两类疫苗应用对象是不同的，疫苗特性和禁忌也不同，所以接种之前应该把自己的情况和医生说明，这样能够很好地判断更适合哪种技术路线的流感疫苗。四是接种了流感疫苗之后要在现场留观 30 分钟。

澎湃新闻记者：目前国内陆陆续续有十几个省份已经开始了新冠病毒疫苗的加强免疫接种，从国家层面来说对于新冠病毒疫苗的加强免疫有什么样的政策？具体怎么安排？谢谢。

吴良有：谢谢这位媒体记者的提问。疫苗接种是预防控制疾病传播的有效手段。当前全球的新冠肺炎疫情仍处于大流行的阶段，境外疫情输入我国的风险依然很大，疫情防控形势严峻复杂。开展加强免疫对于保护易感人群、有效遏制疫情传播具有重要意义。从国际上看，部分国家已启动或公布了加强免疫接种计划，根据专家研究论证结果和疫情防控需要，近日国务院联防联控机制启动了新冠病毒疫苗加强免疫接种工作，完成国药中生北京公司、北京科兴中维公司、国药中生武汉公司的灭活疫苗和天津康希诺公司的腺病毒载体疫苗全程接种满 6 个月的 18 岁及以上人群可进行一剂次的加强免疫。根据疫情防控需要，目前加强免疫接种优先在感染高风险人群和保障社会基本运行的关键岗位人员中开展。同时，我们要求各地统筹考虑口岸、边境、重大活动等疫情防控需要和 60 岁及以上等感染后导致重症风险高的高危人群等因素，扩大加强免疫接种人群范围。对其他符合条件且有接种需要的人群也提供加强免疫接种服务。大家如果有加强免疫的接种需要也可以咨询当地的具体安排。目前，秋冬季来临，刚才王华庆主任介绍流感等疫苗的接种需求也有所增加。为了统筹做好新冠病毒疫苗加强免疫和其他疫苗的接种保障工作，近期我们进行了部署，要求各地落实接种工作各项要求，合理安排接种力量，扎实有序推进疫苗接种工作，保证新冠病毒疫苗接种和其他疫苗接种工作不间断。也希望大家能够积极配合新冠病毒疫苗接种工作。谢谢。

中国交通报记者：近日多地发生本土疫情，请问交通运输部门采取了哪些措施防范疫情通过交通运输环节传播？谢谢。

周旻：感谢记者朋友的提问。我部高度重视交通运输疫情处置工作，通过专项部署、视频调度指导各地迅速采取有效管控措施，全力阻断疫情通过交通运输传播扩散。我们主要是坚决果断地采取了客运管控措施，防止疫情传播扩散。疫情发生后，我部第一时间指导涉疫省（自治区、直辖市）交通运输部门抓住疫情处置的关键期，果断采取了客运管控措施。原则上暂停中高风险地区所在的县级行政区域开展对外道路客运服务，暂停中风险地区所在城市的跨城公交、出租车、顺风车业务。对中高风险地区轨道交通和城市公交站点实施跨站、甩站运行，全力切断疫情传播渠道。截至目前，甘肃省的兰州、嘉峪关、张掖市，内蒙古自治区的二连浩特市、额济纳旗等地，已经全面暂停道路客运服务。涉疫地区的交通运输主管部门采取了对交通运输工具、场站的环境监测和消杀，对涉疫司乘人员的隔离管控，对重点人员加密核酸检测频次，做好疫苗加强接种等工作。同时，我们还全力做好应急物资的运输保障工作。依托国务院联防联控机制交通管控与运输保障专班，实行24小时应急值守，密切跟踪疫情形势，加强协调联动，会同相关部门及时协调解决交通管控和应急运输保障中存在的问题。指导各地按照非必要不阻断的原则，会同相关部门科学设置疫情防控检查站点和专用检查车道，完善应急运力储备，加强运输协同调度、保障，重点物资运输车辆快速便捷通行。同时，全面加强疫苗货物运输供需信息对接，车辆通行保障、运输过程监督，落实好免费通行、优先通行等各项政策。此外，我部指导低风险地区交通运输部门严格落实客运场站和交通运输工具的消毒、通风等常态化防控措施，做好乘客测温、健康码查验等工作，提醒乘客规范佩戴口罩，做好个人防护。在这里，我们也呼吁广大乘客朋友积极配合交通防疫工作，共同营造更加安全的交通运输环境。谢谢。

中国旅游报记者：从已通报的流调信息来看，部分病例是在去外省旅游后被确诊的，请问文化和旅游部，目前对于跨省长途旅游有哪些防控措施？谢谢。

刘克智：谢谢这位记者的提问。近期国内多地多点暴发疫情，防控工作丝毫不能放松。2021年以来，文化和旅游部多次印发文件、召开电视电话会议，对全行业疫情防控工作进行部署。重新修订了旅行社、剧院等演出场所等4个疫情防控工作指南，并在全国旅游监管服务平台开设疫情防控学习专栏，组织行业从业人员加强培训学习。本轮疫情发生后，文化和旅游部于2021年10月20日印发《关于进一步做好当前文化和旅游行业疫情防控工作的通知》，要求围绕重点时段、重点地区和重点领域，紧盯关键环节，把疫情防控各项措施抓细抓实抓落地；修订完善疫情防控应急处置方案预案，一旦出现疫情，在属地党委政府领导下，会同相关方面妥善处置滞留游客，防止疫情外溢。10月23日，为落实国务院联防联控机制全国新冠肺炎疫情防控工作电视电话会议精神，文化和旅游部印发了《关于从严从紧抓好文化和旅游行业疫情防控工作的紧急通知》，从加强旅行社、A级旅游景区、星级饭店、文化和娱乐场所疫情防控，以及加强员工健康监测管理、加强监督检查等6个方面提出了20条具体措施，也就是我们说的"从严从紧20条"。针对长途跨省旅游主要有两项举措：一是严格执行跨省旅游经营活动管理"熔断"机制。对出现中高风险地区的省（自治区、直辖市），立即暂停旅行社及在线旅游企业经营该省（自治区、直辖市）跨省团队旅游及"机票＋酒店"业务，并第一时间向社会公布。截至目前，全国中高风险地区分布在北京、内蒙古、贵州、甘肃及宁夏等五省（自治区、直辖市），相应地，上述五省（自治区、直辖市）均已暂停跨省旅游经营活动。二是暂停经营旅游专列业务。旅行社及在线旅游企业要严格按照《旅行社新冠肺炎疫情防控工作指南（第三版）》要求，从严从紧、从细从实做好游客招徕、组织、接待等环节的疫情防控工作，严格控制旅游团队规模。从10月23日起，全国暂停经营旅游专列业务。同时，我们再次提醒广大游客朋友：要密切关注国内疫情动态和中高风险地区变化情况，不要前往中高风险地区旅游。旅游行程中要充分理解并自觉遵守查验健康码、测温、规范戴口罩等防控要求，勤洗手、勤通风，养成"一米线"好习惯。出现咳嗽、发热等症状时，应停止游览并及时就医。谢谢！

中国国门时报记者：当前，全球新冠肺炎疫情震荡反弹，境外疫情输入传播风险仍然较高，作为把守国门的第一道防线，海关是外防输入的重中之重，结合眼下国内多地疫情散发的形势，海关会在哪些环节采取措施严防境外输入？谢谢。

李政良：谢谢你的提问。当前，全球疫情仍在蔓延，很多国家放松管控措施后疫情出现反弹。今冬明春是新冠肺炎疫情防控的关键时期，海关总署严格执行国务院联防联控机制的部署要求，抓紧抓实抓细口岸疫情防控各项工作，坚决遏制疫情通过口岸输入。一是毫不放松抓好入境人员的卫生检疫。海关全流程梳理口岸卫生检疫工作，严格水陆空口岸流调、采样、检测等各环节措施，坚持标准不降、力度不减，充分排查所有入境旅客的涉疫风险。同时，强化与地方相关部门的联防联控快速响应机制，将口岸防控工作有机融入联防联控整体链条之中，严格做到入境人员全部移交转运和信息通报，实现无缝衔接、闭环管理。在做好新冠肺炎疫情防控的同时，加大对流感等冬春季高发传染病的排查力度，坚决防止疫情叠加。二是从严做好高风险入境货物的检疫。海关进一步强化源头管控，加大对境外冷链食品生产企业的检查力度。根据今冬明春疫情防控特点，对口岸货物入境各环节进行风险排查，完善重点部位的防控措施，严格做好进口冷链食品和高风险非冷链集装箱货物的口岸环节抽样监测检测。监督企业根据不同的气候条件，按要求使用有效的消毒剂做好预防性消毒工作。三是顶格实施工作人员的安全防护。海关严格实施"两点一线""14+7+7"等封闭管理措施，保持一线人员疫苗接种全覆盖,并持续推进加强免疫。同时,加强个人安全防护的培训演练,提升安全防护水平,"从严就高"做好安全防护工作。四是持续强化口岸疫情防控能力。海关充分发挥监督检查作用,立行立改,确保疫情防控各项部署要求落实到位。同时,加快海关实验室建设,进一步提升实验室检测能力和水平;强化口岸人力资源调配,多种方式开展培训和实操演练,切实提升疫情防控的专业能力,坚决守住国门关口。谢谢。

香港中评社记者: 当前,新冠肺炎疫情防控已经进入常态化,时有局部散发。请问在疫情短时间内不会彻底结束的情况下,未来不断地接种新冠病毒疫苗是否会成为一种常态? 谢谢。

王华庆: 谢谢这位记者的提问。根据目前国内外研究结果看,随着接种疫苗时间的推移,一些人的中和抗体水平在下降,保护效果在削弱。在这种情况下,加强免疫可以提高抗体水平。一种疫苗接种几剂次,给谁打,什么时间打,这属于免疫程序中的重要内容。免疫程序的科学制定,需要根据前期研究的相关结果,比如说疫苗安全性、有效性、保护效果以及控制疾病的需要,还包括病毒变异的情况和疾病的特性来最终确定。新冠肺炎是新发传染病,病毒是新病毒,现在用的疫苗也是新疫苗,这里包括了多条技术路线。要确定它的最佳程序需要不断研究和探讨,我们希望一个理想的疫苗通过全程免疫后起到很好的效果。即使后面需要加强,它的加强剂次也是有限的,不断地加强免疫、不断地开展加强接种不是我们的最终选择。我们希望将来有更好的疫苗,有更好的接种程序来达到牢固的人群保护效果。我要回答的就这些,谢谢。

中央广播电视总台财经节目中心记者: 秋冬季节是呼吸系统疾病的高发季节,请问目前新冠肺炎的疫情防控形势有哪些新变化? 在更加严格做好疫情防控方面有哪些举措? 个人该如何做好防护? 谢谢。

吴良有：非常感谢这位记者的提问。目前，全球的新冠肺炎疫情还处于高位水平，境外疫情输入我国的风险持续存在。特别是新冠病毒变异株的不断出现，为疫情发展带来更多的不确定性。我国大部分地区进入秋冬季后，新冠肺炎和流感等呼吸道传染病出现叠加流行的风险依然存在，防控工作的复杂性和难度有所增加。当前我国疫情形势依然严峻复杂，近期将从几个方面加强防控工作：一是始终把外防输入的各项措施落实落细，坚持人、物、环境同防，严格做到入境人员与国内旅客通道物理隔离。做好进口高风险物品和环境消毒处置，对工作人员严格落实个人防护、健康监测、闭环管理。进一步严格入境集中隔离点管理。二是从严落实监测预警措施。针对机场、港口、医疗机构、隔离场所、冷链作业等重点岗位人员做好风险等级的划定。落实每日健康监测，加密核酸筛查频次，加强进口冷链食品及相关环境监测，设有发热门诊的医疗机构、集中隔离场所环境等的定期核酸检测。收集药店、发热门诊、教育机构、基层医疗卫生机构、农贸市场等重点场所和网络媒体等多渠道的预警信息，建立多点触发监测预警机制，提高信息研判和预警响应的及时性。三是强化防控力量储备和应对处置。要建立卫生健康、公安、工信等多部门组成数量充足的流行病学调查队伍，分梯次组建流调小分队，要利用新技术手段提升疫情流调处置的能力，加强核酸检测队伍的储备和能力提升，储备足够数量的集中隔离点和隔离房间，建立备用隔离点清单，确保发生疫情后能够迅速启用。发生疫情后指导地方及时激活应急指挥体系，紧紧围绕疫情处置黄金24小时的时间节点，现场流调处置要做到"2+4+24"即2小时内到达现场、4小时内完成流行病学的核心信息调查、24小时内完成感染者居住场所、工作场所、行动轨迹、家庭成员关系等具体情况调查，为后续的风险人员排查、区域管控等措施落实赢得时间，争取防控主动。四是加强健康宣教。疫情防控离不开群防群控，国家卫生健康委将持续围绕冬春季疫情防控开展多种形式的宣传教育活动，广泛普及科学防护知识，增强群众个人防护意识。刚才几位发布人在回答问题中也多次呼吁,广大公民应该坚持戴口罩、勤洗手、不聚集的良好生活习惯,尽量不前往人员聚集场所。我们共同巩固来之不易的防控成果。谢谢。

红星新闻记者:本轮疫情已在多省发现关联病例,进入秋冬季疫情防控压力进一步加大,交通运输部在做好秋冬季常态化疫情防控方面有哪些举措和安排?谢谢。

周旻:谢谢这位记者朋友的提问。看来大家对秋冬季的疫情防控还是十分关心,加强秋冬季疫情防控十分重要,交通运输部认真贯彻落实党中央、国务院关于疫情防控的决策部署,制定了加强秋冬季新冠肺炎疫情防控工作的指导意见,印发了相关通知,要求毫不放松全面抓好交通运输行业"外防输入、内防反弹"的各项工作。一是强化交通运输场站、交通运输工具防控。针对疫情防控,我部针对行业管理的不同内容已经制定了 10 余项《疫情防控工作指南》,并且根据疫情发展形势和变化特点,对《指南》进行持续更新。例如,我们制定的《客运场站和交通运输工具的分区分级防控指南》已经更新到第五版。我们还将继续督促指导交通运输企业和经营者按照《指南》要求严格执行。通过加强消毒、通风,司乘人员检测和环境监测等手段,为公众营造一个良好的交通防疫安全环境。二是加强乘客和一线工作人员防控。严格落实乘客、客运场站服务人员和司乘人员规范佩戴口罩、健康码查验、体温测量、手卫生和一米线等防护措施。一旦发现有发热人员或者不是绿码的乘客,将按照已有的工作机制配合卫生健康等部门迅速做好处置。三是外防输入的工作措施。我们指导地方交通运输主管部门严格执行公路口岸出入境运输"货开客关"的工作措施,严格国际道路货运驾驶员全流程封闭管理。目前,全国在港口的一线还有 25 000 余名高风险岗位人员,实施集中居住、轮班制、定期核酸检测等管理措施,加强个人防护,实行每日健康监测零报告制度。督促冷链物流企业严格查验进口冷链食品海关单据及检验检疫证明,如实登记装运货物信息,不得承运无法提供进货来源的进口冷链食品。谢谢。

香港经济导报记者: 提问刘克智司长。当前,全国多地出现散发新冠肺炎病例,给各地旅游景区的开放和管理带来压力,请问旅游景区应当如何做好疫情防控和安全有序开放? 谢谢。

刘克智: 旅游景区人员聚集性强,流动性大,疫情防控难度大,必须从严从紧落实各项防控措施,坚决防止疫情通过旅游景区渠道传播。旅游景区开放管理要按照 "限量、预约、错峰" 的总体要求,在所在地党委政府领导下,落实《旅游景区恢复开放疫情防控措施指南》相关规定,切实做好常态防控、科学防控、精准防控各项工作。地方新冠肺炎疫情防控风险等级和应急响应级别作出调整的,应当按照属地党委、政府要求分级管理,科学动态调整防控策略和措施,疫情高风险地区旅游景区该暂停运营的要立即暂停运营。在具体开放管理措施上,要重点做好以下几点:一是入口管控要严之又严。要合理设置游客接待上限,认真落实实名制门票预约制度。要严格落实游客入园扫码登记、测体温等要求,确保游客信息可查询可追踪。二是场所消杀要全面彻底。各类室内场所、物品和环境要加强消毒,特别是游客高频使用的设施设备,要做到消毒全覆盖,不留死角空白。同时,要配备足量免洗手消毒液供游客使用。三是防控措施要精准细致。要加强员工的健康监测,督促游客执行好 "一米线"、规范佩戴口罩等防控措施,引导游客错峰游览,不扎堆不聚集。要加强游客的引导和疏导,特别对容易形成人员聚集的项目和场所,要安排专门人员加强管理,严防游客拥堵和瞬时聚集。四是应急处置要及时有效。要完善应急预案,健全工作机制,强化应急演练,出现异常情况,要迅速按照卫生健康等部门要求妥善做好处理。文化和旅游部将进一步加强工作督导,压实防控责任,推动旅游景区提高思想认识,增强风险意识,强化安全措施,切实维护人民群众的生命安全和身体健康。谢谢!

人民日报社记者: 此前,世界卫生组织提出根据疫苗的供应情况可以考虑使用异源疫苗进行额外接种,请问加强针和前两针可以是异源疫苗吗?混合接种对免疫效果是否有影响?谢谢。

王华庆: 谢谢这位记者的提问。我们都知道最近世界卫生组织免疫战略咨询专家组召开了关于疫苗使用的专门会议。会议对脊灰疫苗、流感疫苗、疟疾疫苗以及我们关注的新冠病毒疫苗提出了相应的建议,也提到关于加强免疫的问题。从加强免疫上他们建议使用同源疫苗,就是相同技术路线的疫苗,尤其是灭活疫苗建议开展后续增加针次加强免疫接种。也考虑了不同技术路线,也就是异源疫苗接种的问题,异源疫苗接种专业上来说就是序贯免疫,关于序贯免疫在新冠这一块儿如果采取一个措施的话,必须有它的证据、有它的研究结果。后续会根据相关企业研究的序贯免疫结果进行论证,提出相关建议。前面也提到,我国目前采取的加强免疫接种策略是同源疫苗接种。即使用灭活疫苗完成全程免疫的还是用灭活疫苗进行加强,使用腺病毒载体疫苗完成全程免疫的还是用腺病毒载体疫苗进行加强。谢谢。

中国网记者: 关于疫苗加强针的安全性的问题。接种加强针到底安不安全?接种者有哪些注意事项?加强针有没有新禁忌证?谢谢。

王华庆: 谢谢这位记者的提问。刚才已经提到我们选择加强针策略,既要考虑它的有效性又考虑防病需要,更要考虑它的安全性。根据前期临床试验加强免疫接种的研究结果看,它发生的不良反应没有超出既往针次出现不良反应的水平。在做加强针接种的时候有几个方面的注意事项：第一，接种间隔。目前建议间隔需要全程免疫后6个月以上开始加强针接种。第二，疫苗选择。刚才吴良有副局长提到我们确定了三种灭活疫苗的加强和一种腺病毒载体疫苗的加强，打完全程灭活疫苗后如果要进行加强免疫，必须选择相同技术路线的疫苗产品。第三，关于禁忌证的把握。尤其是之前选择灭活疫苗或者腺病毒载体疫苗出现急性过敏性反应的，后面作为禁忌不能接种。第四，现场留观30分钟，这样评估接种后可能出现的风险。我想强调一下，接种疫苗后要避免剧烈运动，保持平稳生活状态。接种疫苗会出现一些不良反应，第三剂次接种可能会出现发热、头痛、疲劳，这些都是属于一般反应，不需要专门的治疗，但是假如症状一直在持续，又感觉到症状比较严重的话，要及时就医。如果怀疑是疫苗的问题，要及时进行报告。谢谢。

凤凰卫视记者：近期一些周边国家的疫情还处于高位，进一步增大了外防输入难度。海关方面采取了哪些措施来预防陆路方面的疫情输入呢？谢谢。

李政良：谢谢你的提问，也感谢各位媒体记者朋友对海关工作的关注。针对周边部分国家疫情长期处于高位，外防输入压力持续加大的情况，海关持续跟踪研判国际疫情态势，采取最严格措施加以防范。一是持续加强陆路口岸的防控，海关建立了陆上邻国疫情研判机制，加强对周边国家特别是陆路接壤国家疫情的监测研判，严格实施"货开客关""人货分离"等政策，对于陆路口岸出入境司乘人员实行重点防控、精准检疫。加强对入境车辆、货物消毒工作的监督指导，严格落实疫情防控各项措施。二是常备不懈做好应急响应。全国陆路口岸海关结合口岸工作实际和今冬明春疫情防控特点，按照"一口岸一方案"的原则制定了严谨科学、符合本口岸特点的突发公共卫生事件应急处置预案。组建了"一线、预备、应急"三级人员梯队,全面加强技能培训和应急演练,确保指挥系统始终处于响应状态,一旦发生突发事件能够第一时间拉得出、顶得上、打得赢。三是集中资源强化能力保障。针对陆路口岸薄弱环节,督促地方政府进一步完善口岸基础设施建设,规范"三区两通道"和指引标识设置,有效提升陆路口岸的疫情防控能力。同时,在边境口岸新改建 P2 实验室,配置移动 P2+ 实验室,核酸快速检测设备等,大幅提升口岸核酸检测能力,为陆路口岸疫情防控提供技术保障。四是巩固国内国际联防联控。加强海关与边境地区联防联控机制的沟通协调,妥善做好入境人员信息通报和移交转运。同时,深化与周边国家的卫生检疫合作,定期通报疫情信息、组织技术交流、开展防控合作、提供技术支撑等,共同构建防控体系,切实防止疫情跨境传播。谢谢。

主持人: 谢谢几位嘉宾,今天发布会几位嘉宾为我们介绍了秋冬季的疫情防控和疫苗接种有关情况,后续我们将继续举办新闻发布会,欢迎大家继续关注。今天的发布会到此结束,谢谢大家!

国务院联防联控机制就进一步做好
疫情防控和疫苗接种有关情况
举行发布会
（第24场）

一、基本情况

时　　间	2021年10月30日
主　　题	介绍进一步做好疫情防控和疫苗接种有关情况
发布人	国家卫生健康委疾病预防控制局副局长　吴良有
	国家卫生健康委医政医管局监察专员　郭燕红
	国家卫生健康委基层卫生健康司监察专员　傅卫
	海关总署卫生检疫司副司长　李政良
	中国疾病预防控制中心免疫规划首席专家　王华庆
主持人	国家卫生健康委新闻发言人、宣传司副司长　米锋

二、现场实录

主持人：各位媒体朋友，大家下午好！欢迎参加国务院联防联控机制举办的新闻发布会。近期，国外疫情仍处于较高流行水平，部分周边国家疫情快速上升，我国外防输入压力持续加大。截至2021年10月29日24时，近14天内，全国有14个省份报告新增本土确诊病例或无症状感染者，当前疫情仍呈快速发展态势，防控形势严峻复杂。要全力推进各项防控措施提质提速，把每项工作、每个环节做实做细做到位。要充分发挥核酸检测和流调队伍作用,确保风险人群及时有效排查管控。要坚决做到应隔尽隔、限时隔离、规范隔离,严格社区封控人员足不出户,及时切断疫情传播链,尽快控制疫情波及范围。要针对老年患者较多的情况,"一人一策"精准施治,提升医疗救治效果。要严把外防输入的各个关口,坚决防范新的疫情输入。要继续推进疫苗接种工作。截至2021年10月29日,全国累计报告接种新冠病毒疫苗22亿6 222.6万剂次,完成全程接种的人数为10亿7 038.6万人。今天发布会的主题是:进一步做好疫情防控和疫苗接种有关情况。我们请来了:国家卫生健康委疾病预防控制局副局长吴良有先生,国家卫生健康委医政医管局监察专员郭燕红女士,国家卫生健康委基层卫生健康司监察专员傅卫女士,海关总署卫生检疫司副司长李政良先生,中国疾病预防控制中心免疫规划首席专家王华庆先生。请他们共同就大家关心的问题回答媒体的提问。下面进入今天的现场提问环节,请各位记者朋友提问,提问前请先通报所在的新闻机构。

新华社记者:上周发布会提到,本轮疫情进一步扩散的风险仍在加大,请问截至目前本轮疫情形势有什么最新变化? 谢谢。

吴良有:谢谢您的提问。总体看,本轮疫情点多、面广、线长。从目前疫情发展态势看,内蒙古额济纳旗自10月25日以来连续4日未再发现溢出外地病例,疫情扩散外溢风险已有效管控。当地近日新增病例主要从集中隔离点中发现,前期各项防控措施成效开始显现,疫情社区传播态势基本得到遏制,下一步将继续强化风险区域管控和核酸检测工作,尽快彻底控制疫情。湖北、湖南、四川、贵州、陕西等省份连续4天以上没有新发病例,这些地区的疫情正在得到有效控制。北京、河北、山东、青海、宁夏等省(自治区、直辖市)疫情基本平稳。我们将持续指导各地做好疫情防控工作。甘肃省近期的病例主要从集中隔离点发现,个别地区在社区筛查中发现零星病例,下一步将加快对感染来源调查和传染源管控,尽快切断社区传播链条。黑龙江黑河疫情自 10 月 27 日报告以来发展迅速,根据目前流调和病毒测序结果,本次疫情与近期内蒙古、甘肃等省区的本土疫情均无关联,是一起新的境外输入病毒引起的疫情。目前新增病例主要通过全员筛查和主动就诊发现,提示当地已发生社区传播,并且存在扩散外溢风险。国务院联防联控机制已派出强有力的工作组赶赴黑龙江黑河指导、支持当地开展风险人群排查、核酸检测、流调溯源等应急处置工作。本轮疫情暴露出一些地方存在思想上松懈麻痹、常态化防控应急准备不足、责任落实不到位等薄弱环节。随着天气转冷,周边国家的疫情流行加剧,全国特别是口岸地区应进一步严格落实常态化疫情防控措施,加强高风险人群筛查和闭环管理,强化疫情监测,及时采取果断措施,严防出现多点暴发流行的局面。国家卫生健康委将持续指导各地落实联防联控机制部署,从快推进核酸检测和流调溯源,从严加强隔离点管理和社区管控,从紧排查高风险人员和场所,推动各项措施及时落实到位,尽快有效控制疫情。谢谢!

中央广播电视总台新闻新媒体记者:我们关注到国务院联防联控机制医疗救治组发文,提出进一步强化当前新冠病毒核酸检测服务,要求核酸检测机构提供 24 小时的服务,"愿检尽检"人群要力争 6 小时之内报告结果,请问如何保障核酸检测的服务措施落地落实?谢谢。

郭燕红:核酸检测是发现新冠病毒感染的重要技术手段,对于及时发现感染者、锁定感染范围以及降低传播风险,落实早发现的各项措施,都具有非常重要的意义。医疗救治组对于提高核酸检测的能力,特别是保证质量和效率,多次提出了一系列要求,并做出部署。近期,为了提高核酸检测的服务便利程度,我们再次提出了相关的工作要求,主要是聚焦"三化"。一是布局的合理化。我们要求地方以设区市为单位,对核酸检测点进行网格化布局,让老百姓、人民群众能够就近获得核酸检测的服务。

二是信息的公开化。我们要求卫生健康行政部门要通过官方网站、客户端、微信公众号以及公共服务的小程序向社会公布辖区内所有核酸检测机构的名称、工作时间、联系电话、地址等，同时我们也鼓励开发可视化地图，便于公众查询。三是服务的便利化。我们要求核酸检测机构要向社会提供 24 小时检测服务，原来对"应检尽检"要求 4~6 小时以内反馈检测结果，现在我们要求对于"愿检尽检"的人群也要力争在 6 小时以内及时反馈结果。为了保证这些要求的落实，我们主要的措施聚焦三个方面：一是要求各地对这项工作进行再部署和再要求。各地近期内对核酸检测的各项工作都进行了部署和检查。同时各地也都成立了工作专班或者专门的工作组，负责对核酸检测的工作加强领导和检查督导。二是利用信息化手段，加强对核酸检测工作的调度。从 2020 年以来，我们建立覆盖全国核酸检测机构信息系统，通过进行统计分析，可以及时掌握各地核酸检测服务的开展情况，同时还能够动态了解检测服务量的变化。此外，各省份也都建立和完善信息系统，加强了对核酸检测从样本采集到转运，到进行实验室检测，以及报告结果这样一个全过程的实时监测和全流程管理，利用信息化手段，我们可以对核酸检测工作进行及时调度和指导。三是适时开展抽检。我们结合疫情防控形势，适时对部分地区进行抽检，重点检查核酸能力的提升情况以及检测的优化情况，督导各项工作能够落实落地。谢谢。

香港中评社记者：本轮疫情中的个别新增病例存在从中高风险地区返回后隐瞒行程不及时报备的情况，增大了疫情防控的压力，请问未来在社区防控中应如何做好精准摸排，减少此类事件发生？谢谢。

傅卫：谢谢您的提问。总结我们前期疫情防控的经验，社区防控确实发挥着越来越重要的作用。社区防控的关键就在于要落实社区网格化管理和各项综合的防控措施，要落实联防联控、群防群控的工作要求，也要做到从实从快从准从严。一是社区防控的准备要实。强化社区网格化管理,坚持党员干部下沉社区一线,加强社区基层综合管理和人员的力量。要发挥好村居两委的作用,特别是公共卫生委员会的作用,乡镇街道的干部、社区网格管理员、民警、基层的医务人员等等相互密切配合,分片包保,共同负责落实好社区防控的措施。也要提前摸清社区人员的底数,尽早做好相关的核酸检测、流调溯源、人员转运、隔离管控、服务保障、健康监测等工作准备。要充分发挥村居的公共卫生委员会和家庭医生的作用,持续加强对社区人员的疫情防控和健康知识的宣教,增强居民的自主防护意识,以及有中高风险旅居史人员的主动报告意识和发热后能够到正规医疗机构发热门诊就诊的意识。二是风险预警核查要快。多点预警触发要快,发挥发热门诊和发热诊室哨点的监测作用,强化预检分诊和首诊负责制;规范诊所和药店管理,提高对发热等症状的识别敏感性,落实好"四早"要求。要加大涉疫数据整合和区域间信息传递,社区收到协查人员相关信息或者居民主动报告信息后,要快速反应,配合完成相关流调排查,并按照风险等级采取不同管控措施,确保每一名的风险人员排查、检测、健康监测或隔离措施等及时到位,做到"四个查清"。三是隔离管控措施要准。充分发挥大数据、智能化等信息化手段,科学精准划定社区防控区域,避免因防控区域过小导致疫情进一步扩散,也防范划定区域过大导致相应的处置力量不足。可充分利用电子门磁、大数据分析等技术手段,实时统计封控区、管控区范围内确诊病例、密切接触者及实际居住人口情况,分析新增确诊病例与分级管控区域的关系,及时掌握区域内的人员管控、疫情跟踪情况,为管控区调整提供辅助决策。四是落实"四方"责任要严。属地、部门、单位、个人都要严格落实各自的责任。对于刚才您提到的这次疫情中存在从中高风险地区回来后隐瞒行程不报的情况,在此也要呼吁人人自律,切实承担起疫情防控的个人责任。既是对自己、家人负责,也是对社会负责。公民个人有责任严格落实有关法律法规要求,遵守当地疫情防控有关规定,对于隐瞒行程不及时报备等行为，有关部门也要依法依规追究相应的责任。

21世纪经济报道记者：近期，全国多地已启动了3~11岁人群的新冠病毒疫苗接种工作，请问这部分人群的接种有何注意事项？谢谢。

王华庆：谢谢这位记者的提问。3~11岁儿童是我们预防接种的主要对象，家长在儿童疫苗接种过程中有着一定的经验。但是我想在这里再强调几点：第一，家长在接种新冠病毒疫苗之前要了解疫苗的知识，要了解疾病的知识，还要了解新冠病毒疫苗接种的流程和孩子的健康状况。第二，儿童的接种，一般来说是按照预约接种的原则，家长一定要做好预约工作，去接种时要带着儿童的接种证、身份证、户口本等相关证件。第三，在现场要如实提供儿童目前的健康状况和过去既往接种的禁忌证，让接种医生做判断。第四，家长在儿童接种疫苗前，要在知情、同意的基础上完成新冠病毒疫苗接种。最后我想说，如果儿童特别紧张的话，家长要做好疏导工作，5岁以上的儿童可能会出现一些心因性反应，家长要关注这一点。在接种过程中，有关新冠肺炎疫情防控都有相关的规定，不管是家长还是儿童，要做好个人的防护，配合当地防控工作，尤其在接种点。接种之后还是要进一步强调留观30分钟，大一点的儿童要避免剧烈运动，如果接种儿童出现了怀疑与不良反应有关的情况，要及时进行报告。在这里还要进一步强调，因为3~11岁儿童是预防接种的主要人群，在这个过程中可能还会要接种其他免疫规划疫苗或者非免疫规划疫苗，一定要做好新冠病毒疫苗与其他疫苗间隔14天以上这样一个规定。当然，如果遇到被动物咬伤或者有外伤的时候，接种狂犬病疫苗和破伤风疫苗时可以不考虑时间间隔的要求。谢谢。

南方都市报记者：此前已经明确了引发内蒙古自治区这一波疫情的是德尔塔毒株，请问这一轮疫情的救治情况怎么样，重症比例高不高，特别是额济纳旗处在边疆地区，救治能力是否能够应对疫情？谢谢。

郭燕红：谢谢记者的提问。大家对本轮疫情的医疗救治工作特别关心和关注，确实像这位记者所说，这次的疫情还是有许多特点的。第一，它是德尔塔变异毒株的感染，传播速度比较快，感染风险比较高，而这次疫情涉及老年旅游团队的感染，所以这次 60 岁以上老年人感染的比例也是比较高的。我们粗略统计了一下，涉及 60 岁以上老年患者占比达 40%，比以往疫情当中 60 岁以上感染人群 18.5% 的平均比例高，再加上一些老年人有基础病，因此这次重症的比例比历次疫情都偏高。这次疫情主要的发生地是在西部地区，这些地区本身医疗服务能力相对比较薄弱，额济纳旗等一些县市基层医疗服务能力更为薄弱。因此，针对本轮的医疗救治工作，我们聚焦了几方面的举措：首先，按照"四集中"的原则，集中患者、集中资源、集中专家、集中救治。我们将患者集中到综合能力比较强的定点医院进行救治，比如额济纳旗患者比较多，在国铁集团的大力支持下，我们把额济纳旗的患者通过火车专列安全、顺利地转运到了呼和浩特的内蒙古自治区第四医院进行集中救治。比如甘肃省，我们把相关的患者都集中到了甘肃省兰州市第二人民医院雁滩分院，在宁夏是把患者集中到了宁夏回族自治区第四人民医院这样一些综合能力比较强的医院进行综合救治。第二，我们派出了强有力的国家级专家，西部地区一共派出了 6 组具有丰富经验的国家级医疗救治专家赶赴当地，与当地省级专家和医院的医务人员一起，针对每一位患者深入一线进行查房，每天讨论，"一人一策"，确保整个治疗过程的规范化和同质化。针对老年人比较多的特点，加大了对具有重症倾向风险的、有基础病的老年人的监测，同时及早干预，防止轻症转重症，防止重症加重成危重症。第三，这次疫情已经涉及 14 个省，我们建立了线上会诊制度，针对各地高风险的患者、重症患者进行线上专家会诊，多学科为重症患者提供个性化的、有针对性的治疗方案，提高救治效果。第四，我们提早向各地调拨了恢复期血浆和特异性免疫球蛋白等药品和资源,对当地救治提供支持。要特别讲的是,感谢全国的恢复期患者,从2020年到2021年,已经累计采集康复者恢复期血浆152.3万毫升,其中已经用于临床治疗的达到了114.9万毫升,为患者的救治提供了非常有力的支持。此外,内蒙古自治区额济纳旗医疗资源相对匮乏,为了满足当地人民群众正常的医疗服务需求,我们还从山西抽调了一支国家紧急医疗救援队,覆盖内、外、妇、儿和产科的医务人员,同时配备了14辆医学方舱车辆,携带移动CT、检验设备,并配备了手术单元,相当于一家二级甲等医院的救治规模和水平,为额济纳旗当地的老百姓提供好日常医疗服务。谢谢。

中国国门时报记者:冬季即将来临,低温环境下新冠病毒传播风险增加,我国周边国家疫情居高不下,海关准备采取哪些措施继续加强外防输入工作?

李政良:我国面临的新冠肺炎疫情境外输入防控形势依然严峻。海关总署坚定不移落实好"外防输入、内防反弹"总策略,强化科学精准防控措施,严格做好口岸疫情防控。一是继续坚持疫情信息跟踪研判。海关落实"四早"要求,密切监测研判境外疫情形势、病毒变异、防控措施变化等情况,特别是进一步加强对周边国家疫情形势的监测,做到"一日一研判"。二是继续科学完善疫情防控方案。海关严格按照国务院联防联控机制的有关要求,逐个环节梳理优化口岸防控工作流程。同时,陆路口岸海关结合工作实际和今冬明春疫情防控特点,按照"一口岸一方案"原则,进一步完善细化工作方案和应急预案,严防病毒经边境陆路口岸传入。三是继续精准做好入境人员卫生检疫。海关对入境人员在口岸流调、采样、检测等各环节严格实施"三查三排一转运"等疫情防控措施,充分排查所有入境旅客涉疫风险;同时,加强跨境列车和货车司机、边民等重点人群的卫生检疫,"手递手"移交地方联防联控机制,实现紧密衔接的闭环管理。四是继续提升口岸支撑能力。海关加大在口岸疫情防控工作中信息化、科技化手段的应用，在口岸检疫各环节推广新技术、新方法，优化工作流程，提升工作效率；加快海关实验室建设，重点加强口岸快速检测技术研发和应用，确保检得出、检得准、检得快；加大对东北、西北等高寒地区冬季防疫物资的保障力度，从严顶格做好口岸一线工作人员安全防护。五是继续坚持"人物同防""多病共防"。进入秋冬季，低温环境下新冠病毒由"物"传"人"风险增加，流感等呼吸道传染病也进入高发期。海关对货物入关各个环节进行风险排查，严格执行"客停货通""人货分离"等措施，进一步做好进口冷链食品和高风险非冷链集装箱货物抽样检测和预防性消毒监督工作。继续加强对流感等秋冬季高发传染病的监测、分析、预警，采取有力措施严防埃博拉病毒病、鼠疫、黄热病、拉沙热等重大传染病，坚决防止疫情叠加。谢谢。

中央广播电视总台财经节目中心记者：我们看到，我国多地已经开展了新冠病毒疫苗加强针的工作，请问接种新冠病毒疫苗加强针以后，免疫水平会有很大的提高吗？这个能否应对不断变异的病毒毒株？谢谢。

王华庆：谢谢这位记者的提问。其实目前从国内外研究的结果来看，接种新冠病毒疫苗之后，它的抗体水平随着时间的推移出现了下降的情况。其实你刚才提到的加强针就是通过增加接种疫苗的剂次，可以快速提高抗体水平。目前，我们研究可以看到，有的灭活疫苗接种完第三针之后，满一个月的时候，它的抗体水平和第二针满一个月后相比，大概提升 5 倍左右，有的可能会更高一些，这也就意味着会增加保护作用。关于病毒变异的问题，其实目前所有的疫苗对前期出现变异株引起的发病仍有保护作用，特别是对重症的保护作用更明显一些。谢谢。

澎湃新闻记者：我的问题是关于 3~11 岁人群的新冠病毒疫苗接种。想问一下这部分人群的免疫策略是怎样的? 这项工作具体的推进情况怎么样? 有一些家长比较关心的问题,请专家回应一下。我们知道目前新冠病毒疫苗在预防重症上的效果非常好,有没有关于儿童确诊新冠肺炎之后发展为重症的数据,因为之前有报道说儿童发展为重症的比较少,如果他没有发展为重症的话,他接种新冠病毒疫苗还有哪些意义? 谢谢。

主持人: 这个问题涉及面比较广,先请吴良有先生回答这个问题,再看看王华庆主任有没有什么补充。

吴良有: 谢谢您的提问。接种新冠病毒疫苗是控制新冠肺炎疫情传播的重要措施,前期我们已经为 12 岁以上的人员接种了新冠病毒疫苗。在前期疫苗接种工作的基础上,我们加快了新冠病毒疫苗在 3~11 岁人群中使用的相关研究。根据科研攻关组疫苗研发专班的专家论证意见,新冠病毒灭活疫苗在 3~11 岁人群中的安全性和免疫原性与 18 岁以上的人群没有显著性差异。目前,国药中生北京所、武汉所新冠病毒灭活疫苗和科兴中维新冠病毒灭活疫苗已经获准在 3~17 岁人群中开展紧急使用。国务院联防联控机制根据相关工作进展,综合考虑我国的疫苗生产能力、接种能力、临床试验情况和防控工作实际,进一步扩大了接种的范围,将疫苗接种目标人群由 12 岁以上调整为 3 岁以上。通过接种疫苗,为 3~11 岁人群提供更好的防护。我们将继续按照知情同意自愿的原则,积极引导 3~11 岁适龄无禁忌人群 "应接尽接",力争 12 月底前完成全程接种。根据未成年人的特点,我们也对 3~11 岁人群接种国家免疫规划疫苗和新冠病毒疫苗工作进行了统筹安排,要求各地加强与受种者和监护人的沟通,规范接种的实施,做好耐心细致的科普宣传。接种点要求有儿科急诊急救人员,还有儿童的急救药品保障。根据国务院联防联控机制安排,现在各地正在陆续启动这项工作。截止到 2021 年 10 月

29 日,已经接种超过 353 万剂次。下一步,我们将会继续指导各地做好 3~11 岁群体的接种工作,也希望大家根据当地具体安排积极配合进行接种。谢谢。

王华庆:就你刚才说的必要性的问题,我补充一点。因为目前我们可以看到,全球不仅是中国,还有一些国家已经在儿童当中开展了新冠病毒疫苗的接种。主要考虑有几个方面:第一,预防发病。基于过去我们对新冠肺炎的认识,认为在儿童中发病率比较低,实际上随着新冠病毒的传播和流行,在一些国家中可以看到,现在儿童的发病水平和 2020 年年底成人发病水平已经接近,或者已经增加,也就意味着我们过去的认识需要改变。第二,涉及儿童,不管是成人也好还是儿童也好,尤其我们国家目前的管理,要求和成人都是一样的,这也带来了一些管理上的负担。第三,国外新冠肺炎疫情持续的时间比较长,我们看到儿童当中重症也好、死亡也好,还是有一些发生,有的国家已经报告超过了流感流行时的水平。第四,我们建立群体免疫,期望通过群体免疫来实现降低或者阻断疾病的流行,其实儿童也是人群重要的一部分,所以基于这样几个原因,给儿童接种疫苗有其必要性。谢谢。

每日经济新闻记者:从疫情之初到现在本地抗击突发疫情中,我们看到了基层公共卫生、社区卫生服务人员的工作积极性,请问在疫情防控中,我们的基层公共卫生、社区卫生服务人员发挥了怎样的作用?将采取哪些措施更好地保障他们的工作权益?谢谢。

傅卫:谢谢记者的提问。特别感谢你能关注到这样一个默默奉献的群体。新冠肺炎疫情发生以来,基层医务人员坚决贯彻落实党中央、国务院决策部署,提高政治站位,强化责任担当,严格落实 "四早" 要求,主动发挥专业作用,义无反顾、勇往直前、全心投入,用实际行动践行了伟大抗疫精神,在关键时刻经受住了考验,在每一场疫情防控战"疫"中都做出了积极贡献。一方面是全力全程参与疫情防控各项工作。如开展预检分诊,对发热患者登记报告、协助转诊;配合开展入户排查流调、居家隔离人员健康监测、环境消杀;承担集中隔离点值守和健康监测的工作;根据当地统一部署开展核酸采样;开展新冠病毒疫苗接种工作中,基层的医疗卫生人员也发挥了很大的作用。同时也在广泛开展疫情防控政策和健康知识宣教等。与此同时,也在努力维护好社区正常基本医疗卫生秩序。持续为辖区居民和居家隔离人员提供基本医疗服务,发展中医药服务,提升医疗技术水平,开展慢性病长期处方、送药上门等便民服务。做好基本公共卫生服务工作,为老年人、慢性病患者等重点人群提供健康随访、疾病筛查和健康管理等各项服务,对孕产妇和儿童进行系统管理,对适龄儿童接种国家免疫规划疫苗等工作。基层公共卫生和医疗服务人员既是社区疫情防控的重要力量,同时也是城乡居民的健康守门人,各级政府和卫生健康行政部门都应该更多关心关爱基层队伍,加强各方面的支持保障。一是增加经费保障。我委会同财政部明确2020年基本公共卫生服务经费增加的5元全部落实到乡村和城市社区,统筹用于常态化疫情防控;2021年新增的基本公共卫生服务的5元也统筹用于基本公共卫生服务和基层医疗卫生机构疫情防控工作,这些经费可以用于人员经费、公用经费等,确保基层医务人员开展疫情防控的经费、物资等保障。二是开展关爱行动。我委联合有关社会组织,开展了"守土尽责　守望相助"城乡社区卫生工作者关爱行动,通报表扬了3 581名在疫情防控中表现突出的城乡社区卫生工作者,并发放慰问金,更好地激励广大基层医务人员继续弘扬伟大抗疫精神,为疫情防控贡献力量。三是不断改善工作条件。通过推进医联体、医共体建设,发挥医疗卫生服务体系的整体效能,加强对基层防疫工作的支持和指导,不断强化基层防疫物资保障,进一步充实人员力量,安排好基层医务人员合理工作,不断改善基层医务人员开展疫情防控的工作条件,保护他们的身心健康。我们希望各地要落实好疫情防控中对基层医疗卫生人员的关心关爱措施，确保相关补助待遇到位，切实改善工作条件，解除后顾之忧。全社会也要更多地关注、关心、关爱这支基层队伍，希望各位媒体记者，更多报道我们基层医疗人员的感人事迹，使他们始终感受到社会的关心关爱，始终保持强大战斗力，全身心地投入疫情防控工作。谢谢。

凤凰卫视记者： 我们关注到近期的疫情是发生在边境口岸地区，这些地区人口比较少，医疗条件比较有限。请问在这种情况下，如何最大限度避免院内感染，国家卫生健康委方面采取了哪些措施来加强管理？谢谢。

郭燕红： 谢谢这位记者的提问。确实，医院感染的预防与控制非常重要，因为我们的医疗机构和医务人员是发生感染的高风险机构和高风险人员，从疫情发生以来，我们高度重视医疗机构感染的防控工作，不仅是定点医院，更是包括所有提供医疗服务的医疗机构。而口岸地区和基层又是医院感染比较薄弱的地方，新冠病毒感染发生以来，我们从六个方面来加强医院感染预防与控制工作，特别是因时因势调整和完善医疗机构的感控要求，织密织牢医院感染的防控网。第一，及时更新和修订医院感染防控的技术指南。为了指导各地有针对性地预防和控制发生院内感染，我们组织专家及时进行分析和研判，制定了《医疗机构内新型冠状病毒感染预防与控制技术指南》。这个"技术指南"已经修改了三版，特别是随着病毒发生变异，我们及时进行修订，全面加强对医疗机构防控医院感染的指导。第二，重点加强定点医院的感控管理。定点医院是集中收治新冠病毒感染者的专业场所，面临比较高的院内感染风险。我们专门针对定点医院的感控工作提出了12项措施要求，从感控责任的落实到流程布局的优化，人员物资的储备，隔离病区的管理，以及所有工作人员的闭环管理和个人防护支持保障等多个方面都提出了明确的要求。第三，强化感控人员配备。感控的专业人员承担着非常重要的工作任务,既要不断细化感控的流程和措施,同时还要指导医疗机构内各部门和各类医务人员的感控工作落实情况。因此,为了切实保障感控人员的数量和质量,我们对医疗机构感控人员配备的数量及结构、人员职责、感控人员培训等内容都作出了明确的规定。第四,建立健全感控工作机制。为了加强常态化制度化管理,我们要求医疗机构要建立健全四项机制,就是专业团队年度评估机制,行政部门每月抽查机制,一把手负责和每月专题研究机制,以及责任事件追责问责机制,来加大对医院感染工作的督促和提升。第五,开展感控监督检查。我们在全国范围内已经多轮次多层次开展了医疗机构院感工作的督导检查,每次督导检查我们都建立问题台账,对督导中发现的问题要求逐一进行整改,对于整改不到位的,都要进行相应的通报批评,同时举一反三。第六,每到新冠肺炎疫情发生时,我们都会组派国家级专家赴一线进行指导,比如这次针对几个地方发生的疫情,我们都派出了国家级的院感专家,这些专家实地指导定点医院感控工作,同时对一些非定点医院,像发热门诊的感控工作也进行指导,最大限度预防和控制院内感染,最大限度降低医务人员感染的风险。谢谢。

香港经济导报记者:请问新冠病毒疫苗加强针也是免费打吗? 去哪里接种、怎么预约? 谢谢。

王华庆:谢谢记者的提问。目前关于新冠病毒疫苗加强免疫接种的政策和过去一样,对居民实施免费政策。关于去哪里打,重点人群和高风险人群原则上是按照单位统一组织进行,或者行业组织统一实施。对于其他需要加强免疫接种的人群,可以关注当地卫生健康委或疾控部门发布的信息,也可以咨询辖区内的接种单位来了解接种安排的情况。谢谢。

红星新闻记者:近期全国各地都出现了本土疫情,一些出现确诊病例的地方则采取了社区封闭管控的措施,我们想请问一下,目前对于社区防控的策略究竟是怎样的？谢谢。

吴良有：谢谢这位媒体朋友的提问。社区是新冠肺炎防控工作中的一个重要阵地，在社区科学有序开展疫情防控工作，及早发现管控新冠病毒感染者，对遏制疫情在社区扩散和蔓延有至关重要的作用。正如您所提到的，本轮疫情多地对确诊病例、密切接触者、次密切接触者等所在社区采取了不同程度的管控措施。总体而言，当前社区防控工作坚持"预防为主、防治结合、依法科学、分级分类"的原则，实现常态化精准防控和疫情应急处置有机结合、快速转换。各地在未发生本土疫情时，要切实落实常态化疫情防控各项措施，一旦发生疫情，要尽早将社区精准划分为封控区、管控区、防范区三类防控区域，统筹各方面力量，精准实施分类管理措施。关于社区分类管理，9月16日召开的联防联控机制新闻发布会上已经进行过解读。这里，我再强调一下，对封控区实行"区域封闭、足不出户、服务上门"等防控措施，对于管控区实行"人不出区、严禁聚集"等防控措施，作为防范区实行"强化社会面管控，严格限制人员聚集规模"等防控措施，对于封闭小区全力做好生活服务保障和医疗服务保障，达到解除标准的及时动态调整管控措施。为保障社区防控各项工作落地落实，要充分发挥基层党组织作用，实行县（区）干部包乡镇（街道）、乡镇（街道）干部包行政村（社区）、行政村（社区）干部包户的"三级包保"制度。落实"五包一"制度，由乡镇（街道）干部、网格员、基层医务工作者、民警、志愿者等共同负责落实社区防控措施。在此，我们也呼吁社区居民能够积极参与、配合防控工作，形成疫情防控合力，共同早日战胜疫情，尽早恢复正常生产生活秩序。谢谢！

中国日报记者：近期海关还有一些地方在进口的冷链食品或包装上检测出了新冠病毒核酸阳性，引起了社会的关注。请问海关采取了哪些措施来防范新冠肺炎疫情通过进口冷链食品输入风险？谢谢。

李政良：谢谢这位记者朋友的提问。为有效防范新冠肺炎疫情通过进口冷链食品输入风险，全国海关严格按照国务院联防联控机制总体部署，加强进口冷链食品的检疫。一是进一步强化源头管控。海关加强与出口国主管部门的沟通磋商，督促本国输华食品企业落实安全防护责任，严防输华食品及包装在生产、加工、储存、运输等各环节受到新冠病毒污染。为督促有关要求落实到位，我们通过远程视频检查系统对出口国家主管部门和输华食品企业进行远程抽查。目前为止，我们视频检查了400 多家冷链食品生产企业，先后与有关国家召开了 500 多次视频会议，境外官方主管部门主动取消了 800 多家企业的对华出口资格。二是暂停出现员工聚集性感染境外企业产品输华。密切跟踪境外冷链食品生产企业疫情防控情况，及时采取防范措施。截至 2021 年 10 月 29 日，已对发生员工聚集性感染新冠肺炎的 154 家境外冷链食品生产企业采取了暂停其产品进口的措施，其中有 134 家企业是在出现疫情后即自主暂停对华出口。三是加强进口冷链食品新冠病毒风险监测。对进口冷链食品实施新冠病毒核酸抽样检测。截至 2021 年 10 月 29 日，全国海关共抽样检测样本 323 万个，检出核酸阳性结果 499 个。四是检出阳性后实施紧急预防性措施。针对海关和各地在进口冷链食品或其包装上检出新冠病毒核酸阳性的情况，海关对境外相关企业实施暂停其产品进口申报 1 周到 4 周的紧急预防性措施。截至 2021 年 10 月 29 日，海关总署已对 221 家境外食品生产经营单位实施了紧急预防性措施。五是在口岸环节监督开展预防性消毒工作。根据国务院联防联控机制印发的工作方案，部署落实进口冷链食品口岸环节预防性消毒监督工作。截至 2021 年 10 月 29 日，全国口岸环节已预防性消毒进口冷链食品外包装 6 460 万件。六是严格实施人员封闭管理。对海关系统所有进口冷链食品安全监管工作人员实施封闭管理制度，封闭管理期间加强个人安全防护，每日进行健康监测和核酸检测，切实防范暴露风险，全力做好口岸疫情防控工作。谢谢。

中新社记者：当前全国各地已经陆续开展了新冠病毒疫苗加强针的工作，但我们注意到，现在也是接种流感疫苗的时间，请问秋冬季防流感我们优先推荐哪些人群接种流感疫苗呢？谢谢。

王华庆：谢谢这位记者的提问。其实接种流感疫苗是预防流感的主要手段，也是一个有效的手段。它主要体现在两个方面：一是接种流感疫苗之后可以预防流感的发生。二是接种流感疫苗之后可以减少高风险人群合并症发生的风险。6月龄以上的人群，如果没有禁忌证的话都可以接种疫苗。2021年流感的防控形势和以往有所不同，流感可能会出现流行。另外，流感和新冠肺炎会出现叠加的风险，给疫情防控带来影响。在这种情况下，中国疾病预防控制中心最近出台的有关《中国流感疫苗预防接种技术指南》中已经明确了一些相关的重点人群和高风险人群。按照疫苗发挥作用的角度，可以大概分为几类：第一类，接种疫苗之后，其实是保护受种者本身。另外，接种疫苗对他周围的人起到保护作用。这些人群包括临床医生，他们每天和患者打交道。还有养老院的服务人员，以及护理机构长期从业人员，还有福利院等人群聚集场所的人员。疫苗接种是6月龄以上的儿童接种，6月龄以下的儿童怎么防护？和孩子周围接触到的人，尤其是家里人和看护人的接种，对6月龄以下儿童流感也有一定的保护作用。第二类，减少因流感出现的聚集性疫情。因为我们知道，集体单位比如托幼机构的人员，还有中小学师生和一些大型活动的参加人员、保障人员人群比较密集，如果对这些人群进行接种，可以降低聚集性疫情的发生。第三类，接种流感疫苗可以降低发生流感合并症的风险。这些脆弱的人群或者高风险人群包括老年人和有慢性基础性疾病的人群，如果患了流感之后，合并症比较严重，进入ICU病房的比例比较高，超额死亡率也会高。第四类，小年龄组的儿童患上流感之后就诊率非常高，住院率非常高，对于医疗服务系统，尤其在流感流行季带来的冲击是比较大的。大家如果有印象的话，2017—2018流感流行的时候,很多儿童去医院就诊,给医疗系统带来了一定的冲击。另外,小年龄组儿童如果感染了流感,携带的病毒时间比较长,是一个非常重要的传染源。现在新冠肺炎流行风险依然存在,如果再出现流感,这两种疾病都是呼吸道传染病,表现出来的发热、咳嗽等临床症状和体征基本一样,如果叠加到一起,其实给我们鉴别诊断带来了一定的困难,对我们医疗服务系统带来的负担也是非常大的。所以,在秋冬季,我们也在强调流感防控的重要性。谢谢。

人民日报社记者: 我国正开展3~11岁人群新冠病毒疫苗接种的工作,在这个过程中,这类人群可能还需要接种其他免疫规划或者非免疫规划的疫苗。基层医疗卫生机构如何统筹新冠病毒疫苗接种和日常的接种工作? 谢谢。

傅卫: 谢谢你的提问。确实就像你所说的,基层医疗卫生机构在日常工作中承担着0~6岁儿童国家免疫规划疫苗接种的任务,还有一些其他的,包括刚才王华庆先生提到的,流感疫苗在内的一些日常接种工作。随着3~11岁人群新冠病毒疫苗接种工作的开展,确实对基层医疗卫生机构又提出了新的任务要求。要做好这项工作,就需要统筹好新冠病毒疫苗的接种和日常的接种工作。一是要科学制定疫苗接种方案。加强属地管理,落实各方责任。基层医疗卫生机构要有针对性制定疫苗接种方案,统筹做好3~11岁新冠病毒疫苗和常规疫苗接种工作,医疗机构要加强对新冠病毒疫苗接种的医疗救治保障,做到"四有",确保接种安全。乡镇、街道、社区要发挥组织动员的作用,教育部门要会同卫生健康部门指导学校、幼儿园做好沟通告知等工作,组织动员家长主动有序带领儿童到指定地点接种。二是要合理规划接种门诊时间。设有预防接种门诊并承担新冠病毒疫苗接种的基层医疗卫生机构,要合理安排好新冠病毒疫苗和常规疫苗接种的接种日期和门诊的时间,有条件的可开展分时段预约,并要通过各种途径及时告知有接种需求的居民,方便居民合理安排接种时间。三是要强化规范有序接种。承担接种任务的基层医疗卫生机构要强化接种门诊日常管理,改善接种环境,优化接种流程,做好疫苗接收、入库、存储、人员调配和接种各个环节的工作。严格按照《预防接种工作规范》要求,规范接种流程,严格接种操作,落实知情同意、健康询问、接种禁忌核查和接种后 30 分钟现场留观等要求。对于承担接种任务的基层医务人员,要进行全员培训,确保培训合格后上岗开展工作。同时在疫苗接种工作中,要严格落实防疫要求,指导居民做好个人防护,按预约时间有序接种,减少人员聚集,避免引起交叉感染。四是要加强宣传引导。基层医疗卫生机构,包括家庭医生团队,对其服务的居民、社区通过各种形式,重点围绕新冠肺炎疫情防控、秋冬季重点传染病等宣传疫苗接种相关政策和科普知识,引导居民和家长正确认识疫情防控形势。及时解答家长关心的一些问题和相关疑惑,争取家长、居民更多的理解和支持。

封面新闻记者:上周发布会提到全国核酸检测机构已经收录了 8 500 多个核酸检测点并持续更新。请问,从疫情之初到现在我国核酸检测能力提升情况有了怎样的进展？此外,如何提高核酸检测的准确性？谢谢。

郭燕红:谢谢这位记者的提问。刚才我们提到,核酸检测对于疫情防控发挥着重要作用,因此,提高核酸检测能力和加强质量控制至关重要。从中央到地方,对于核酸检测能力都高度重视,国家卫生健康委在能力建设和质控工作方面多措并举,通过开展工作部署,加大投入力度,加强实验室建设以及人员队伍建设,进一步提升核酸检测能力。目前,我们可以开展核酸检测的机构数量已经达到了 11 581 家,比 2020 年 3 月提高了 4.6 倍。目前每天能够检测的数量达到单管单检 2 910 万份,比 2020 年 3 月提高了 22.1 倍。从这组数据当中可以看到,通过一年多的建设,核酸检测能力有了大幅度提升,特别是在大规模全员核酸检测中,应用 5:1 混样或 10:1 混样的检测方法,整体检测效率和能力还能实现倍增。核酸检测的质量,就是刚才记者说的准确度,也是非常重要的。因此,在确保核酸检测结果准确方面,我们聚焦四个方面的措施:第一,及时制定完善相应的技术规范。2020 年颁布实施了《医疗机构新型冠状病毒核酸检测工作手册》,这个《工作手册》经过了两版修订,对于参加核酸检测的人员要求,以及标本的单采、混采,标本的管理,实验室检测,以及结果的报告等全流程的工作都提出了工作规范,而且有很多是细化的技术性要求,用于指导核酸检测机构规范整个检测流程。第二,持续开展核酸检测人员的培训工作。最大限度减少因人为因素影响核酸检测结果的准确度。我们专门印发了《新冠病毒核酸检测人员培训大纲》,通过多种形式开展培训,覆盖标本的采集、保存和运送、实验室检测和结果反馈等全流程。涉及的人员都应该进行培训,因为从采样、转运到检测的全过程都会影响核酸检测质量和结果的准确性。第三,强化室内质控和室间质评。我们要求各个实验室都要做好室内质量控制,每一批检测都至少要有弱阳性和阴性的质控品投放到临床样品当中,一起参与提取和扩增,通过室内的质控工作来加大实验室每批次核酸检测的质量管理。此外,我们从国家临检中心和各省的临检中心来进行室间质评工作。从 2020 年年初到目前,已经开展了 9 批次室间质评工作,室间质评结果我们都进行反馈,对于不合格的机构也都进行整改。通过室间质评,质评的结果合格率都保持在 98.5% 以上。第四,建立了质控监督员参与质量监督的工作制度。在进行全员核酸检测的工作中,要求对承担核酸检测的机构派驻质控监督员进行 24 小时全天候质量控制,确保大规模全员核酸检测的质量和结果的准确。谢谢大家。

主持人: 谢谢郭燕红女士,谢谢以上几位嘉宾。今天发布会几位嘉宾就近期的疫情防控和疫苗接种接受了大家的提问,后续我们还将继续举办新闻发布会,欢迎大家继续关注。今天的发布会到此结束,谢谢大家。

国务院联防联控机制就进一步做好"外防输入"有关情况举行发布会

（第25场）

一、基本情况

时　间	2021年11月6日
主　题	介绍进一步做好"外防输入"有关情况
发布人	交通运输部应急办公室副主任　周旻
	国家卫生健康委疾病预防控制局副局长　吴良有
	国家移民管理局边防检查管理司司长　刘海涛
	中国民用航空局飞行标准司司长　韩光祖
	中国疾病预防控制中心免疫规划首席专家　王华庆
主持人	国家卫生健康委新闻发言人、宣传司副司长　米锋

二、现场实录

主持人：各位媒体朋友，大家下午好！欢迎参加国务院联防联控机制举办的新闻发布会。2021年10月中旬以来，全球新增确诊病例数连续4周反弹，我国外防输入压力持续加大。当前，我国多地报告输入性本土疫情，涉及多个口岸，发现多条传播链条。截至2021年11月5日24时，疫情波及20个省份，叠加冬春季季节因素，防控形势严峻复杂。要坚持"外防输入、内防反弹"总策略不动摇，做到科学、精准防控，发现一起扑灭一起，坚决遏制疫情传播。要严防境外输入，人、物、环境同防，严格口岸闭环管理,做好风险人群定期检测和个人防护。要强化内防反弹,压实"四方责任",落实"四早"要求,加强社区疫情防控,严格分级分类管理。要继续推进疫苗接种工作。截至2021年11月5日,全国累计报告接种新冠病毒疫苗23亿1 162.6万剂次,完成全程接种的人数为10亿7 245.4万人。今天发布会的主题是:进一步做好外防输入有关情况。我们请来了:交通运输部应急办公室副主任周旻先生,国家卫生健康委疾病预防控制局副局长吴良有先生,国家移民管理局边防检查管理司司长刘海涛先生,中国民用航空局飞行标准司司长韩光祖先生,中国疾病预防控制中心免疫规划首席专家王华庆先生。请他们就大家关心的问题共同回答媒体的提问。下面,请记者朋友提问,提问前请先通报所在的新闻机构。

中央广播电视总台央视记者:米锋副司长提到本轮疫情已经波及20个省份,截至目前这些省份的最新疫情情况如何?经过研判未来发展趋势又是怎样的?谢谢。

吴良有:谢谢这位媒体记者的提问。近期,疫情防控工作全社会高度关注。刚才米锋副司长介绍自10月17日以来到11月5日24时全国累计报告感染者918例,波及20省(自治区、直辖市)44市,病毒基因测序和流调溯源结果显示,本轮疫情由多个不关联的境外输入源头引起,疫情发生以来各地坚决贯彻落实党中央国务院的决策部署,迅速行动、担当尽责,做了大量坚实、细致的工作。目前,陕西、湖北、湖南等省已经连续12天以上无新增病例,疫情在较短时间内得到了迅速有效控制。浙江、江苏近日出现零星病例,但没有出现社区传播的迹象。内蒙古、北京、贵州、山东等省(自治区、直辖市)防控效果正在逐步显现。社区传播已经得到基本的控制。甘肃、青海、宁夏、云南德宏等地疫情低水平波动,不排除社区续发的风险,但疫情外溢的风险较低。黑龙江、河北、河南、江西、四川、重庆、辽宁大连等地疫情仍在发展中,需要密切关注疫情的走向。总体上,本次疫情呈现传播链条多、传播速度快、传播范围广的特点,"外防输入、内防反弹"的防控形势依然严峻复杂。国家卫生健康委将密切关注相关进展情况,会同有关部门指导各地落实联防联控机制部署,持续加强疫情监测,加强病例和管控人员的流行病学调查。严格落实风险地区、风险人员的管控措施,加强医疗机构和集中隔离点的管理,严防次生疫情风险,推动各项措施及时落实到位,尽快有效控制疫情。谢谢。

中央广播电视总台 CGTN 记者: 根据媒体报道部分地区启动了 3~11 岁新冠病毒疫苗接种工作,这一工作目前进展情况如何? 3~11 岁儿童接种新冠病毒疫苗的目的和作用是什么? 针对孩子接种疫苗的情况,目前国内外的临床数据有哪些阶段性的结论? 谢谢。

王华庆: 谢谢这位记者的提问。目前,根据国家总体部署,各地已经启动了 3~11 岁儿童的接种工作。儿童接种新冠病毒疫苗有几个方面的考虑:第一个方面,儿童感染率不低。过去我们认为儿童感染率比较低,但随着全球流行尤其一些国家出现的持续传播,儿童感染率在不断上升。第二个方面,过去认为儿童的病情相对较轻,现在看随着持续传播,儿童感染率上升,儿童中的重症或者死亡病例时有发生。国外有研究已经发现,目前儿童的住院率超过了 2021 年早期的 10 倍。第三个方面,儿童在感染病毒后作为传染源管理起来难度非常大。儿童在幼儿园、托儿所或者学校还有一些其他机构人群接触密切,如果出现病例,也会造成聚集性疫情发生的情况。第四个方面,我们一直期望通过疫苗接种实现群体免疫。要实现群体免疫,对所有人群都易感的疾病来说,儿童也是其中的一部分需要免疫的人群。你刚才提到儿童要接种的话有什么样的临床试验结果或者结论。我国目前采用的灭活疫苗在前期临床试验已经看到它能够产生比较高的免疫水平,这是从有效性上来说。第二,关于安全性。通过前期临床试验研究,儿童接种目前已经批准的灭活疫苗,不良反应发生情况与成人组相当。谢谢。

中国交通报记者: 我们注意到,本轮疫情中,额济纳旗等边境口岸城市出现了几名从事跨境运输的货车司机确诊的情况,请问在防范疫情通过跨境交通运输途径传播的方向上存在哪些难点?交通运输部如何进一步做好公路口岸外防输入的工作呢?谢谢。

周旻: 谢谢这位记者朋友的提问。这一轮疫情涉及您提到的额济纳旗还有大家都知道的黑河、大连和前一段的二连浩特以及现在的云南边境城市。全球新冠肺炎形势依然严峻复杂,目前我国有 39 个公路口岸和 129 个水运口岸开通了跨境货运业务。冬季来临,各口岸面临着严格疫情防控和保持货物运输畅通的双重压力。我部指导各地交通运输主管部门一方面要全力做好疫情防控工作,另一方面要切实保障国际物流供应链稳定畅通。主要有四个方面的工作:一是加强高风险岗位人员疫情防控。公路水运口岸一线人员工作辛苦,疫情感染的风险高。为此,我部制定了十余项工作指南,涉及外防输入的就有六件,并不断地进行修订和完善。其中,《港口及其一线人员新冠肺炎疫情防控工作指南》已经修订到第八版,《公路、水路进口冷链食品物流新冠病毒防控和消毒技术指南》正在修订第三版。我们根据疫情变化特点不断更新修订指南,目的就是指导交通运输行业更加科学、规范地做好疫情防控,就是要做到闭环闭严、封控封住。目前,各外贸港口涉及 13 个省(自治区、直辖市)约 2.5 万高风险岗位工作人员均已经做到集中居住、封闭管理、隔天检测。此外,我们在前期口岸一线工作人员疫苗"应接尽接"基础上,正积极推动为他们优先开展加强免疫接种。二是加强重点环节疫情防控。我部指导各地严格落实公路口岸出入境运输非接触式作业,强化港口登轮通道疫情防控，严格排查出入境交通工具的检疫、货物消杀、垃圾处置等环节的隐患漏洞，确保不留死角。我们还实施了重点任务落实情况的跟踪调度机制，确保防控措施落地、落细。三是加强口岸运输远端防控。我们通过双边、多边合作机制，与俄罗斯、蒙古、哈萨克斯坦等国的交通运输主管部门开展了积极有效的沟通磋商，进一步强化公路口岸出入境运输货物、车辆和驾驶员的防控措施，努力保障公路口岸出入境运输防疫安全。四是加强口岸货物运输保障。我部指导地方根据公路口岸实际情况，推动开展甩挂运输、接驳运输等非接触式运输方式，进一步优化口岸运输组织模式和作业流程，在确保疫情防控到位的前提下，缓堵保畅，努力提升公路口岸出入境货物的运输效率。同时，指导港口企业克服近期气象恶劣、作业人员短缺等实际困难，优化组织、挖潜增效，保障重点物资运输，切实维护国际物流供应链的稳定畅通。谢谢。

人民日报记者： 目前国外疫情仍处于较高流行水平，国内疫情呈快速发展态势，口岸机场仍然是我们应对外防输入的一道重要防线，能否给我们介绍一下近期如何做好机场的防控工作？谢谢。

韩光祖： 感谢您的提问。近期国际疫情形势严峻复杂，机场作为外防输入的主战场，疫情防控任务非常艰巨繁重。国务院联防联控机制综合组在近期印发了《全国机场疫情防控工作方案》，我们更新发布了《运输航空公司、机场疫情防控技术指南（第八版）》。民航主要从"人 - 物 - 环同防"三个方面进一步全面、系统地强化了机场各方面的防控工作。人防方面：一是强化重点岗位人员防控。对地面服务保障人员，要求国际国内作业场所分开、设施设备分开、工作人员分开、活动轨迹分开，并为高风险岗位人员提供专用工作休息区，对岗位防护要求、工作流程、健康监测等也作出了全面细化要求。同时加大对入境保障地面人员核酸检测的频次要求，坚持高风险岗位人员工作期间每隔一天开展一次核酸检测,其他人员每周开展2次核酸检测。二是开展疫情防控知识和技能培训。建立常态化疫情防控培训机制,围绕相关防控政策和专业技术等内容开展系列形式多样的培训。线上线下相结合,理论培训和实战演练相结合,达到全员覆盖,全方位提升民航系统从业人员的疫情防控能力和水平。物防方面:一是分级分区管理入境货物。根据冷链、非冷链,以及货物始发地疫情形势,对入境货物的装卸、转运、储存等进行分级分区管理。对高风险货物做到专区存放、专车转运、专人处置。二是加强入境货物消毒。全面加强对入境行李、货物、邮包等消毒工作。在货舱、客机腹舱内实施气溶胶喷雾消毒,同时对进口冷链食品、高风险非冷链集装箱货物开展抽样核酸检测和预防性消毒。环境防控方面:一是严格航站楼分区管理。机场设置入境旅客专用通道、机组专用通道。同时针对发热旅客的处置,设置了专门的应急隔离场所。二是严格机场公共区域管理,加强对机场公共区域内的通风措施,严格落实旅客健康码查验、测温、登记等工作,引导旅客保持一米线间距。三是加强机场环境消毒。要求做好每个国际航班保障后候机楼内的环境、廊桥、设施设备的消毒,同时加大机场环境的预防性消毒力度和频次。谢谢。

封面新闻记者:当前国外疫情形势严峻复杂,仍处于较高流行水平,受冬季因素叠加影响,我国外防输入的压力也持续加大,请问国家移民管理局对于今冬明春疫情防控将采取哪些措施?谢谢。

刘海涛:谢谢您的提问。随着天气转冷,进入呼吸道传染病高发期,我国周边国家疫情流行加剧,外防输入的压力持续加大,口岸城市、沿边地区防控形势仍然严峻复杂。国家移民管理局坚持"外防输入、内防反弹"总策略,针对今冬明春疫情发展新情况、新特点,精准采取口岸边境防控措施,主要包括:一是从严从细做好边境口岸的巡逻查缉。针对冬季部分界江界河进入封冻期的情况,进一步加强疫情防控重点地段、路段、时段滚动排查。强化边境一线巡逻管控,严防循冰非法越境。针对冬季部分口岸季节性临时关停,加强口岸的值守管控、两翼巡防,严防不法分子借机偷渡越境输入疫情。针对岁末年初人员流动增多情况,加强边境通行道路疫情风险的评估,精准设置边境地区交通路网的查缉点,加大跨区域流动人员交通运输工具检查力度,严防疫情经边境流入我内腹地区。二是从严从实做好口岸分级分类管控。针对冬季节假日增多,人、车、物、货跨境流动增加的情况,精准采取口岸管控措施,坚持人、物、环境同防,持续强化国门到家门的闭环管理。在空港口岸,我们实行分区管理,做到国际国内隔离,员工和旅客分流,货运和客运分开,严防不同等级风险人员混流交叉感染。在水运口岸坚持非必要不登轮、不登陆、不搭靠,推行使用"移民边检登轮码",实行人员登离轮非接触数字化管理。联合加强锚地水域预警管控和小型船舶、流动渔船的监管,防止疫情经海上输入。在陆地口岸,我们会同有关部门严格落实人车分离、定线行驶、定点装卸、非接触式查验,严防疫情经员工、货物输入传播,统筹疫情防控和货运通关,优化通关流程,提高查验效能,确保跨境物流运输安全高效。三是从严从紧做好安全防护。针对新冠病毒在低温条件下存活更久,口岸边境一线工作人员染疫风险增大的情况,严格实施高风险岗位的执勤人员"两点一线""隔离监测"等封闭性管理措施,加强安全防护培训,实行上岗"四个到位",消杀"四个一",即凡上岗必须疫苗接种到位、防疫培训到位、防护装具穿戴到位、下勤洗消落实到位;出入境的证件"一证一消",台面、通道和高频接触查验设备设施"一班次一消杀",执勤和监管场所"一天一消杀",症状人员经停的场所"一事一消杀",高标准做好一线工作人员安全防护,确保口岸边境安全稳定。谢谢。

美联社记者:有一个偏向于长期的问题,我知道中国的"零容忍"政策有效遏制了疫情传播,但是也会对于人员流动多有不便,也会在某种程度上限制一些经济的发展,在什么样的标准和条件下,中国有没有考虑放弃或者停止"零容忍"政策,以便人员的自由流动。谢谢。

吴良有:谢谢您的提问。一年多来,我们始终坚持将人民至上、生命至上作为疫情防控工作的根本出发点和落脚点,全面落实"外防输入、内防反弹"的总体防控策略,建立了常态化精准防控和局部疫情应急处置相结合的工作机制。根据流调溯源的结果,国内发生了30余起本土的聚集性疫情,均是由境外输入引起的。我们做到了及时发现、快速处置、精准管控、有效救治,发现一起疫情就彻底扑灭一起疫情,确保完全阻断疫情传播,确保国内的疫情形势保持总体的平稳。实践证明,我们国家"外防输入、内防反弹"的总体防控策略和一系列的防控政策措施是符合国情和疫情防控的科学规律的,很好地统筹了疫情防控和经济社会发展。当前,全球疫情特别是我国周边国家的疫情波折反复、居高不下,今冬明春疫情防控形势复杂严峻,我们将继续坚持严格的疫情防控措施,筑牢"外防输入、内防反弹"的坚实屏障,巩固来之不易的防控成果。谢谢。

新华社记者:流调溯源显示本轮疫情大多是由陆路口岸输入病例引起的本土传播,请问,下一步对于加强口岸疫情防控工作有什么举措?谢谢。

吴良有:谢谢这位记者朋友的提问。刚才我提到现在全球的疫情仍在高位流行,病毒变异传播正在加速,我国的外防输入压力持续加大,口岸城市在严防境外疫情输入方面发挥了重要作用。党中央、国务院高度重视,对口岸防控工作作出了一系列的部署,强调要统筹抓好疫情防控和经济社会发展,外交、发展改革、公安、财政、交通运输、卫生健康、海关、移民等多部门和有关省份,全力支持包括瑞丽市、黑河市、额济纳旗等在内的各个口岸城市开展疫情防控工作,有针对性地解决当地群众生产生活中的急难愁盼问题。下一步,联防联控机制将继续在党中央坚强领导下,加大对口岸城市的疫情防控、经济社会发展和民生保障等方面的支持力度。同时督促各边境口岸特别是陆路口岸从严从紧落实各项防控措施,推进疫情防控水平再提高,疫情防线再加固。一是严格入关管理。坚持陆路口岸"客停货通"原则,严格落实"人货分离、分段运输、封闭管理"。二是严防非法入境,加快边境人防、物防、技防建设,实现对非法越境高风险地段全覆盖。三是严格人员管理,强化入境人员远端防控要求,实行定点装卸货物,推广甩挂、接驳、吊装等非接触式货物交换模式。口岸高风险从业人员落实个人防护、闭环管理、核酸检测等防疫要求。四是严格进口货物管理。做好进口冷链食品和高风险非冷链集装箱货物监测检测和预防性消毒监督工作,最大限度阻断疫情经货物传播渠道。五是提高发现疫情的灵敏度。口岸城市要严格落实基层医疗卫生机构首诊负责制,建立完善疫情多点触发监测预警机制,做到"逢阳必报",加强发热门诊建设,加强城市药店、个体诊所的管理,确保日常风险人群定期核酸筛查制度的落实。六是提高发现扩散风险的灵敏度。对于陆路边境口岸城市旅游景点采取严格错峰预约限流措施,一旦发现风险立即采取熔断措施,暂停旅游活动。对于可能放大疫情的旅游景区工作人员、长途运输司机等加密核酸检测,加强健康监测。从本轮疫情看,旅游、婚宴等聚集性活动是造成疫情大范围扩散的重要因素。对此我们再次强调,对于展会、论坛等聚集性活动要按照"谁主办谁负责,谁审批谁负责"的原则,严格落实疫情防控的责任,能线上举办的尽量线上举办,减少因人员聚集和流动导致的疫情传播风险。同时也呼吁广大群众能够积极配合国家的防控措施,疫情期间尽量减少外出旅行,自觉控制聚餐聚会人数,婚丧嫁娶等活动尽量减少参加人员,不大操大办。大家共同为疫情防控贡献一份力量。谢谢。

中央广播电视总台财经节目中心记者:我国多地开展了疫苗加强针接种工作,目前加强针只针对3种灭活疫苗和一种腺病毒载体疫苗,请问,接种了其他疫苗,例如重组蛋白疫苗或者国外接种的 mRNA 疫苗,是否还可以接种加强针? 请给我们介绍一下。谢谢。

王华庆: 谢谢这位记者提问。刚才你提到的 4 种疫苗,在我们国家前期接种中覆盖人群比例是非常大的,而且这 4 种疫苗也是国家批准附条件上市的疫苗。为什么选择这些疫苗开展加强接种,因为我们在前期还是积累了一定的数据。现在全球来说,都在推进新冠病毒疫苗的接种工作,涉及不同技术路线的疫苗。截至昨天,全球接种新冠病毒疫苗总剂次超过 71 亿,世界卫生组织也在考虑加强免疫的问题,包括一些其他国家围绕加强免疫也给出了相关接种意见。您提到的蛋白亚单位疫苗、其他的灭活疫苗以及在国外接种了 mRNA 疫苗和腺病毒疫苗的人群,我们现在也正在考虑,将来会根据数据收集情况还有疾病防控的需要,当然也要考虑到疫苗供应的情况,会研究决定这些人是不是要进行加强,用什么疫苗加强。这些问题都在研究过程中。谢谢。

香港经济导报记者: 提问刘海涛司长,一直以来国家移民管理局严厉打击非法出入境活动,在防范疫情经非法渠道输入方面采取了诸多的举措,请问是否会采取进一步的措施加大打击力度,防范疫情输入风险? 谢谢。

刘海涛: 谢谢这位记者的提问,为防范疫情经过非法渠道输入境内,国家移民管理局始终坚持依法严打的方针,出重拳、下重手,严厉防范打击非法出入境违法犯罪活动。2021 年以来,全国移民管理系统共侦办妨害国(边)境管理犯罪的刑事案件 14 973 起,抓获犯罪嫌疑人 35 777 人,查获偷渡人员 36 921 人。在严打严控下,非法出入境活动有效遏制,出入境管理环境有效净化,外防输入防线更加严密。针对今冬明春跨境违法犯罪活动的新动向,国家移民管理局将进一步深化集中打击妨害国(边)

境管理犯罪专项斗争,坚决阻断疫情经违法犯罪渠道输入传播。一是集中追捕妨害国(边)境管理犯罪在逃重要犯罪嫌疑人,坚决将在逃的团伙头目、幕后组织者、运送者、骨干分子追捕归案,依法予以严惩。二是严打整治边境地区"偷引带"人员,动态摸排管控重点人员、重点场所,重拳打击为非法出入境人员提供接应、中转、藏匿的"黑摩的""黑出租""黑摆渡""黑导游",严打盘踞在边境地区和非法就业黑市场的团伙骨干,严防非法出入境活动带入疫情。三是集中打击破坏边境设施违法犯罪活动。严打严惩故意毁坏边境设施、偷挖地洞、乱开通道、私搭界河浮桥等不法行为,严防因拦阻设施被破坏弱化,形成疫情防控薄弱点位。谢谢。

第一财经记者: 目前中国启动了新冠病毒疫苗加强针的工作,建议完成全程接种 6 个月的人群可以接种,对于完成全程接种远超过 6 个月的人群,这个时候接种加强针对于免疫效果是否有影响? 谢谢。

王华庆: 谢谢这位记者的提问。目前关于加强针规定的间隔 6 个月以上,是根据前期临床研究的一些结果,还有专家论证确定下来的。根据过去使用其他疫苗的经验,如果说间隔增加了,实际上它的总体免疫效果不会受到太大影响。但是我们也要考虑如果间隔的时间越长,我们现在看到随着抗体水平在下降,一旦有传染源暴露的时候,可能感染的风险会增加。所以在这种情况下,我们建议大家按照间隔的时间要求尽快地开展加强免疫接种工作。当然,我们对免疫程序的制定、研究,随着研究数据的不断积累和后续一些工作的开展会不断地进行完善。谢谢。

凤凰卫视记者: 10月中旬以来国内多点散发本土疫情,很多病例都有口岸旅居史,各边境口岸对重点人群是否已经开展了加强免疫,目前全国对重点人群开展了怎样的加强免疫,进展如何? 谢谢。

吴良有：谢谢这位记者朋友的提问。根据国务院联防联控机制部署，近期各地已经启动了新冠病毒疫苗加强免疫接种工作。根据疫情防控的需要，我们确定了新冠病毒疫苗加强免疫的重点人群，主要包括机场、口岸、边检、医院等工作人员以及 60 岁以上人员等感染高风险人群和关键岗位人群。除了这些重点人群外，各地还可以结合本地实际和疫情防控需要，扩大加强免疫的人群范围，对其他符合条件并且有接种需要的人群也提供加强免疫接种的服务。截至目前，已经完成加强免疫接种 3 797.3 万人。为了指导各地各有关部门做好重点人群的加强免疫，我们已经对相关工作作出具体安排，要求各地落实属地责任，指导相关部门加强工作对接。相关行业主管部门落实管理责任，明确本行业的接种要求，与地方密切配合，共同做好重点人群的组织接种工作。感染高风险人群和关键岗位人群的加强免疫工作，原则上由单位统一组织实施。我们将继续指导各地加强组织实施，规范接种要求，确保接种安全，着力推动实现重点人群的"应接尽接"。谢谢。

红星新闻记者：当前境外疫情仍在蔓延，国内常态化疫情防控形势仍然艰巨繁重，船员是国际物流供应体系的重要一环，交通运输部在做好船员换班工作方面有哪些最新的部署安排，怎样保障他们的生命安全和身体健康？谢谢。

周旻：谢谢您的提问。航运是国际货运的主渠道，我国对外贸易运输的95% 以上是通过航运完成的。11 月 4 日，习近平总书记向 2021 北外滩国际航运论坛致贺信时指出，航运业是国际贸易发展的重要保障，也是世界人民友好往来的重要纽带。在全球新冠肺炎疫情蔓延的情况下，航运业为全球抗击疫情、促进贸易复苏、保持产业链供应链稳定发挥了积极作用。船员是保障航运业稳定运转的关键力量，为维护国际物流链稳定畅通作出了积极贡献。疫情发生后，他们的工作环境和生活环境都发生了变化,作出了巨大的努力和牺牲。我部高度重视、非常关心船员群体利益保障工作,2020 年以来持续会同有关部门采取积极有效的措施,保障船员生命安全、身体健康和他们的合法权益。一是制定了《船舶船员新冠肺炎疫情防控操作指南》,目前已经更新到第七版,及时为船员做好疫情防控工作提供了有针对性、可操作性的指导。二是指导各航运企业、船员服务机构落实船舶船员疫情防控主体责任,督促船员做好在船期间自我防护,配足、配齐船上设施设备和防疫物资,保证船舶物料、船员膳食和生活必需品的供应,及时解决船员合理诉求。三是积极协调有关部门、地方政府和航运企业、船员服务机构,为国际航行船员接种新冠病毒疫苗提供便利。自 2020 年 4 月以来,全国已累计完成国际航行船员换班 31 万人次,救助伤病船员 1 823 人次。解决好船员换班、救助问题,保障好船员的生命安全和身心健康,需要多方合力。我们将会同外交、卫生健康、海关、移民等部门,继续全力协调各港口所在地人民政府,及时回应船员的换班申请,统筹配置相应医疗资源,就地及时做好伤病船员紧急救助工作。谢谢。

香港中评社记者:我们注意到中国民用航空局日前更新发布了《运输航空公司、机场疫情防控技术指南(第八版)》,在当前常态化防控的背景下,更新后的《技术指南》对于保障旅客安心出行提出了哪些新要求、新举措?谢谢。

韩光祖:感谢你的提问,也感谢你对民航疫情防控工作的关注。根据病毒变异株的特点和疫情形势变化,中国民用航空局 2021 年 9 月 23 日修订发布了《运输航空公司、机场疫情防控技术指南(第八版)》,强化了旅客从进入候机楼、登机前、飞行过程中和到达后的全流程防控措施。机场的防控措施在前面我已经提到了,下面我简要介绍一下航空公司相关的保障措施。对于国际客运航班,一是要求各航空公司持续做好远端健康码查验、机上应急隔离区设置和客座率限制要求。实施分区服务、引导旅客单双列分批次用餐、按规定清洁消毒盥洗室、做好人员防护和航空器消杀等各项防护措施。二是严格执行国际客运航班熔断措施。2021年以来，中国民用航空局累计对输入风险较高的入境国际客运航班实施了212次熔断，熔断航班475班。对于国内航班，一是在航班分级防控措施上提出更精准、有效的适时动态调整方案，对始发地城市存在高风险地区的航班提高了防疫要求，按照国际中风险航班的风险等级采取相应措施。二是航班始发地所在城市范围内有中高风险地区时，机上会预留右后三排座位作为应急事件处理隔离区。当机上有发热、乏力、咳嗽等症状的可疑旅客，航空公司可按照机上应急处置程序进行有效应对。近期国内局地仍有散发病例和聚集性疫情，在这里我们也提醒各位选择乘机出行的旅客，出行前提前查清出发地和目的地的疫情防控要求，出行过程中提高自我防护意识，做好戴口罩、勤洗手、保持社交距离等措施，配合机场、航空公司做好体温检测、健康码和核酸证明的查验工作。同时，按照机场和航空公司工作人员的指引，做好登机前手部消毒、机上不换座、减少不必要的走动、有序使用盥洗室等各项工作。希望通过大家的共同努力，为旅客出行提供安心、舒心的保障。谢谢。

主持人：谢谢。今天发布会相关部门的几位嘉宾为我们介绍了进一步做好外防输入的相关情况，后续我们还将就疫情防控继续举办新闻发布会，也欢迎大家继续关注。今天发布会到此结束，谢谢大家！

国务院联防联控机制就进一步做好冬春季
疫情防控工作有关情况举行发布会

（第 26 场）

一、基本情况

时 间	2021 年 11 月 13 日
主 题	介绍进一步做好冬春季疫情防控工作有关情况
发布人	教育部防控办主任、体育卫生与艺术教育司司长　王登峰
	国家卫生健康委疾病预防控制局副局长　吴良有
	国家卫生健康委医政医管局监察专员　郭燕红
	海关总署卫生检疫司司长　林伟
	中国疾病预防控制中心消毒学首席专家　张流波
主持人	国家卫生健康委新闻发言人、宣传司副司长　米锋

二、现场实录

主持人：各位媒体朋友，大家下午好！欢迎参加国务院联防联控机制举办的新闻发布会。本周，全球新冠肺炎确诊病例超过 2.5 亿例，一些国家新增确诊病例数接近或超过此前高点，我国外防输入压力持续增大。截至目前，本轮疫情波及全国 21 个省（自治区、直辖市）。随着冬季来临、气温降低，新冠肺炎疫情与流感等呼吸道传染病叠加流行的风险增加。要坚持"外防输入、内防反弹"的总策略不动摇，坚持"动态清零"的防疫目标，做到及早发现、快速处置、精准管控、有效救治，确保疫情不出现规模性输入和反弹。要强化口岸城市疫情防控,做好人、物、环境同防,严控源头防输入。要始终做好个人防护,坚持戴口罩,勤洗手,多通风,少聚集,出现发热、咳嗽等症状,及时就医。要继续推进疫苗接种工作。截至 2021 年 11 月 12 日,全国累计报告接种新冠病毒疫苗 23 亿 7 271.3 万剂次,完成全程接种的人数为 10 亿 7 384.5 万人。今天发布会的主题是:进一步做好冬春季疫情防控,我们请来了:教育部防控办主任、体育卫生与艺术教育司司长王登峰先生,国家卫生健康委疾病预防控制局副局长吴良有先生,国家卫生健康委医政医管局监察专员郭燕红女士,海关总署卫生检疫司司长林伟先生,中国疾病预防控制中心消毒学首席专家张流波先生,请他们共同就大家关心的问题来回答媒体的提问。下面,请各位记者朋友提问,提问前请先通报所在的新闻机构。

中央广播电视总台新闻新媒体记者:就像刚刚主持人说的,本轮疫情已经涉及 21 个省(自治区、直辖市),请问目前最新的情况如何? 预计未来的发展趋势又如何呢? 谢谢。

吴良有:谢谢记者的提问。目前,全国疫情整体趋于平稳,前期受疫情影响的多个省份疫情已得到了有效控制,成功阻断了病毒的传播。黑龙江黑河、河北石家庄、河南郑州、四川成都等地的疫情正逐步得到控制。辽宁大连、北京、江西上饶、云南德宏等局部地区的疫情仍需关注。其中,大连疫情近日发展较快,目前处于胶着期,市内个别乡镇和街道出现社区传播,病例主要集中在庄河市,没有扩散到大连市之外的地区。北京 - 吉林关联疫情的感染人数局限,风险场所和风险人群的调查与管控措施正有序进行。本轮疫情发生以来,病毒的传染性强,疫情涉及的省份多。各地各部门坚决贯彻落实党中央、国务院的决策部署,迅速行动,担当尽责。国务院联防联控机制综合组及时派出前方工作组,指导疫情发生地区有序开展核酸检测,快速排查风险场所人群,强化重点人员的隔离管控,狠抓医疗救治和感染防控。陕西、内蒙古、甘肃、青海、宁夏、湖北、湖南、山东、江苏、浙江、贵州、重庆等省(自治区、直辖市)的疫情基本都在一个潜伏期左右得到控制。目前,大连、黑河、成都、石家庄、上饶、瑞丽等重点地区仍有国务院联防联控机制综合组派出的工作组在当地指导疫情处置。国家卫生健康委将密切关注各地疫情形势,继续指导各地落实好防控措施,全力以赴控制疫情扩散蔓延,坚决巩固来之不易的防控成果。谢谢。

香港中评社记者:随着冬季到来,学校疫情防控成为大家关心的问题。此外,当前已经进入了季节性呼吸道疾病多发期,为做好校园冬季疫情防控和其他传染病多病共防,教育部有哪些部署?谢谢。

王登峰:谢谢记者的提问。进入秋冬季,像刚才吴良有先生介绍的,疫情目前还没有完全控制住,又加上冬季呼吸道疾病多发,所以如何多病共防是当前教育系统的一项重要任务。目前,教育部主要做了以下三个方面的部署:一是要做到"三严"。第一是严把入校关。从疫情出现以来,我们采取的各项措施中,其中首先是要把好校门。所有的师生进校的时候都要做体温检测,而且都要关注他们的健康状况和旅行的轨迹,这是把好校门的问题。第二是在校内严格落实疫情防控各项措施,严格按照国家卫生健康委和教育部印发的关于《高等学校、中小学校和托幼机构新冠肺炎疫情防控技术方案》,做到在校内所有的场所、所有人员聚集的地方都要严格落实疫情防控的各项措施,防止在校内出现感染。第三是一旦学校涉疫,就要严格落实疫情防控的应急预案,做到应隔离的尽快隔离,也要防止校园疫情向社会其他方面关联。二是做到"两实"。第一是严格落实疫情防控的应急方案,每个地方、每个学校都要做好疫情防控的应急预案,一旦出现问题就要及时启动。刚才我们讲涉疫的学校,他们就是严格按照疫情防控的应急预案来推行。第二是各校落实广泛开展爱国卫生运动,把冬季传染病和其他疾病、食品卫生、校园安全作为整体来统筹推进。这两个方面的落实,是确保校园安全稳定非常重要的措施。三是做到"四个保障"。第一是各级各类学校疫情防控的各项措施、各项举措都要融入属地的疫情防控总体布局中来。学校的疫情防控,都要在属地的统一部署、统一管理之下来推进,这是国务院联防联控机制一个总体的要求。从联防联控来讲,校园应该是联防联控的一个重要环节,所以一定要在属地的统一部署下、统一的支持指导下做好校园的疫情防控工作。第二是把当地的疫情防控形势和应急预案有机结合起来,做好疫情防控的物资储备和各项后勤保障安排。同时还要随时准备一旦出现疫情,启动在线教育、在线教学。第三是要加强家校协同。从最近几次校园出现疫情的情况来看,几乎全部都是学生在跟他们共同居住人的接触过程中受到影响而带到校园里的。因此,校园的疫情防控跟整个社会的疫情防控是紧密相关的,所以家校的协作就变得尤为重要。特别是进入冬季以后,家庭成员或者共同居住的人如果出现感冒发热,或者进出过涉疫的地区,这些情况各级教育行政部门、各校都要及时掌握,按照实际的情况和当地的疫情防控要求对学生及其共同居住的人采取相应的措施。第四是全力推进疫苗的接种。按照知情、自愿和同意的前提,我们鼓励各地各校广泛组织、广泛宣传,鼓励所有的师生及时接种新冠肺炎疫苗。这样的"三严""两实"和"四保障"是我们秋冬季时期校园防控最主要的部署,也是各地正在认真贯彻落实的工作方案。谢谢。

凤凰卫视记者:在乘坐公共交通工具时,有时手难免碰到门窗、座椅、拉环等部分,也有可能与其他乘客发生肢体上的碰触,这样的情况下,手很难进行及时的清洁和消毒。请问现在市面上的消毒纸巾、消毒喷雾以及免洗洗手液能否很好地达到消毒效果,在选购时应该注意什么?谢谢。

张流波：谢谢记者朋友。关于消毒剂、消毒湿巾能不能让手干净，这个问题首先应该是很肯定的回答，是可以的。我们要让手干净卫生，主要有两种方式，一种是用流动水洗手，另外一种就是擦手消毒剂。用流动水洗手时，我们一般要对手掌、手背、手指缝、手指尖、大拇指这些部位都进行彻底的清洗，这时候步骤要求是比较严格的，而且要有足够的清洗时间和力度，相对来说比较烦琐。我们常常说六步洗手，六个方面都要洗到。如果天气比较热，把袖子撸起来，手腕、肘部也会受到污染，如果接触到了可能的污染物也要洗，这时候就是所谓的"七步洗手"了。"七步洗手"比较麻烦，一般出门在外的时候，就像刚才记者问到的，实际上很难做到，因为没有流动水的水源，这时候我们需要用手消毒剂来擦拭双手。手消毒剂揉搓双手的时候，这六个部位或者七个部位也要揉搓到，揉搓起来还是比较方便的，所以用手消毒剂来做手的消毒，一般来说比较容易实施，条件要求得不那么高。出门在外的时候，擦手消毒剂应该是一个不错的选择。手消毒剂应该用含酒精的，这样作用时间比较快，能够很快达到消毒的效果。当然，也有一部分人可能对酒精过敏，这时候也可以用无醇的手消毒剂。如果在外面手比较脏了，又没有流动水洗手，就可以用消毒湿巾来擦拭双手，把手擦干净，消毒湿巾上也有消毒成分，能够达到让手部消毒的效果。谢谢。

中新社记者：本轮疫情之中，像黑龙江、甘肃等地报出来很多重症病例，想问一下，截至目前这些重症病例的救治情况如何？另外，根据之前的报道说，这次疫情涉及的老年患者比较多，重症比例比较高，但是近期在郑州等地通报的感染者之中有很多是未成年人，请问，根据不同年龄段患者的特点，我们应该如何分类施策进行医疗方案的制定？谢谢。

郭燕红：谢谢记者的提问。就像您说的，老年人和有基础性疾病的人是发生重症的高危因素。截至 2021 年 11 月 12 日 24 时，这一轮涉及 21

个省的感染者累计下来是 1 379 例,经过精心救治,现在有 300 多例已经治愈出院。这个过程中,累计下来有重症患者 85 例,经过精心救治,有 66 例都已经转为轻症,甚至有的已经治愈出院,对重症的救治,我们通过同质化、规范化的救治和专家的指导,以及"一人一策",治疗效果还是非常不错的。像大家所关心的甘肃,甘肃最开始重症患者比较多,总数累计达到 28 例,但经过积极的救治,有 25 例患者都已经转轻或治愈出院。内蒙古重症患者累计总数曾经达到 24 例,有 22 例已经转为轻症或者治愈出院。黑龙江重症的总数是 12 例,因为疫情发生时间比较短,治疗时间也相对比较短,现在有 6 例转为轻症或者出院,还有 6 例在继续治疗。所以,现在有 19 例重症患者仍在医院进行精心救治,整体病情还是非常平稳的。针对不同年龄段的患者救治,我们在诊疗方案中专门进行了分类诊疗方案的制定。比如,针对儿童我们有儿童的诊疗方案,针对有基础性疾病、老年这些高危因素的也有相应的诊疗方案的要求,为医疗救治提供规范化的指引。刚才记者也提到了,像郑州儿童病例比较多,其实在前不久,福建莆田的儿童病例也比较多,针对患儿的特点,一是治疗手段和药物剂量不同于成人,二是大部分儿童相对症状比较轻,多数是轻型和普通型,因此在治疗过程中,我们专门派出儿科的专家指导,同时当地也专门组织了儿童的医护团队来承担儿童诊疗的具体工作。儿童诊疗工作中,我们一方面是对症支持,另外一方面是保持充足的休息以及营养配餐,特别注重对儿童的照顾和心理的支持。对于有一些症状的,比如发热、咳嗽,我们一般优先选择中成药来改善孩子的症状。为了加强对患儿的人文关怀,我们特意在整个治疗中,比如有一些同班的孩子,尽量把他们安排在一起。比如有的是家庭聚集性的,建立家庭病房,这样的话给孩子最大化的人文关怀。我在莆田的时候遇到一例,老师和孩子都是阳性病例,我们有意安排班主任老师和孩子都在一个病房,给孩子最有效的心理支持。但有一些孩子没有相应的同伴或者家人,我们都专门安排了专业的医护团队来负责照顾孩子的起居,同时给他们最大化的心理关怀。对于老年人,特别是有一些基础性疾病的人,我们都及时派出了非常有经验的专家团队,第一时间赶到定点医院,指导当地的医护团队按照"一人一策"、多学科诊疗,对患者提供支持。所以在治疗过程中,一方面是多学科,另外一方面是及早地对有重症倾向的患者进行重点管理,同时还加强预警指标的监测,最大化地把措施实施在患者转重或者转危之前,也就是关口前移,给予患者最好的治疗。所以整体来讲,我们在治疗上,无论是对儿童还是对老人、有基础疾病的人,整体的治疗都是非常平稳的,效果也是非常好的,所以才有了在比较短的时间内有 60 多例患者已经转轻或治愈出院。从救治方面来讲,我们积累了一定的经验,在同质化、规范化诊疗方面,效果还是不错的。谢谢。

中央广播电视总台 CGTN 记者: 目前,全球疫情包括周边国家疫情还在持续加大,我们边境口岸城市面临的疫情防控压力也在持续加大,请问海关制定了哪些措施来做好疫情防控工作?谢谢。

林伟: 谢谢您刚才的提问。就像您刚才提到的,当前我国周边国家疫情形势严峻复杂,海关总署坚持"外防输入、内防反弹"总策略,按照国务院联防联控机制要求,部署全国海关毫不放松抓好陆路边境口岸疫情防控工作,坚决把疫情防控的各项措施落实落细落到位。一方面,我们严格落实陆路边境口岸"外防输入"各项政策措施,成立专项工作组,持续监测周边国家疫情发展态势,做到"一日一研判"。陆路边境口岸海关根据通关需求等实际情况,不断完善疫情防控工作方案和应急预案,做到"一口岸一方案"。陆路边境口岸海关坚决落实"客停货通""人货分离"等防控政策,推动地方实施"甩挂""接驳""吊装"等非接触式货物交接模式。对入境人员严格"三查三排一转运"等措施,完善对跨境司机、边民等高风险人群疫情防控工作链条,与地方联防联控机制无缝衔接,严格做到闭环管理。同时,我们也坚持人、物、环境同防,按照国务院联防联控机制工作方案,在口岸环节严格做好进口冷链食品和高风险非冷链集装箱货物的抽样监测检测和预防性消毒监督工作。严格落实国务院联防联控机制关于口岸高风险从业人员的管理要求,严格实施"两点一线""14+7+7"等封闭管理措施,始终保持海关口岸一线人员疫苗接种全覆盖,并持续推进加强免疫,从严、就高做好安全防护工作。另一方面,我们也加大对陆路边境口岸海关的支持力度,加强疫情防控和应急处置能力。在硬件方面,我们加强负压隔离室、快速检测实验室、P2实验室等设施的改造和提升,推动陆路边境口岸检测能力大幅度提高;加强移动P2实验室储备,做好在应急状态下驰援陆路边境口岸的准备。在人员方面,我们做好海关疫情防控人员"一线、预备、应急"三级梯队建设,确保在口岸突发公共事件发生时能够第一时间从周边海关抽调专业人员支援陆路边境口岸有关防疫工作。在经费、物资保障方面,我们继续加大对陆路边境口岸疫情防控经费倾斜力度,确保防控物资充足,全方位提升陆路边境口岸海关疫情防控能力和应急处置能力。谢谢。

财经杂志财经大健康记者:刚才提到全国迎来了新一轮降温,可能会给疫情防控增加难度。想请问一下我们在冬春季疫情防控和新冠病毒疫苗接种方面有哪些工作?谢谢。

吴良有:谢谢这位记者朋友。正像您提到的,近期全国多个地区出现了大幅度降温,给核酸检测、流调排查、社区管控等疫情防控工作带来了难度。不少专家也研判,2021年冬春季的疫情防控形势较去年将更为复杂。当然,我们在成功处置国内聚集性疫情的过程中也积累了很多好的经验和做法,冬春季疫情防控将重点围绕"早、小、严、实、准"五个方面开展工作。一是要抓"早"。坚持早发现、早报告、早处置,这是疫情防控的关键。要保持重点人群的"应检尽检"和发热门诊哨点的灵敏性,提高疫情监测的敏感性,发现报告的时效性以及应对处置的及时性。一旦发现本土聚集性疫情,迅速调集核酸检测、流调溯源、医疗救治等队伍赶赴现场,指导处置工作,赢得疫情防控的先机。二是要抓"小"。国家卫生健康委将会同有关部门指导各地按照"从严从紧"的原则,全面梳理风险点,结合自身的实际,细化完善防控工作实施细则,对于意想不到的情形,要求地方要及时报告、及时处置,不放过任何风险环节,不放过任何可能的疑点。三是要抓"严"。要严格按照相关技术规范组织开展入境人员的管理、闭环转运、隔离观察、核酸检测以及物品环境消毒,进口冷链食品管理等重点环节的工作。对于高风险人群,要严格实施闭环管理,加密开展核酸检测,坚决杜绝疫情的风险外溢。四是要抓"实"。医疗机构、旅游景点、交通场站、餐饮单位、宾馆酒店等公共场所要落实好查码、测温、戴口罩等要求,对于已经赋黄码、赋红码的人员,既要动员群众自觉地落实防疫措施,更要发挥好各基层社区还有公共场所验码查码的作用,排查到位,管控到位,坚决杜绝"脱管""漏管"的情况发生。五是要抓"准"。在快速处置疫情的同时,要突出精准科学,更加精准地判定密切接触者和次密切接触者,划定风险区域,在隔离管控时,对于风险人群要完善赋码解码规则,做到"快赋快解"。在区域协查时,要科学界定好时空关系、风险等级,避免发生"误伤"的情况。在服务保障时,要提供更有针对性的服务和关怀,着力提高群众的满意度,努力以最小的成本取得最大的防控成效,尽最大可能减少对经济社会的影响。关于新冠病毒疫苗接种工作,根据下半年新冠病毒疫苗接种的安排,还有冬季疫情防控工作需要,将继续推进重点人群的疫苗加强免疫和3~11岁人群的新冠病毒疫苗接种工作,对重点人群要实现"应接尽接"。目前,3~11岁人群已经接种了8 439.5万人,加强免疫已经接种4 944万人,我们将力争在12月底完成3~11岁人群的全程接种工作。同时,指导各地合理安排资源,统筹做好流感等呼吸道疫苗的接种工作,降低呼吸道传染病和新冠肺炎叠加流行的风险。各地也在结合实际情况,创新服务模式,合理设置接种单位,做好恶劣天气下的接种安排,方便群众接种。在这里也提醒大家,尽量提前预约接种,减少现场等待的时间,接种时合理增加衣物,注意防寒保暖,希望大家能够继续支持疫苗接种工作。谢谢。

新华社记者: 我的问题和校园疫苗接种有关,随着我国启动 3~11 岁儿童的新冠病毒疫苗接种,现在疫苗接种已经覆盖大、中、小学等所有符合接种条件的学生。请问,学校怎么配合做好宣传引导工作?谢谢。

王登峰: 感谢记者的提问。刚才您也说到了,大、中、小学正在按照国家的统一部署,稳步推进新冠病毒疫苗的接种工作。目前,18 岁以上的学生新冠病毒疫苗接种已经达到了 95% 以上。刚才吴良有副局长介绍 3~11 岁的孩子已经接种了 8 000 多万人,1.6 亿人的 3~11 岁孩子已经有一半开始接种了,所以这是一个很好的成绩。从新冠病毒疫苗的接种,特别对于 3~11 岁以及 11~18 岁这个年龄段的孩子来讲,和国家整个疫苗接种的方针是一样的,就是知情、自愿和同意的前提。所以从学校来讲,要做的工作有以下几方面:第一是要让所有的师生,包括学生的家长要"知情"。知情就是要通过科普宣传,让所有的学生和家长了解新冠病毒疫苗的安全性、有效性以及个人接种疫苗对整个学校、家庭、个人的保护作用。第二是要求学校要积极配合做好新冠病毒疫苗接种的各项组织和后勤保障工作。特别对于未成年人来讲,新冠病毒疫苗的接种要由监护人陪同,如果有些地方要在校园里实施疫苗接种,学校要做好这方面的后勤保障工作。第三是对于儿童青少年,接种疫苗对他们来讲可能是一件很让人害怕的事情,所以从教育系统来讲,要通过学校对孩子进行心理疏导,减轻他们对接种疫苗的恐惧。我们经常看到有的孩子打一个疫苗会哭半天,从学校来讲,其实是可以通过心理辅导去帮助学生,帮助这些儿童青少年减轻焦虑和紧张,这也是一个非常重要的方面。最后,对于儿童青少年接种疫苗,要给予学生家长更多的自主选择机会。如果学生和家长在知情、自愿、同意的情况下,学校要配合他们做好接种疫苗整个过程的服务和保障工作,让青少年能够安全、自愿地接种新冠病毒疫苗。谢谢。

中央广播电视总台央视社会与法频道记者:疫情防控可以说是不见硝烟的战场,其中医务人员是距离危险最近的人,在本轮疫情中已经发现有多名医务人员确诊。请问,医务人员在工作当中应该如何做好个人防护?国家卫生健康委近期采取了哪些措施来强化院感防控及定点救治医院的管理工作?此外,甘肃省此前有3名卫校学生在救援一线核酸采样时被感染,这种情况如何避免?谢谢。

郭燕红:谢谢这位记者的提问。正像这位记者所提的那样,医务人员由于每天要和患者接触,从事医疗服务的整个过程,是职业暴露的高风险人群,也是发生感染的高风险人群。因此,我们高度重视医务人员预防和控制感染的各项工作,包括院内交叉感染的预防和控制工作。在医务人员的预防感染过程中,我们强调四个方面:第一,要完善制度。各个医疗机构从管理到临床一线,要建立一系列的预防和控制医院感染的规章制度。第二,细化技术规范。对于临床中的一些操作,包括工作流程,都需要有一系列的技术指南和规范来进行指引。第三,加强全员培训。医院感染的预防与控制涉及整个工作过程,以及医疗机构的各个环节,所以全员的培训,特别是一线医护人员的培训非常重要。让他们在工作中能够自觉执行和落实相应的操作规范。第四,加大监督、指导、检查的力度,针对薄弱环节、针对问题不断进行改善。大家也注意到,作为新冠病毒特别是变异的德尔塔毒株传染性非常强,而且病毒载量特别高,医务人员长期在一线工作,发生职业暴露的风险也高,所以有一些医疗机构发生了医务人员的感染。我们针对凡是因相关规章制度没有落实发生医务人员感染的医疗机构,发现一起通报一起,在全国进行通报,也让其他的医疗机构从中汲取教训,引以为戒,举一反三。在落实相关预防和控制医院感染过程中,定点医疗机构是其中一个重要环节,因为定点医疗机构主要是负责确诊患者的收治工作,所以医院感染工作就更为重要。对定点医疗机构首先落实投入的责任,对医院感染的防控,建筑布局、通道以及房间的设置,都需要有硬件的投入,所以在这方面我们要求地方要选择综合能力强,而且能够达到医院感染防控要求的医疗机构作为定点医院。我们对定点医院有一揽子的评估要求,地方卫生行政部门要按照评估要求选择符合条件的定点医院。其次,加大对所有医务人员,包括在一线工作的其他专业人员的闭环管理。在闭环管理当中,确保所有的医务人员的健康监测到位,并加密核酸检测,最大化地甄别和发现潜在感染的风险。三是加大对所有定点人员上岗前的培训。所有的医务人员在上岗前都要经过规范的培训,考核合格方能上岗。同时,在培训过程中,着重对防护物品的使用、防护技术的应用等方面进行精心安排。刚才记者提到,有些地方出现了在核酸采样过程中使用非卫生专业技术人员,有的还是卫校的学生,在这点上,其实我们在文件中都已经做了规定。因为核酸采样以及核酸检测,专业性和技术性比较强,还涉及生物安全问题,因此我们要求非卫生专业技术人员是不能够直接从事核酸采样和检测工作的,只有医生和护士等专业技术人员才能够做这项工作,而且在工作过程中要遵循相关技术规范、指南要求来确保安全,防止交叉感染。谢谢。

香港经济导报记者: 请问对于商场、超市、影剧院等室内空间应采取哪些消毒措施,以防范疫情交叉传播? 谢谢。

张流波: 谢谢,这个问题也是大家所关注的。商场、超市都和老百姓的日常生活密切相关,所以在低风险地区,还是应该要正常营业。作为顾客,这些地方是要去,但是我们可以尽量减少去的机会和时间,进去是买东西,不是逛商店。商场、超市、影剧院这些室内公共场所,要加强防控工作，至少应该注意以下七个方面的问题。一，对重点部位、重点物品，要加强消毒。如购物车、购物篮应该是用一次消毒一次，循环消毒。像门帘、电梯按钮、自动扶梯、柜台台面等地方应该增加清洁消毒频次。地面、墙壁这些地方要定期做好消毒工作。二，关于中央空调。不管是全空气系统，还是风机盘管＋新风系统，都应该使用空气净化消毒装置，对回风进行消毒处理，否则应该采用全新风模式。单纯用最大新风量运行的，只是不具备条件的一个过渡阶段，应该尽早用全新风，或者对回风进行消毒以后再运行。三，服务人员应该全程接种疫苗，应该有健康申报制度、体温检测制度，要及时发现可疑的症状。四，对顾客应该进行健康扫码登记，便于追溯。应进行体温监测制度，尽早识别可疑的可能感染者。在购物时应该保持一米以上的距离。哪怕是过秤、交款、排队的时候，都应该保持一米以上距离。五，在付款时应该尽量选用非接触的电子付款方式。六，不管是顾客还是工作人员，都应该戴好口罩，做好防护。同时，要做好手卫生。七，如果发现了可疑病例或密切接触者，应该及时向当地疾控部门报告，配合疾控部门采取相关的防控工作，在他们的指导下做好流调、隔离、消毒工作。谢谢。

南方都市报记者：请问在这次的新冠肺炎病例救治中，中医药发挥了什么样的作用？国家在中医药协同治疗方面有哪些安排？谢谢。

郭燕红：谢谢这位记者的提问。确实，在这次新冠肺炎患者的救治工作中，中医药发挥了非常重要的作用。我们的中医专家边救治边总结，筛选出了一批有效的方药，既有通用方，也有针对不同病情、不同症型的方剂，同时还有中成药。在治疗过程中，体现了辨病辨证的统一。一是对于轻型和普通型患者用药，以中医药治疗为主，特别是在改善患者的发热、咳嗽、纳差、乏力等临床症状中发挥了很好的作用。在这个过程中，中西医之间密切结合，西医方面，更多给予患者氧疗，对症支持，减少轻型、普通型向重症的转化。二是对于重症患者来讲，中医药发挥了很好的作用，中西医结合在一起，通过使用一些中医药，在退高热、促进肺部渗出的吸收等方面，能够起到非常好的作用。三是对于康复的患者，往往是肺部渗出有明显改善，没有特别的发热、咳嗽症状，加上两次核酸检测阴性，基本上患者就可以治愈出院。但往往患者还是有一些不太舒服，比如乏力、纳差、气虚等等，在这些方面，中医药在促进患者的康复方面也可以发挥非常好的作用。此外，针对无症状感染者，包括在隔离点集中隔离的密切接触者、次密切接触者，指导各地根据气候和人员体质不同来进行中医药的预防治疗。大家可以看到，从预防一直到轻症的治疗，重症的救治以及康复整个全过程，中西医结合、中西药并用，在这个过程中，我们建立了"四有"的机制，就是在定点医院当中，第一要有团队，要有中医的团队；第二要有机制，就是中西医协同的机制；第三要有措施；第四是有成效。这个过程中我们还建立了"四个联合"，第一是中西医联合组成国家级专家组；第二是在制定和完善诊疗方案中，中西医专家联合在一起，对诊疗方案不断地进行完善和修订；第三是对一线的救治工作进行指导会诊。刚才吴良有副局长也提到，只要疫情一发生，我们派出多个队伍，其中一个队伍是医疗救治队伍，其中既有西医中的重症、呼吸、感染等专家，也有中医的专家。这些专家对一线救治工作进行联合指导和会诊。第四是在救治一线也有中医专业的医务人员，中西医结合共同为患者提供救治。所以，在整个患者救治过程中，全程都体现了"中西医结合、中西药并重"的原则，整体效果是非常不错的，在这方面，我们积累了非常好的经验。其实不光是在新冠肺炎的救治当中，在其他疾病的救治当中，中西医结合也是非常重要的。谢谢。

中国教育电视台记者：我们注意到，本轮疫情在北京、郑州等地报告的病例当中都有中小学生，所以想请问，教育部门对此采取了哪些防控措施，如何避免疫情在校园内的传播呢？谢谢。

王登峰： 感谢记者的提问。对于中小学出现新冠肺炎疫情，首先要启动新冠肺炎疫情防控的应急机制。这是我们对所有学校的基本要求，各地各校其实已经做了充分的准备，宁可备而不用，也不可用时不备，应急预案首先就是要做到对涉疫的师生进行救治，同时对环境进行消杀，还要启动对相关密切接触者和次密切接触者隔离的问题，这些都要按照技术方案去严格落实。在采取完这两项措施之后，紧接着从对学校正常教育教学秩序来讲，如果需要停课，还要启动在线教学的方案。也就是说，如果学生不能够到校学习，特别对中小学生来讲，他们要回到家居家，这时候的在线学习就显得特别重要。而且在在线教育实施过程中，还要在在线课程中增加指导学生如何在家度过隔离的时期，以及除了上好文化课之外，体育课、艺术课、劳动课等，也要通过在线的方式，让孩子们在紧张的学习之余还能够像在校园一样，参加到相关的体育艺术活动中去。同时，也要给学生们提供一定的心理辅导和引导。如何防止疫情传入校园或者传出，我刚才已经回答了。目前，从整个学校的疫情防控来讲，我们本着"三严"的原则，一是严格防止疫情进校园，就是在校门管控和师生的健康监测、健康管理方面采取的相应措施。二是校内要严格落实相关技术方案，做好各项疫情防控的措施。三是，如果学校涉疫之后，不管是隔离还是在线教学，都要确保不要由校园再作为一个新的传染点引向校外，这也是涉疫学校疫情防控工作中特别关注的一个问题。前几天大家可能在新闻里看到了，某学校有一名学生是密切接触者，当学校了解这个情况之后，立即要求当时在校内的所有师生留在校内，组织进行全员核酸检测，在核酸检测结果没有出来之前，校园里只许进不许出。从校园来讲，一旦学校涉疫，除了要防止新冠肺炎疫情在校内传播之外，还要考虑到不能因为学校里的师生外出给社会带来新的威胁。这是我们对涉疫学校所采取的一系列措施。其他学校也要严格按照属地和相关疫情防控的要求做好落实。谢谢。

人民日报记者：现在快递已经成为我们日常生活中不可缺少的一部分了，尤其是"双十一"刚过，正是集中收发快递的时候，很多人会关注，收发快递是否存在传播新冠病毒的风险，以及我们应该如何防范这类风险？谢谢。

张流波：谢谢这位记者。快递现在大家比较关注，关于快递传播新冠病毒，应该同时满足这几个条件：第一，在收运快递的过程中被新冠病毒污染。第二，我们在收快递的时候，快递物品上面的新冠病毒还存活。第三，我们在接收快递时，受到新冠病毒的污染。所以，预防快递传播新冠病毒，也要从这三个方面着手。第一，设法避免污染：如中高风险地区暂停快递业务，暂不收取高风险人群、发热患者交寄的快递；快递员要加强健康管理，确保不被感染，不带病上岗；快递转运途中要做好保护，包装不直接暴露在外。第二，在收递快件后及集中分拣环节由快递公司对快递表面进行消毒处理。第三，我们在收快递时做好适度防护，戴口罩、手套，人员保持一米距离等。快递的表面包装要求不带入室内，确要带入时可以采用消毒湿巾六面擦拭消毒或进行喷雾消毒等。当然，要强调一点，我们处理完快递后一定要做好手卫生。谢谢。

主持人：时间关系，最后两个问题。

红星新闻记者：此前，国务院联防联控机制医疗救治组印发了《关于进一步强化当前新冠病毒核酸检测服务的通知》，各地要在近期内对核酸检测工作各项要求落实情况再部署、再检查，如今《通知》已经发布了半个多月了，请问针对《通知》中提到的各项要求，各地的核酸检测机构落实情况如何？另外，当前多地出现了散发疫情，请问现在各地的核酸检测能力是否充足？能否满足"应检尽检"和"愿检尽检"人群的需求？谢谢。

郭燕红：谢谢这位记者的提问。核酸检测是我们落实"四早"的关键措施。2021年10月22日，国务院联防联控机制医疗救治组专门对全国加强核酸检测服务工作进行了再部署、再要求。从文件发布以后到现在，各地做了大量工作，在有关能力建设、合理布局、提高效率、优化服务等方面多措并举。第一，加强了核酸检测机构的合理化布局。进行网格化管理，让老百姓能够就近寻求到核酸检测服务。在这个过程中，各地纷纷用各种形式进行社会公开，有的是在网站上公开了机构的名称、地址、服务时间，向公众告知。有的采用了地图、电子导航技术，让老百姓了解核酸检测机构的分布，就近得到核酸检测服务。第二，优化了核酸检测服务。比如，很多机构都开展了线上预约服务，同时延长了检测的时间，拉长了班次，有的还增加了检测的号源，满足老百姓"应检尽检""愿检尽检"的要求。特别是很多机构都开展了24小时的检测服务，最大化地满足人民群众核酸检测的需求。第三，大大缩短了结果反馈时间。对于重点人群，我们已经实现了6小时以内反馈核酸检测结果。对于"愿检尽检"的人群，部分地区已经实现了6小时以内出具检测结果，而且有些地方通过线上的方式，能够让大家在手机端，甚至在健康宝上就能够及时查到检测结果，而且还能够打印检测报告。第四，不断提升核酸检测的质量。核酸检测这项工作技术性很强，因此为保证检测质量，每一个核酸检测机构都要加强室内的质控。同时，我们通过国家临检中心和省级临检中心，对每一个开展核酸检测的机构进行了室间质评，像国家的质评目前已经做了9次，并将检测结果及时反馈到相应检测机构。省内也加大了室间质评的频次，最大化保证核酸检测的质量。我们都知道，一旦发生疫情，各地都第一时间启动全员核酸检测，力争在最短时间内锁定感染范围，同时加快有关疫情防控的各项措施。我们要求500万以下人口的城市，要在两天以内完成全员核酸检测；500万以上人口的城市，要在三天以内完成全员核酸检测。各地要按照上述要求对核酸检测能力储备、采样人员安排、实验室检测安排、样品转运安排等做出预案。

一旦发生疫情,启动全员核酸检测过程中,势必会有一些城市、地区的核酸检测能力一时不能满足需求,我们会启动省内及省外调集力量的机制,最大化地支持和满足疫情发生地全员核酸检测的需求。同时,还有一项工作非常重要,就是信息化的支持。我们正会同相关部门对核酸检测信息系统进行评测优化,一旦发生疫情,在启动全员核酸检测的过程当中,用以对采样、转运、检测、信息反馈全流程提供信息化支持。通过信息化的手段,在提高效率的同时,也能够提高整个核酸检测过程的协同性,并实现精准的结果反馈。谢谢。

中国青年报记者: 目前疫情发生区域学校已经停课,是否会考虑像2020年春季学期一样全面开展线上教学?受目前疫情影响,很多家长在讨论,学生特别是大学生会提前放寒假吗?谢谢。

王登峰: 感谢这位记者的提问。从涉疫学校和个别疫情反复比较大的地方,目前确实已经开始中小学的停课。出现疫情的个别高校也进行了封闭式管理,采取在线教学的方式就显得尤为重要,但还没有必要全面开展线上教学。目前的情况只是对涉疫学校和需要暂停上下学的地方及时启动在线教学。经过这两年,我们对疫情防控已经积累了非常丰富的经验,根据疫情防控的要求,随时可以启动各级各类学校的在线教学,这方面的资源是非常充足的。我们经过这两年努力,在线教学的资源和课程设置,都已经做得非常周到了。在线课程不仅仅是文化课,还包括体育课、艺术课、心理辅导、疫情科普知识等。现在到了冬季,很多地方已经开始在谋划寒假的安排。实际上从10月份教育部就发出通知,要求各地各校根据疫情防控的要求、属地政策安排、学校的学习情况、课程进展情况等及早谋划今年寒假的安排。从目前来看,我们还是要按照这样的总基调来推进。特别是北方天气比较寒冷,寒假时间比较长,可能有些学校已经开始在策划了。是否提前放寒假,第一是要看疫情形势的发展,第二是要根据属地对疫情防控措施各方面的要求,既包括疫情防控的举措,也包括一旦放寒假,高校学生可能要离开当地回乡,要同时考虑高校所在地和生源地两个地方疫情防控的要求。我们要根据各地各校的实际情况,鼓励所有的高校在属地管理的前提下,结合校园防控的要求,以及课程进展的情况、学习安排的情况,由各地各校进行自主决定。我们也希望大家都关心和支持疫情防控工作,对于提前放假或者推迟放假的情况,都应该理解和支持。谢谢。

主持人: 谢谢王登峰先生。今天的发布会几位嘉宾为我们介绍了当前疫情防控形势和医疗救治的一些情况,还介绍了学校等重点场所的疫情防控、疫苗接种等情况,也给我们交流了一些消毒的常用知识,再次感谢各位嘉宾。后续我们还将继续举办新闻发布会,欢迎大家继续关注。今天的发布会到此结束,谢谢大家。

国务院联防联控机制就进一步做好冬春季疫情防控工作有关情况举行发布会

（第 27 场）

一、基本情况

时　　间　2021 年 11 月 20 日

主　　题　介绍进一步做好冬春季疫情防控工作有关情况

发布人　教育部防控办主任、体育卫生与艺术教育司司长　王登峰

　　　　国家卫生健康委疾病预防控制局副局长　吴良有

　　　　国家卫生健康委医政医管局监察专员　郭燕红

　　　　国家卫生健康委基层卫生健康司副司长、一级巡视员　诸宏明

　　　　市场监管总局食品经营监管司副司长　刘洪彬

主持人　国家卫生健康委新闻发言人、宣传司副司长　米锋

二、现场实录

主持人：各位媒体朋友，大家下午好！欢迎参加国务院联防联控机制举办的新闻发布会。截至目前，本轮本土疫情波及的省份中，有 8 个省份连续 14 天以上无新增本土确诊病例。额济纳、黑河、大连等边境口岸城市疫情得到快速有效处置。多个省份在一个潜伏期左右控制住疫情。全国本轮疫情整体上进入扫尾阶段。近期全球新冠肺炎新增确诊病例连续五周反弹，我国外防输入压力持续增大。要继续巩固落实现有防控政策，加强口岸地区防控能力建设，守好外防输入第一道防线，落实"四早"要求，坚决

做到发现一起、扑灭一起,最大限度减少对群众生产生活的影响。要继续推进疫苗接种工作。截至 2021 年 11 月 19 日,全国累计报告接种新冠病毒疫苗 24 亿 2 290.8 万计次。完成全程接种的人数为 10 亿 7 630.8 万人。今天发布会的主题是:进一步做好冬春季疫情防控,我们请来了教育部防控办主任、体育卫生与艺术教育司司长王登峰先生,国家卫生健康委疾病预防控制局副局长吴良有先生,国家卫生健康委医政医管局监察专员郭燕红女士,国家卫生健康委基层卫生健康司副司长、一级巡视员诸宏明先生,市场监管总局食品经营监管司副司长刘洪彬先生,请他们共同回答媒体提问。下面请各位记者朋友提问,提问前请先通报所在的新闻机构。

新华社记者: 根据国家卫生健康委每日公布的疫情数据来看,当前除了大连及个别地区还有新增病例报告外,其他地区都已没有本土新增确诊病例的报告。请问当前我国的疫情形势如何?谢谢。

吴良有: 谢谢这位记者朋友的提问。刚才米锋副司长已经介绍,目前全国的疫情整体呈现向好的形势,多省疫情均已得到控制,除了辽宁省大连市以外,其他省份近日仅个别地方有零星病例报告,病例主要来自集中隔离点和风险管控区域,疫情已经进入到扫尾阶段。大连市疫情总体趋于平稳,病例数明显减少,风险持续下降,但局部地区仍然存在社区传播风险,需要警惕疫情的反复。总体看,在疫情防控工作中,各地区各部门坚决贯彻党中央、国务院决策部署,第一时间启动应急指挥系统,迅速动员部署,全面落实各项防控措施,各省份的疫情基本都在一个潜伏期左右得到有效控制。但我们还不能松懈麻痹,各地仍然要绷紧疫情防控这根弦。国家卫生健康委将密切关注各地疫情发展形势,全力做好常态化疫情防控和应急处置工作。谢谢。

中央广播电视总台央视记者: 刚才,主持人也介绍说,额济纳旗、黑河还有大连这些边境口岸城市的疫情得到了快速有效的处置，请问在本轮疫情防控当中我们积累了哪些新经验？对下一步冬春季疫情防控有哪些启示？谢谢。

主持人：这个问题涉及防控工作的几个方面，先请吴良有先生回答，然后请郭燕红女士和诸宏明先生分别作补充。

吴良有：非常感谢这位记者朋友的提问。这次疫情虽然涉及面广，病毒传播速度快，但都在较短时间内得到有效控制。在疫情防控方面，我们借鉴上海等多地疫情处置经验，在抓早抓小、快速控制疫情等方面采取了有力措施。一是强化了疫情监测和信息报告，实行"逢阳必报、逢阳即报、接报即查"，国务院联防联控综合组第一时间派出工作组赴有疫情播散风险的省份开展应急处置工作，为疫情早发现、早处置赢得时间。二是采取了更为科学精准的防控措施，有效发挥流调溯源专班和区域协查专班等多部门协同机制，国家流调专家队第一时间到达现场，会同省市协同作战，抓住 24 小时黄金时间，迅速判定、排查和管控密切接触者、次密切接触者和其他风险人员，有效防范疫情外溢扩散。三是深入细致开展疫情溯源和传播链调查分析工作，及时发现疫情输入源头和病例感染来源，对潜在感染者进行迅速排查和管控，切断病毒传播链条。四是强化"外防输入"各项措施，系统排查陆地、港口和航空口岸的风险隐患，及时完善与疫情流行严重国家接壤的陆地口岸防控举措，降低境外的疫情输入风险。五是及时、主动、全面发布疫情相关信息，发挥群防群控的优势，引导广大群众加强防护意识，提高有风险场所活动史和有可疑症状人员的主动就诊、主动检测、主动报备意识，有效降低疫情隐匿传播的风险。此外，这次疫情能在较短时间内得到控制，得益于我国较高的新冠病毒疫苗的接种率，截止到 2021 年 11 月 19 日，我国疫苗接种已经覆盖 12.25 亿人，完成全程接种 10.76 亿人，人群覆盖率分别达到了 86.9% 和 76.3%，加强免疫接种 6 573

万人，为阻断新冠病毒传播、防止重症的发生等起到重要作用。下一步，我们将全面深入系统总结本次疫情的经验教训，突出精准防控、坚持"抓早抓小"，进一步在推动防控措施落实上下功夫，持续推进疫苗接种工作，全力以赴做好冬春季和即将来临的元旦、春节疫情防控工作。

郭燕红：这一轮疫情在医疗救治和核酸检测当中还是有很多比较好的经验和好的做法，在医疗救治当中最重要的一点是我们第一时间选派高水平的国家级的医疗专家，同时把患者集中到综合能力强的综合医院进行救治，比如额济纳旗是西北部的陆路口岸，当地医疗资源比较匮乏，只有一个二级甲等医院和一个蒙旗医院，可以说整体医疗力量不是很足。我们第一时间调集国家级专家组过去，经过评估，当地医疗条件不能够满足新冠肺炎患者的救治。所以当时就决定利用火车专列，将患者集中到呼和浩特市综合能力强的医院进行救治，共分六批转运了164名感染者，转到呼和浩特市的定点医院，由国家级、内蒙古自治区和当地医院专家共同组成专家组救治患者。截至目前，164名患者中有161名患者都已经治愈出院，可以说取得了非常好的效果。我们全力以赴救治患者，效果是非常好的。此外，额济纳旗不到3万人口，还有大量旅游人群，他们的常见病、多发病也需要予以保障。我们从山西调集国家紧急医疗救援队，共90多名医务人员迅速赶往额济纳旗。医疗救援队的方舱车队展开以后相当于一个二级甲等医院的水平，满足当地老百姓日常的医疗服务需要。截止到昨天，紧急医疗救援队已经圆满完成医疗保障任务，胜利返回山西太原。可以说医疗救治中集中专家、集中资源、集中患者、集中救治是我们一个重要经验。在大连同样如此，大连这轮疫情来势非常猛，一共320多个感染者，大连第一时间清空了大连公共卫生中心，该中心一共700多张床位，有200多张负压床位。我们国家、辽宁省、大连市医疗专家组共同对患者救治提供会诊，"一人一策"，昨天和今天，大连有12名患者治愈出院，应该说也取得了比较好的效果。核酸检测在落实"四早"（早发现、早报告、早诊断、早隔离）中发挥着非常重要的作用。像额济纳旗在核酸检测方面,在最短的时间内调集核酸检测力量,高效实现全员和重点人群、重点区域的核酸检测工作。额济纳旗原有的核酸检测能力只有1 440管/天,我们通过自治区内和国家调集,在最短时间内的检测能力达到2万管/天,能够实现额济纳旗在不到一天时间内完成全员核酸检测,提高检测效率,在最快时间内锁定感染范围。大连原有核酸检测能力只有24.8万管/天,但是大连人口将近600万,还有庄河的重点地区和重点人群。我们从国家和省内在最短时间内调集34.5万管的力量,在短时间内的核酸检测能力提高到60万管/天,能够确保大连市的全员核酸检测在两天多一点的时间内完成,而庄河的核酸检测工作能够实现一天一轮,为整体疫情防控工作提供更精准的支撑。所以说在核酸检测方面来讲,一个重要经验是发挥国家和省内力量,让发生疫情的地方能够在最短时间内提高核酸检测能力,实现核酸检测任务的高效完成,为疫情防控工作提供重要支撑。谢谢。

诸宏明: 这次在额济纳旗、黑河和大连的疫情防控中,我们感觉到社区防控发挥了积极作用,我们总结了一些经验,也有一些特点。一是社区防控一定要快。信息核查、反馈,风险人员管控、封闭封控小区的管理,这个措施一定要快。要尽可能快的切断社区传播渠道。二是要实。要求社区管理的网格化的措施要落实。"四方"责任要落实,信息要核实核准,把各项社区防控举措落实到人、落实到位。三是要细。工作一定要做细。每个社区都有健康监测,但是健康监测不能仅仅局限于发热,我们有专门的健康监测表,除了发热,还囊括了其他症状,把有关健康监测做细,这样可以进一步提高工作的质量和效率。

主持人: 谢谢以上三位嘉宾,请继续提问。

香港中评社记者: 在本轮大连疫情中,庄河大学城报告了多例在校学生确诊,请问学校出现疫情的时候,教育部门将采取哪些措施防止疫情扩散? 因为学校涉疫,无法离校的师生员工如何进行物资保障和人文关怀工作? 谢谢。

王登峰: 谢谢这位记者的提问。这次疫情也出现了校园聚集性,从教育系统来讲我们在学校出现疫情之后主要要做好三个方面的工作。第一方面是启动应急预案,做好快速反应工作。一是要对染疫的师生进行紧急救治。一旦学校染疫,首先要做好救治工作,刚才几位都介绍到了这一轮疫情的整个救治和流调工作做得非常扎实,治疗工作做得非常高效。二是要果断采取隔离措施,对其中的密切接触者、次密切接触者和相关不同危险程度的人员采取不同的隔离措施。这方面刚才吴良有副局长也介绍过,我们有专门的流调专班和疫情防控专班,学校要严格按照卫健部门的要求对相关人员应隔尽隔,采取不同措施,一定要果断处置。三是对校园进行有效的防控,特别是加强校门的管理。校园一旦出现疫情,"只许进、不许出",对于不同人员进行分类管控之后,同时校门不管是老师还是学生还是后勤工作人员,都要严格按照疫情防控要求进行就地隔离和封控。四是做好全面消杀。一旦出现疫情,对于校园重点部位、相关场所要严格按照传染病防治规定进行定期、不间断的消杀工作。这样做让所有人,不光是涉疫学校还是周边居民都做到安心。第二方面要做好服务保障工作。因为一旦校园出现疫情之后,不同程度的封控和隔离人员会大量出现,所以首先做好物资保障。同时还要提供完善的后勤服务,对于校园来讲,如果出现疫情,可能要停止线下教学,要及时启动线上教学。在这里对不同的人员进行分类管理是非常重要的。在隔离或者封控的环境下,要做好心理辅导和人文关怀。不管是老师还是学生,如果出现校园染疫,隔离和封控必不可少,这种情况下他们日常学习和生活都会受到巨大影响,这时候除了提供完善的后勤保障外,还要做好心理辅导工作。此外,确保信息畅通,特别是家校沟通,保证隔离或者封控期间和亲属的沟通。这里涉及家校联动,校内以及属地的联防联控机制要采取协调行动。从目前出现疫情的地区来看,相关工作做得相当好,我们要把这个工作坚持下去。让受到疫情影响的师生能够安心、暖心。第三方面要做好完善措施的工作。校园出现疫情后我们要从五个方面进行认真梳理和检讨,看看到底什么地方出了问题。一是要看思想认识上是否到位。随着疫情发展是否出现麻痹、松懈或侥幸心理,对于做好整个教育系统疫情防控是头等重要的事情。二是各项应急处置措施是否得到有效落实。包括对于紧急救治通道是否畅通、隔离条件是否准备充分、封控范围和人员以及消杀措施等是否能够及时到位。三是服务保障是否充分。不管是防控物资还是生活必需品以及在线教育、人文关怀和信息沟通方面的工作,是否都能够得到快速有效的落实。四是免疫屏障是否做得牢固。既包括疫苗接种也包括为了做好疫苗接种是否做了充分的宣传、提示和说明。五是联防联控是否高效。当学校染疫之后,属地的统筹就变得极为重要。特别是对于高校来讲,一旦校园发生疫情要进行大规模的隔离和封控,校园里很难满足医学隔离条件。所以我们应急预案一定要做到,一旦高校校园出现疫情,隔离的场所、隔离的通道要得到属地政府和相关部门的大力支持。总之,一旦校园出现疫情,其实是在检阅我们的应急预案是否得到了认真落实,我们的思想认识是否真正到位。所有这些都是为了在解决好染疫学校疫情的同时,能够不断扎牢疫情防控的篱笆,能够让整个教育系统在疫情防控中不受到过多的影响。谢谢。

香港经济导报记者: 请问市场监管部门,对于强化进口冷链食品市场监管采取了哪些措施?谢谢。

刘洪彬: 市场监管部门深入贯彻党中央、国务院关于疫情防控工作的决策部署,严格落实国务院联防联控机制"人物同防"工作要求,采取多种有效措施,严密防范新冠病毒通过进口冷链食品输入风险。经不断实践探索和研究完善,已逐步形成一整套进口冷链食品风险管控措施,主要有以下四个方面。一是严格规范进口冷链食品生产经营行为。持续加大日常监督检查力度,督促食品生产经营者落实"三专、三证、四不"要求,即:对进口冷链食品实行专用通道进货、专区存放、专区销售,不得与其他食品混放贮存和销售;对购进的进口冷链食品认真查验进口冷链食品检验检疫合格证明、核酸检测证明、消毒证明;对无检验检疫合格证明、无核酸检测证明、无消毒证明、无追溯信息的进口冷链食品,一律不予生产加工和上市销售。同时,禁止食品生产经营者采购、使用无合法来源的进口冷链食品。二是及时有效开展涉疫食品排查。2020年7月海关部门通报从厄瓜多尔冻虾外包装检出新冠病毒核酸阳性以来,部分地区陆续检出进口冷链食品及内外包装核酸阳性情况。地方市场监管部门接到相关信息通报后,第一时间组织对核酸阳性食品同批次产品(以下简称"涉疫食品")开展全面排查,下架停售、专区封存相关食品,逐一排查涉疫食品来源、去向,及时向上下游省份通报涉疫食品的流向信息,配合相关部门对涉疫食品实施分级分类处置。三是推动构建和应用覆盖全国的进口冷链食品追溯系统。为提高进口冷链食品追溯效率,市场监管总局组织研发"进口冷链食品追溯管理平台",着力提升涉疫食品排查管控精准度和时效性。目前,31个省(自治区、直辖市)已全部建成省级进口冷链食品追溯管理平台,并实现与国家级进口冷链食品追溯管理平台的数据对接和共享,强化了跨部门跨地区追溯管理协同联动。四是开展针对性培训提升监管能力和实效。为进一步提升基层一线监管人员在指导食品生产经营者落实进口冷链食品风险防控要求,以及实施涉疫食品排查管控方面的工作能力,10月,市场监管总局印发《关于进一步加强进口冷链食品监管培训和应急演练工作的通知》,部署指导市场监管系统有针对性地开展进口冷链食品监管专项培训及冷链食品疫情防控应急演练,切实提升监管队伍风险排查处置以及疫情风险防护和管控能力,科学高效落实好疫情防控工作职责任务。从前期工作看,目前对进口冷链食品采取的各项风险防控措施是行之有效的。下一步市场监管总局重点是加大落实工作力度,督促指导各地市场监管部门严而又严、实而又实地做好进口冷链食品疫情"物防"工作,切实提高进口冷链食品市场监管和涉疫食品排查管控工作执行力和精准度,全力守住严防新冠病毒通过进口冷链食品输入的市场监管防线。

中央广播电视总台财经节目中心记者: 我们注意到我国已经超过 300 天没有新冠肺炎的新增死亡病例,可以说患者救治方面我们积累了很多经验,请问针对新冠病毒患者救治,有哪些行之有效的治疗手段? 请给我们介绍一下,谢谢。

郭燕红: 谢谢这位记者的提问。应当讲,新冠肺炎疫情发生以来,我们一直秉承着人民至上、生命至上的理念,也在不断积累、探索有效的救治方法。在救治过程中,这些有效的治疗手段取得了非常好的效果。这一轮疫情从 10 月 17 日开始,截至今天上午已经有 647 名患者,也就是超过 40% 的患者治愈出院,这跟我们有效的治疗策略和治疗手段是分不开的。总结下来有四个方面的经验。第一,落实"四早""四集中",努力提高救治能力。我们落实医疗机构的首诊负责制,特别是发挥发热门诊的哨点作用,及早发现病例。"早"很重要,及早发现病例,及早干预。同时落实"四集中",患者一定要集中到综合能力强的定点医疗机构进行救治。从 2020 年到 2021 年,我们培养和储备了一批高水平的、有经验的国家专家队伍,一旦疫情发生,我们第一时间派遣高水平的专家队伍前往一线,与当地的专家一起进行救治,把重要的专家资源集中到定点医院。另外,一些优质资源也在救治工作中发挥作用。比如建立了全国恢复期血浆储备和调拨机制,血浆跟着患者走,哪里有疫情、哪里有患者,我们第一时间把恢复期血浆调集过去,一旦需要,就用在患者身上。应该说"四集中"取得了比较好的效果。第二,我们坚持关口前移,做好早期干预。对于轻症患者,我们加强对患者生命体征监测,给予氧气治疗,广泛开展俯卧位通气,来提高他的血氧饱和度。另外,及早进行抗病毒治疗、中医治疗,包括必要的免疫治疗等综合治疗措施。特别是对于一些高风险患者,比如老年人、有基础病的患者,在轻向重的转换过程中,就把这些措施用在患者身上。所以关口前移能够确保减少转重率,同时即便到了重症也能通过很好的治疗措施取得比较好的效果。虽然现在有一些患者发展为重症,但是重症患者当中,我们做气管插管进行呼吸机辅助通气的,以及需要上 ECMO(Extracorporeal Membrane Oxygenerator,体外膜氧合器)的患者数量和比例已经大幅度降低,而且经过比较短的治疗就可以脱离重症状态转为普通型。所以应该讲关口前移,综合手段的早期应用,实施更积极的治疗策略也是我们的经验之一。第三,要兼顾新冠肺炎和基础性疾病。有一些患者有基础性疾病,有的患者的基础性疾病还比较重,有的患者多种基础性疾病集于一身。治疗新冠肺炎的同时一定要兼顾基础性疾病的治疗,这方面我们建立了多学科会诊制,患者的基础性疾病要在整个治疗中平衡好,必要的时候还派相关专业的专家进行驻点指导。还有一些有基础性疾病的患者,我们进行线上的多学科会诊,通过多学科"一人一策"让患者的新冠肺炎救治和基础性疾病救治得到很好的兼顾和平衡,取得比较好的治疗效果。第四,中西医并重,中西医的深度融合。在整个疾病治疗过程中,我们一直坚持"中西医结合、中西药并用"的原则,使中医药的治疗能够贯穿于疾病预防、治疗和康复全过程,为患者提供全程的中药服务,中西医结合在一起为患者提供最佳的服务效果。可以说这四方面经验为我们治疗效果的取得提供了非常好的支持。此外,在全力救治患者的同时,我们也在积极地配合科研攻关组在新药研发当中给予大力的协助和支持。比如一些新药,像中和抗体、特异性免疫球蛋白,包括小分子药物的应用,在救治的同时,对这些新药研发给予积极配合和支持。谢谢。

澎湃新闻记者:进入疫情常态化防控以来,很多地方都进行过大规模的核酸检测,各地在组织大规模核酸检测的时候如何做到不漏一人,快速发现传染源头? 谢谢。

郭燕红: 谢谢这位记者的提问。也感谢你特别关注核酸检测工作。核酸检测工作,不仅是专业性非常强的工作,也是涉及大范围的社会动员和组织管理的工作。在疫情防控工作中,在规定时间内、最短时间内,高质量、高效率地完成划定区域范围的大规模核酸检测任务对于我们落实 "四早" 要求,及早控制疫情具有非常重要的意义。为了实现大规模核酸检测的应检尽检和不漏一人,专门组织专家制定了《全员新型冠状病毒核酸检测组织实施指南》,目前已经修订到第二版,部署各地进行落实。全员核酸检测重点在四个方面要落实到位:一是切实落实 "四方责任"。开展全员核酸检测不仅是一项专业技术工作,还是一项系统工程,需要当地具有非常强的组织管理能力和组织动员能力。需要压实属地、部门、单位以及个人 "四方" 的责任,实现多方联动。同时,卫生健康、公安、民政、交通等多部门也要在各自的职责范围内落实相应措施,确定好开展全员核酸检测的区域、范围。同时在确定区域范围内,要进行区域的细化。要求细化到居民小区的楼宇、自然村、学校、机关事业单位、企业、公司、市场、宾馆等这些最小单元,做到能够全覆盖、无遗漏。二是摸清目标人群底数。判断是否 "不漏一人" 的前提条件是底数要清,而且制定方案过程中就要同步对区域内人口数量以及分布了解清楚,做到底数清。要求以公安户籍和人口普查数据为基础,通过采取信息化手段来预登记辖区内街道(乡镇)、社区、小区的实际管理人口底数和分布,以准确掌握需要检测的目标人群底数。三是合理划分布点区域。为了方便群众能够就近采样,核酸检测的采样点的布局要综合人口数量、地缘交通以及核酸检测机构的布局来科学合理地划分好,做好网格化的布局。我们在《指南》中给出了采样点设置的参考依据,要求原则上以小区为单位来设置采样点。在固定采样点的基础上采取网格化管理模式,以小区采样为主,通过进学校、进企业、进单位等形式来细化完善布局,方便市民采样,提高采样效率。采样过程中有两点也特别重要:一是要预约好时段,分时段预约,减少人群聚集;二是采样点覆盖人口数量要科学设置,不能形成大规模的人员聚集,以预防在采样点的交叉感染。三是依托好信息化手段和支撑作用。进行全员核酸检测过程中信息化技术支撑是非常重要的,因此鼓励各地通过多种形式对辖区内居民的基本信息进行收集、登记,并通过信息化手段实现核酸检测从采样、转运、检测到结果回报的全流程信息化支撑,提高核酸检测的工作质量和效率,发挥好核酸检测对于疫情防控的支撑作用。谢谢。

红星新闻记者: 大连庄河大学城的聚集性疫情流调显示,有一些食堂工作人员被感染了,请问校园疫情防控工作中如何加强后勤保障人员的管理? 谢谢。

王登峰: 谢谢记者的提问。这次大连的疫情和后勤工作人员是有直接关系的。从学校的后勤人员来讲有三个特点: 第一,和外部联系比较多,跟人、物联系比较多,所以涉疫风险比较高。第二,校内食堂工作人员和所有师生员工的密切接触机会多,一旦染疫,传播范围非常广。第三,后勤工作人员对内、对外联络比较广。从疫情防控角度来讲,防疫难度比较大。从以下五个方面做好疫情防控。第一,严格落实疫苗接种。所有后勤工作人员,特别是和师生接触比较频繁、比较密切的后勤工作人员要严格注射疫苗,完成疫苗全程接种。同时工作时间要佩戴口罩,口罩要外科等级的口罩。工作服定期更换、清洗和消杀。第二,定期核酸检测。上一轮福建出现疫情,我们发现福建省教育部门已经确定了定期对部分或一定比例的师生进行核酸检测的做法。上一轮福建的疫情也是在定期检测过程中发现阳性病例,才阻止了疫情大规模传播。目前全国23个省(自治区、直辖市)教育系统落实了定期、不定期,部分或全员核酸检测,对于后勤工作人员更需要做定期核酸检测。第三,严格做好后勤工作人员的健康监测和管理。每学期要做一次健康体检,同时要及时观察和发现身体不适,要及时报告、及时采取相关措施。第四,加强校园环境整治。既包括校园卫生环境整治也包括后勤人员的生活、工作环境的整治,这也是确保疫情防控非常重要的方面。第五,加强人文关怀。学校要关心和关爱后勤工作人员、后勤保障人员在工作和生活上的问题和困难,让后勤工作人员得到人文关爱的同时,全力做好学校教职员工的后勤保障工作。谢谢。

中国新闻网记者: 我们注意到这次大连疫情中有个别的乡镇和街道出现了社区传播,请问目前为止采取了哪些措施有效对社区传播进行管控。我们注意到当地组织了社区居民搬离居住地集中隔离,这样的措施有什么好处?谢谢。

诸宏明: 谢谢这位朋友的提问。应该说经过大家共同努力,这次大连个别乡镇和街道出现的社区传播已经得到有效阻断。从这几轮疫情处置经验来看,加强社区防控工作,把社区这道防线守住,能够有效切断疫情扩散和蔓延。做好社区防控工作要把联防联控、群防群控工作要求落实到位,落细落小。从具体工作来讲:第一,要加强社区动员。平时社区都有社区基层治理的基本架构,疫情发生以来,社区工作者、基层民警、楼组长、网格员、志愿者都要进一步发动起来,做好分片的包保,摸清社区底数,同时做好疫情防控、核酸检测、健康监测各种各样的准备,要加强加快社区动员。第二,要加强风险预警和核查。发热门诊、发热诊室,基层医疗卫生机构哨点,要把预警机制切实发挥起来,及时强化预检分诊和首诊负责制。另外,还要加大涉疫数据的整合和区域间的信息传递,社区收到协查人员信息或者接到居民报告以后,可能去过涉疫地区,我们要快速反应,配合完成流调排查,并按照风险等级采取不同管控措施。

第三，要精准快速隔离管控。这也是这几轮疫情的一个基本经验，对于风险人群要尽快进行隔离、进行闭环管理。对于有关区域要按照要求划分为封控区、管控区、防范区，进行相对应的社区管控，同时做好相关的生活保障和基本医疗保障。我想从这三个方面要进一步加强社区防控工作。刚才也讲到，一些地方在疫情发生后组织群众搬出居住地集中隔离，这也是疫情处置工作的基本工作要求和基本工作经验，采取这个措施能够有效控制传染源，切断传播途径。我们发现，在一些地区疫情刚开始的时候，如果及时地采取集中隔离措施，疫情往往能够比较快的阻断。这个时候如果拖泥带水或者犹豫不决或者隔离不彻底，社会面的流动往往没有降低。虽然小区已经封闭了，但是人群在小区内或者家庭内部还在流动，这样社会面疫情防控还是没有阻断。所以我们要求尽可能快地把隔离措施做到位。集中隔离的要求就是尽可能做到应隔尽隔、及时隔离、集中隔离、规范隔离，凡是符合要求的居民都要求单人单间隔离，只有这样才能在疫情早期比较快的阻断疫情传播。谢谢。

南方都市报记者：刚才多位嘉宾讲到国家成立了流调队，请问为什么要建立这样一支常备的流调队？国家流调队如何开展工作，他们怎么集结？怎么帮助地方提高流调水平？谢谢。

吴良有：谢谢这位记者朋友的提问。也感谢您对流调工作的关注。为进一步发挥流行病学调查在疫情应对处置中的关键作用，国家卫生健康委会同国家疾控局，从中国疾病预防控制中心和各地疾病预防控制机构遴选了300多名在流行病学调查、疫情分析、实验室检测等领域专业能力强、实战经验丰富的专家，组建了国家流调专家队，建立了分片区对口包干的工作机制。一旦发生疫情，由国家发出指令，按照"就近支援、从速到位"的原则，疫情发生地所在片区的对口包干国家流调专家队立即集结，以最快时间到达现场，与省市力量协同作战，力争在24小时内基本搞清疫情传播链条。同时,国家流调专家队执行梯次备勤制度,按月轮流备勤,尽量确保跨区域应急调派时,本区域仍保留一支专家队驻守地方。为了加强国家流调专家队建设和管理,提高流调准确性、及时性,我们制定了《国家流调专家队建设和应急调派工作方案》,明确专家队的构成、应急调派机制、现场工作机制和相关保障措施等。按照"平急结合"的原则,国家流调专家队平时加强专业能力建设,保持应急准备状态,采用理论培训和实战演练相结合的方式开展轮训工作。特别是加强与对口包干片区的流调队伍的交流、衔接,及时了解该地区疫情防控的情况,始终保持国家流调专家队的能力和水平。下一步,国家卫生健康委将密切关注各地疫情发展形势,国家流调专家队将随时待命,一旦有地方报告疫情,我们将以最快速度赶赴现场,支援疫情发生地迅速开展流调溯源、风险排查、疫情研判工作,提高疫情处置的科学、精准水平,力争以最短的时间、最小的成本来控制住疫情传播。谢谢。

封面新闻记者: 根据防控要求,居家健康监测期间不少群众虽然没有上班,但是对于他们的外出活动并不是都有硬性限制,并且居家监测个人报告体温监督难度比较大,请问如何落实好居家健康监测,防范疫情社区传播的风险? 此外,对于居家健康监测的人员,社区有没有专门的随访或者管理? 谢谢。

诸宏明: 谢谢这位记者朋友的提问。这个问题还是在强调落实"四方"责任的问题,居民在家的健康监测,怎么样把这个工作进一步做好。首先,个人要承担自己的责任。居家监测了就要按时报告身体有关状况,一定要减少外出,一定不能去人多的地方吃饭或者活动。另外,社区要发挥属地作用,要组织好人员做好居家隔离对象的监督和管理,要有专人管理;要开展宣传,普及好有关居家健康监测的知识。三是部门和单位也要负起相应责任。对本单位居家健康监测的人员要加强管理,督促其落实居家健康监测的有关规定。对于居家健康监测人员,有些地方已经在探索有效的管理措施,比如必要时可以通过电子门磁或者通过智能体温贴等技术手段加强健康监测,有效加以管控。对于是否有社区工作人员负责随访,很多社区已经配备了专门工作人员负责随访或者有关的管理,这也是落实"四方"责任的重要体现。工作人员的防护也很重要,为加强这方面工作,8月国务院应对新型冠状病毒肺炎疫情联防联控机制综合组专门印发了《重点场所重点单位重点人群新冠肺炎疫情常态化防控相关防护指南》,明确社区工作人员等10类重点人群的防护要求,有些地方还结合实际进一步细化,制定了社区工作人员防护指引,这些都非常重要。我们在社区防控工作中要求要进一步加强对社区工作人员的培训,配备好有关的设备,督促指导社区工作人员提高防护意识,规范自身防护。既要做到防护到位,同时也不要过度防护。谢谢。

中国教育电视台记者:最近校园疫情我们看到很多学校加强了防控措施,我们关注到有学生在网络上反映因为疫情学校进行封校管理,请问教育部门将采取哪些措施优化师生进出校园管理呢?谢谢。

王登峰:谢谢记者的提问。当出现疫情时,校园实行封闭式管理,针对疫情发展的不同阶段实行相应的校门进出管控,这是疫情防控的要求。在疫情比较严重时,学校要进行严格的封闭管理,所有教职工、学生都要严格遵守就地封控的要求。不管是学生还是老师,老师如果没有在校内,实行严格封闭管理的时候,如果要回到学校,也必须得满足相关条件。在很多学校,出现这种情况的时候,大部分老师住在校外,所以他们只能在家里上网课,这也是实行校门管理非常重要的方面。在这种情况下,还有一些后勤保障需要进出校,不能完全限制,以保障校内师生的正常生活。所以一定要进行分类管控,但是要突出"严"字,这是所有师生都应该共同遵守的。在网络上也有很多提到,对校门管控,进出标准不一样。

这个"不一样",首先有客观原因,后勤职工或者物流必须进入校园,在严格采取消杀措施和防控安排之后是可以的。其他师生员工则应严格按照封闭管理要求。随着疫情好转,校门的管理也并不是"只许进、不许出",进出都要按照规定程序进行申报,分类管理,这要根据学校的情况和当地疫情防控的要求。一个总原则是大家一视同仁,但是不同人群可能进出校门的必要性和紧迫性是不一样的,从学校来讲,要实行严格的分类管理。对于不同人群进出校门的不同要求,也要跟全体师生员工讲清楚,让大家能够相互理解,所有这些措施都是为了有效地防控疫情在校内的传播,以及向社会面扩散。另一方面,在做好校门管理的同时,不管是"只许进、不许出",还是"有序进出",都可能会对学习和生活带来一定影响。学校在做好管理的同时,一定要做好后勤服务保障,同时还要做好心理辅导,让所有师生员工严格落实防控措施的同时,也能够心情舒畅。谢谢。

人民日报记者: 农贸市场是人员高度集中和流动的场所,发生疫情扩散的风险也较高,如何做好农贸市场的疫情防控工作,并且同时保障市场销售的食品安全。对于市场管理者和场所内的经营者都有什么样的防控要求?谢谢。

刘洪彬: 感谢记者朋友的提问。正如你所言,农贸市场是重要的民生设施,也是人员高度集中,流动性强的场所,而且有的时候还是大型密闭空间,所以一直是市场监管部门对疫情防控和食品安全管理的重点场所。2020年8月,国务院联防联控机制综合组已经印发《关于印发农贸(集贸)市场新冠肺炎疫情防控技术指南的通知》,部署各地进一步推动农贸和集贸市场等重点场所做实做细在常态化疫情防控下的疫情风险预防和管控工作,指导市场开办者、场地经营者以及顾客全方位开展防控与防护。《指南》中对市场开办者、场内经营者应当遵守的日常卫生管理制度、环境卫生设施、公共区域卫生、销售区卫生、个人健康防护、应急处置以及顾客的个人健康防护都已经提出了明确的要求。根据《通知》要求，市场监管部门主要负责加强市场商品交易行为的综合监管执法，督促市场开办者和场内经营者依法落实食品安全和疫情防控双主体责任。为了完成上述职责任务，切实保障疫情防控常态化形势下的市场销售食品和食用农产品质量安全，市场监管总局重点就监督指导农批市场落实食品安全管理责任和疫情防控政策措施明确提出了三个方面的工作要求。一是要求农批市场开办者依法依规全面履行食品安全管理责任。对于进入市场的食用农产品以及销售者加强入场查验，对无合法来源的食用农产品禁止入场销售，对无法提供产品质量合格凭证的食用农产品进行抽样检验或者快速检测，检测结果合格的方可进入市场销售。二是要求入场销售者依法依规全面履行食品安全主体责任，对采购、经营的食用农产品加强进货查验，禁止采购、经营法律法规禁止生产经营的食品和食用农产品，这也是疫情防控的需要。三是要求从事进口冷链食品经营的农批市场开办者和入场经营者严格落实进口冷链食品疫情防控责任。对发现采购、经营无法提供进口冷链食品检验检疫合格证明、核酸检测证明、消毒证明等"三证"或者"三证"不全的进口冷链食品等违法违规行为的，依法严肃查处，并及时向所在地新冠肺炎疫情联防联控机制报告。截止到三季度末，各地市场监管部门已检查农贸市场各类食用农产品经营主体215.29万家次，发现违规经营主体3.32万家，对发现的违法违规行为均已依法依规严肃查处。下一步，市场监管总局将持续加大对农贸市场、农批市场重点场所的监督检查和执法力度，督促市场开办者和场内经营者严格落实食品安全查验等食品安全主体责任，并积极配合卫生健康等部门做好农贸市场疫情防控相关工作，切实防范农批市场、农贸市场食品安全风险和疫情传播风险。谢谢。

主持人：今天的发布会几位嘉宾为我们介绍了近期疫情防控的形势和医疗救治的相关情况，也介绍了社区、校园和市场等重点场所的疫情防控工作，再次感谢几位嘉宾。今天的发布会到此结束，谢谢大家！

国务院联防联控机制就进一步做好
新冠病毒疫苗接种有关情况
举行发布会
（第28场）

一、基本情况

时　间　2021 年 11 月 30 日

主　题　介绍进一步做好新冠病毒疫苗接种有关情况

发布人　国家卫生健康委疾病预防控制局二级巡视员　崔钢

　　　　国务院联防联控机制科研攻关组疫苗研发专班工作组组长、

　　　　国家卫生健康委科技发展中心主任　郑忠伟

　　　　中国疾病预防控制中心病毒病预防控制所所长　许文波

　　　　中国疾病预防控制中心免疫规划首席专家　王华庆

　　　　中国医学科学院病原生物学研究所研究员　钱朝晖

主持人　国家卫生健康委新闻发言人、宣传司副司长　米锋

二、现场实录

主持人：各位媒体朋友，大家下午好！欢迎参加国务院联防联控机制举办的新闻发布会。全球新冠肺炎新增确诊病例仍在增长，日新增确诊病例接近上一轮疫情高峰水平，加上奥密克戎变异毒株在有些国家和地区扩散，我国外防输入压力持续加大。2021 年 11 月以来，我国新增本土确诊病例大部分集中在边境和口岸城市。要坚持"外防输入、内防反弹"

的总策略毫不动摇,最大限度减少疫情对经济社会的影响。要加快老年人和 3~17 岁人群疫苗接种,推进重点人群加强免疫工作。截至 2021 年 11 月 29 日,全国累计报告接种新冠病毒疫苗 24 亿 9 981.3 万剂次,完成全程接种的人数超过 11 亿,达到 11 亿 1 050.6 万人。今天发布会的主题是:新冠病毒疫苗接种工作有关情况。我们请来了:国家卫生健康委疾病预防控制局二级巡视员崔钢先生,国务院联防联控机制科研攻关组疫苗研发专班工作组组长、国家卫生健康委科技发展中心主任郑忠伟先生,中国疾病预防控制中心病毒病预防控制所所长许文波先生、免疫规划首席专家王华庆先生,中国医学科学院病原生物学研究所研究员钱朝晖先生,请他们就大家关心的问题共同回答媒体的提问。下面,请各位记者朋友提问,提问前请先通报所在的新闻机构。

中央广播电视总台央视记者: 近期内蒙古自治区又发生了局部聚集性疫情,引起大家的广泛关注,我们想请问一下,当地的疫情形势如何?谢谢!

崔钢: 近期,内蒙古自治区呼伦贝尔市发生本土聚集性疫情。截至 2021 年 11 月 29 日 24 时,本次疫情累计报告感染者 42 例,波及 2 省 3 市。其中内蒙古自治区呼伦贝尔市 39 例、内蒙古通辽市 2 例、黑龙江省齐齐哈尔市 1 例。病毒基因组测序结果显示,本次疫情与既往本土疫情均无关联,是一起新的境外输入源头引发的疫情。目前疫情在呼伦贝尔的满洲里市已出现小范围的家庭、居民小区和学校聚集性病例,当地疫情的社区传播风险较高,流出的风险人员排查工作正在进行中。疫情发生后,国家卫生健康委、国家疾控局认真落实党中央、国务院决策部署,第一时间派出工作组赶赴当地指导,目前各项处置工作正有力有序开展,当地已及时启动应急响应,迅速建立扁平化指挥体系,落实核酸筛查、流调溯源、医疗救治、社区管控、风险人员排查等防控措施,力争尽快控制疫情的传播。谢谢。

中国日报记者：我的问题是，为什么中国要加快推进老年人的疫苗接种？接种新冠肺炎疫苗保护效力如何？

郑忠伟：非常感谢这位记者朋友的提问。我可以在这里明确地讲，加快推进老年人的接种，无论对老年人本人还是对家庭、对社会都意义重大。一方面，大家都知道，新冠肺炎病毒是新病毒，从目前来看是全人群易感。老年人大多有基础疾病，从目前全球情况来看，一旦发生感染，发生重症、死亡的风险是远远高于年轻人和儿童的。各国在这方面都有一些相关的统计，目前各国统计的新冠肺炎患者，平均死亡年龄都在70岁以上。我们国家由于疫情防控工作做得比较好，所以我们很难统计到足够的数据来判断老年人感染重症和死亡的风险。这里我可以和大家分享一下最近美国疾病预防控制中心公开的数据。相较于18~29岁人群，65~74岁人群住院风险提高了5倍，死亡风险提高了65倍；75~84岁人群住院风险提高了8倍、死亡风险提高了150倍；85岁以上人群的住院风险提高了10倍，死亡风险提高了370倍。当然，统计数据是在动态变化的。同时，从我国广东、江苏散发疫情以来，我们也做了一些数据分析，老年人接种新冠肺炎疫苗后出现重症的风险明显低于未接种疫苗的老年人，出现重症的感染者90%以上是没有接种疫苗的。另一方面，我国60岁以上老人的总数达2.64亿人，现在还有大概20%左右，也就是说有5 000万左右的老人还没有接种新冠病毒疫苗，这相当于中等规模国家的人口数量。大家可以想象一下，如果我们不快速推动这5 000多万人群的疫苗接种工作，一旦放松管控，出现重症、死亡绝对人数都是我们难以接受的，我国的医疗资源也必然受到严重的挤兑，造成重大的社会问题。因此，只有全面提高我国新冠病毒疫苗老年人的接种率才有可能为我国疫情防控赢得主动，赢得时间。另外，我们通过两年来对新冠病毒的研究发现,老年人接种新冠病毒疫苗后产生的中和抗体水平是低于年轻人的,而且所有的人群在接种新冠病毒疫苗后,随着时间的推移,中和抗体水平也会出现一定程度的下降。在此,我们不仅要呼吁老年朋友们加快疫苗的接种,还要呼吁老年朋友们适时尽快接种加强针。谢谢!

新华社记者: 我的问题是沿着老年人接种,目前我国 60 岁以上的老年人群体新冠病毒疫苗接种进展如何?围绕着老年人接种目前开展了哪些工作?可以给我们做一下介绍,谢谢!

崔钢: 谢谢你的问题。根据国务院联防联控机制部署,按照"知情同意自愿"原则,目前各地区正在稳妥有序推进老年人新冠病毒疫苗接种工作。截至 2021 年 11 月 29 日,我国 60 岁以上老年人新冠病毒疫苗接种覆盖人数达 21 517.9 万人,其中完成全程接种 20 631.7 万人。为更好开展老年人接种服务,我们指导各地结合老年人的人群特点更有针对性地做好接种工作。一是确保接种安全。针对老年人基础性疾病较多、抵抗力较弱等特点,要求各地接种前要认真执行健康状况询问和接种禁忌核查,充分告知受种者接种疫苗品种、作用、接种禁忌、不良反应和接种后留观等注意事项。严格遵守"三查七对一验证"原则,做好接种后现场留观。在老年人接种完疫苗后,我们要求社区做好接种 3 天内观察随访。二是优化接种服务。我们要求各地充分发挥老年人健康管理档案作用,结合慢性病管理等多种方式,做好老年人疫苗接种摸底准备工作。部分地区的接种单位设立了老年人接种"绿色通道",并采用移动接种车等方式,提供多样化的疫苗接种服务,减少老年人等候时间。三是做好科普宣传。希望各地以养老院、干休所、疗养院、老年活动中心和中老年大学等场所为重点,开展形式多样的宣传活动,提高老年人群接种意愿。借此机会,我们希望老年朋友们积极参与疫苗接种,刚才也介绍了,老年人接种疫苗的重要性、必要性。这既有利于老年人自身的健康,同时也是大家共同履行好新冠肺炎疫情防控的一份义务。我们也希望,老年朋友的家属、社区工作者、村委会给予身边老年人更多的关心,鼓励他们积极接种、主动接种,为这些老年人及时送上一份健康关爱。谢谢!

人民日报记者: 我的问题是,为什么说60岁以上人群和有基础性疾病的人群更需要新冠病毒疫苗的保护?谢谢!

王华庆: 谢谢这位记者提问。刚才郑忠伟先生已经说了这个问题。我们都知道,感染新冠病毒之后,有一些患者会出现重症,有些患者会出现死亡,导致重症和死亡两个重要因素一是年龄,二是基础性疾病。有基础疾病的老人占的比例还是非常大的。所以,这些人群感染了新冠病毒之后,出现重症、死亡的比例比较高。在武汉出现疫情后,80岁以上的人群病死率大概是20%左右。国外疫情流行期,尤其是早期,病死率更高,大家在2020年年初能够看到,有的报道是50%病死率。一般的人群是多少呢?根据世界卫生组织报告的结果分析,全人群大概是2%左右。所以像老年人、有一种或几种基础性疾病的人,以及这几种原因叠加之后,导致重症和死亡风险还是比较高的。所以,这些人群更需要接种。另外,我们也知道,老年人如果被感染,住院比例还是比较高的,需要抢救的比例也比较高,再就是住院时间比较长,对医疗资源占用也比较大。接种疫苗是预防老年人发病最好的办法。从各个国家来说,把老年人作为接种疫苗最优先的对象确定,也是考虑了这些因素。目前我们国家"外防输入、内防反弹"压力还是很大的,一旦有疫情发生,没有接种疫苗出现重症和死亡的风险比例也是比较高的。所以在这种情况下,我们还是建议在老年人当中,如果符合接种条件,按照"应接尽接"原则接种疫苗,既是保护老年人自己,也是保护他的家人。谢谢!

中央广播电视总台财经中心记者： 大家现在都很关心奥密克戎变异株目前在全球流行状况？病毒传播性又是怎样的？请给我们介绍一下，谢谢！

许文波： 2021年11月9日，南非首次从病例样本中检测到一种新冠病毒B.1.1.529变异株。短短2周时间，该变异株即成为南非豪登省新冠病毒感染病例的绝对优势变异株，增长迅猛。11月26日，WHO将其定义为第五种"关切变异株"（variant of concern, VOC），取名希腊字母O（奥密克戎）变异株。截至11月30日，南非、博茨瓦纳、以色列、比利时、意大利、英国、澳大利亚、奥地利、加拿大、捷克、荷兰、西班牙、德国和中国香港等国家和地区，已监测到该变异株的流行或输入。我国其他省市尚未发现该变异株的输入。奥密克戎变异株具有前4个关切变异株的一些重要氨基酸突变位点（包括细胞受体亲和力、病毒复制能力和免疫逃逸能力增强的位点），并且南非地区奥密克戎变异株感染病例数激增以及对德尔塔变异株的部分取代，提示其潜在传播力明显增强。但这还需要未来数周对该毒株的传播范围，疫苗突破病例比例，流行病学和病毒学综合研究数据来研判。

南方都市报记者： 为什么会不断出现新冠病毒的变异株，奥密克戎变异株对全球病毒的传播和流行会有什么样的影响？

钱朝晖： 新冠病毒是一个RNA病毒，而RNA病毒在病毒复制过程中普遍具有较高的突变频率。即使冠状病毒具有一定的纠错功能，病毒的突变频率也大约有百万分之三左右，换个说法就是，每次病毒复制产生的新病毒中，每10个病毒中就可能会有一个病毒出现突变。因此，新突变株的出现对于新冠病毒来说是一个正常现象。至于奥密克戎突变株，目前已在10个国家和地区被发现。到今天，全球共享流感数据倡议组织

（Global Initiative on Sharing All Influenza Data，GISAID）公布的奥密克戎序列大约有 182 条，每条基因组含有的突变数量大约为 44~61 个，其中在病毒刺突蛋白上有 30 多个突变。而刺突蛋白是负责病毒入侵的蛋白，它跟病毒受体 ACE2 结合，然后介导病毒入侵细胞。而在奥密克戎变异株刺突蛋白的 30 多个突变中，有多个突变位于跟 ACE2 结合的界面上。已有研究表明，有些位点的突变有可能会增强刺突蛋白跟 ACE2 的结合，进一步促进病毒的感染和传播。需要强调的是，这些只是基于前期发表的相关科研论文进行一个可能的科学推测，但究竟奥密克戎上的这些突变是否会增强刺突蛋白跟 ACE2 的结合，仍需要进一步通过实验来验证。另外，除了 S 蛋白外，奥密克戎在病毒的其他蛋白也存在一些突变，比如病毒复制相关的蛋白以及病毒的核衣壳蛋白上的突变。已有相关研究表明，核衣壳蛋白上的两个突变有可能会增强病毒的复制能力。最后，根据南非最近报道的流调数据来看，奥密克戎变异株的传播速率确实非常快，但奥密克戎是否会超越德尔塔成为新的主要流行株，基于目前的数据还难以判断，但值得高度关注。

中央广播电视总台 CGTN 记者：专家也提到了，在欧美发达国家老年人被作为新冠病毒疫苗接种优先群体，但是在我国针对老年人的接种开展相对较晚，我国采取差异化的策略是出于什么样的原因呢？在这样大前提之下，目前老年人接种率到底有多少呢？

郑忠伟：感谢这位记者朋友，您问得这个问题非常重要。不同国家按照各自疫情发展情况制定了本国的疫苗接种策略。由于境外一些国家疫情较为严重，基于老年人感染后重症和死亡风险高，所以优先为老年人接种疫苗予以保护，接种策略一般是从 80 岁以上开始接种，然后是 70~79 岁、60~69 岁，再到其他年龄段，同时也会优先考虑感染风险高的医务人员。我国由于整体疫情防控较好，武汉发生疫情后国内感染风险主要来自境外输入,所以制定疫苗接种策略时,优先安排高暴露风险人群、重点人群,如海关、边防、民航、医务人员、境外工作人员及其他公共服务人员等,之后才安排18周岁以上包括老年人群,以及18岁以下人群的接种。这里可以给大家具体列举一下相关数据。据美国疾病预防控制中心公布的新冠病毒疫苗接种数据显示,截至2021年11月28日,美国总体接种率达60%左右,65岁及以上人群的接种率达到该人群的86.1%。根据日本官方公布数据,截至11月1日,日本60~64岁、65~69岁、70~79岁、80岁以上人群完成全程接种的人数分别占同人群比例的86.5%、87.83%、92.62%、94.35%。相比而言我国老年人群的新冠病毒疫苗接种比例较低,部分省市80岁以上老年人群接种率不足30%,70岁以上老年人群接种率不足50%,但其感染新冠病毒后发生重症和死亡的风险最高,应加快推进这一人群的新冠病毒疫苗接种。

中国新闻网记者:我们知道,不少老年人有些基础性疾病,请问他们现在还能不能接种新冠病毒疫苗?接种时应该注意些什么?谢谢!

王华庆:谢谢这位记者的提问。关于老年人接种疫苗过程中的注意事项,对接种人员和接种单位来说,刚才崔钢先生已经提到了。其实有些时候作为受种者本身的老年人或者家属,在接种过程中也有一些注意事项:第一,老年人接种的时候,如果他有基础性疾病,建议在平稳期进行接种,有些老年人可能也拿不准,这个时候建议去咨询接种医生或者临床医生,评估是否能够接种疫苗。第二,因为接种要到接种点,建议老人提前要了解接种流程和疫苗相关的知识,还要提前预约,避免在现场过多等待,引起一些其他如疲劳、紧张的情况。在接种过程中,如果有必要的话,我们也建议老年人由家属陪伴,做好接种工作,防止在接种过程中出现意外摔倒等情况。最后,老年人在现场接种之后,也要和其他人员一样留观30分钟。如遇到接种疫苗之后出现不适症状,持续时间比较长的时候,建议尽快就医,如果怀疑和疫苗有关系,也要尽快报告。谢谢!

红星新闻记者: 目前使用核酸检测试剂可以有效检出奥密克戎变异株吗?

许文波: 谢谢记者的提问。奥密克戎变异株突变位点主要集中在新冠病毒刺突蛋白上,中国主流的核酸检测试剂引物和探针靶标是在 ORF1ab 基因和 N 基因,这两个靶标区域是比较稳定的。因此中国主流的核酸检测试剂敏感性和特异性没有变化,可以应对奥密克戎变异株的输入。我国《新型冠状病毒肺炎防控方案(第八版)》公布的核酸检测试剂盒的引物和探针靶标区域,也是中国疾病预防控制中心病毒病预防控制所在 2020 年 1 月 21 日在网站向全球公布共享的,在新冠病毒流行的两年来都是有效的,很多试剂盒都应用这个靶标。谢谢。

光明日报社记者: 当前有很多国家都在研发抗新冠病毒的药物,奥密克戎变异株对这些药物的有效性是否有一些影响?

钱朝晖: 现有新冠病毒的抗病毒治疗药物主要包括中和抗体药物和小分子药物。中和抗体药物主要是通过阻断刺突蛋白跟其受体 ACE2 的结合或者阻断刺突蛋白的构象变化来抑制病毒的入侵,而奥密克戎突变株在病毒刺突蛋白上存在大量突变。基于已发表的文献和新冠 S 蛋白和不同中和抗体的结构,其中的一些突变可能会对相当一部分中和抗体药物的治疗效果带来影响,但具体到某个抗体的影响程度,还需要通过实验进行验证。现有小分子药物的主要靶标是病毒复制酶和蛋白酶,而相关药物结合靶标蛋白的关键位点在奥密克戎上并没有发生突变,因而对这些小分子药物的影响可能不大,但考虑到病毒复制酶和蛋白酶仍然存在突变,药物是否受到影响,仍需要进一步研究和确认。谢谢。

凤凰卫视记者: 针对国内外疫情形势,如何进一步加强外防输入的情况呢?

崔钢: 谢谢你的问题。近期我国暴发多起本土聚集性疫情,均是境外疫情经口岸城市输入,暴露出一些口岸城市疫情防控还存在短板弱项。为织密扎牢外防输入防线,按照国务院联防联控机制部署要求,要继续坚持"外防输入、内防反弹"总体策略,进一步强化疫情防控措施。重点是从工作机制、监测预警、"人"防、"物"防四个方面加强工作力度。一是完善口岸城市疫情防控机制。各口岸城市要统筹协调市政府对机场地区疫情防控管理职能,明确市政府相关部门、机场集团、相关辖区政府、口岸查验单位、民航及航空运输企业的职责,在本地联防联控机制框架下,建立多部门或有关单位参与的口岸防控专班,并由当地政府负责同志牵头,统筹各方力量做好疫情防控工作。比如,可以学习借鉴上海市建立空港管理委员会的经验。二是健全疫情监测预警体系。要密切跟踪相关国家和地区疫情走势,整合入境人员、入境物品、重点场所环境监测数据,加强分析预警。对来自疫情严重国家和地区的人员和物品,要及时按规定采取加密核酸检测、限制入境流量、航班熔断等措施。根据疫情输入风险,适当扩大重点区域和人员核酸筛查范围。三是严格入境人员和口岸高风险人员管理。严格实行入境人员从口岸入境、身份核实、检验检疫、核酸检测、转运分流、隔离观察到居家健康监测等全流程闭环管理。针对口岸直接接触入境人员、进口冷链食品和进口货物的高风险从业人员,严格落实个人防护、闭环管理、核酸检测和健康监测等防控要求。四是加强冷链各环节防控。进口冷链食品入境量较大的口岸城市,要发挥政府主导作用,建设集中监管仓,对进口冷链食品入库统一消杀、统一检测。相关企业要落实主体责任,做好进口冷链食品入境、仓储、生产、加工、运输、销售等各环节疫情防控。

香港中评社记者：目前全国正在针对重点人群进行新冠病毒疫苗的加强免疫，请问老年人是否也应该进行加强免疫接种？谢谢！

王华庆：谢谢这位记者的提问。实际上在前段时间，我们国家相关机构对有关加强免疫接种策略进行了论证，根据前期研究结果，基于安全性和免疫效果等因素，确定三种灭活疫苗和腺病毒载体疫苗用于加强免疫接种。这项工作在全国已经开始了，在确定免疫策略的时候，也确定了哪些人群需要加强免疫接种。目前从全球已经开展加强免疫的国家来看，都有一个共同的重点指向，就是老年人群。老年人接种不管是一针也好、两针也好，抗体水平下降得还是比较快的。另外保护效力随着时间的延长也在降低，和其他成人相比，下降幅度要更大一些。这是从疫苗因素本身来说。另外，老年人是重症和死亡高风险人群。从这两个角度来说，老年人需要通过加强免疫来提高免疫水平，我们也期望通过加强免疫提高对这些人群的保护水平。

东方卫视记者：老年人接种新冠病毒疫苗安全性如何？不良反应目前是什么样的情况？请给我们介绍一下，谢谢！

郑忠伟：我国目前使用的新冠病毒疫苗，按照相关审批要求，在获得有关机构批准附条件上市或紧急使用前，均开展了包括老年人群在内的全人群的Ⅰ、Ⅱ、Ⅲ期临床试验，显示疫苗具有良好的安全性。在此特别想和大家分享一些数据，老年人接种疫苗后的安全性情况。目前为止，我国新冠病毒疫苗在境内外60岁以上老人中的接种数量已经超过了5亿剂次，国外接种年龄最高的，根据我们得到的数据，我不敢说我们已经统计到了所有使用新冠病毒疫苗国家，最高年龄者是106岁。国内接种我国新冠病毒疫苗最高年龄者也是 106 岁。疫苗在这 5 亿多剂次以及在高龄者接种过程中都显示出良好的安全性,而且老年人不良反应略低于成年人。在各类疫苗中,我国主打的疫苗整体副作用较低。比如接种疫苗后发热的比例大概是 17.61/100 万,一般不需要处理。严重过敏反应低于千万分之一,只要及时处理就没有什么大碍。因此总体来说,我国目前接种几种新冠病毒疫苗安全性的指标好于平常年份接种的各种疫苗。老年人除了曾有过接种疫苗发生过敏性休克或者喉头水肿的情况,以及正在发热或者处于感染性疾病和神经系统疾病的急性发作期,均可接种新冠病毒疫苗。

财经杂志记者: 针对最近奥密克戎变异株我们是否需要做好相关奥密克戎变异株疫苗研发和技术储备? 谢谢!

许文波: 谢谢记者的提问。奥密克戎变异株的刺突(S)蛋白存在多个重要的氨基酸突变,这些氨基酸突变曾经在阿尔法、贝塔、伽玛和德尔塔等变异株中发现与免疫逃逸相关。但是这些突变位点叠加一起是否进一步导致免疫逃逸,现在还不清楚。中国针对奥密克戎变异株已经做好了包括灭活疫苗、蛋白疫苗、载体疫苗等多条技术路线的前期技术储备和研究,部分企业相关前期设计已经开始了。

香港经济导报记者: 有些老年人常年居住在偏远农村地区,基本上不外出,自认为感染风险较小,接种意义不大,请问这种情况是否有必要接种新冠病毒疫苗?

王华庆: 大家都知道,目前新冠病毒传播主要是以人传人的方式。通常情况下,这种疾病在人群聚集情况下更容易发生,强度也会更大一些。但是,传染病的发生需要有传染源,还有传播途径,更重要的是只要有易感人群,不管是你在城市还是在农村,包括偏僻的地方,都会发生传染的情况。一些老年人平常可能在偏远的地区不外出,但是现在随着社会的发展,交通越来越便利,人员交流越来越频繁,这些偏僻的地区,传染源不一定到不了这些地方。一旦到了这些地方的时候,像老年人如果没有免疫力,都容易感染疾病。偏僻地区的老年人也是一样,感染之后重症、病死风险都还是很高的。所以,对偏僻地区的老年人来说,接种疫苗其实是对他们最好的保护措施。还想告诉大家的是,在农村尤其是偏僻的农村,医疗救治条件和城市相比可能差一些,这些人群从保护的意义来说,更需要做到位。接种疫苗是最好的保护措施。这些偏远地区的老年人应该通过接种疫苗这个便利的手段,预防新冠肺炎发生,预防重症,减少死亡的风险。

郑忠伟:这个问题我也补充一下。首先,这个想法是错误的。很多老年人以为我待在家里或者我处于比较偏远的农村,我不出门或者是我不到外地去,感染风险就降低了,不是这样的,大家一定要高度重视。因为随着年轻人接种疫苗比例越来越高,很多年轻人即使发生了感染,表现出来的症状是很轻的,甚至是无症状。当他们回家看望老人,特别是在逢年过节和老人团聚的时候,完全可能存在把病毒带回家感染老人的风险。这样的话,就会给没有接种疫苗的老人带来巨大的感染风险,如出现重症和死亡的风险。另外,老人一旦出现了重症和死亡情况,给家庭带来的影响是非常巨大的。所以说,一定要尽量做到所有的老人应接尽接。

中国青年报记者:3~11岁人群新冠病毒疫苗接种工作启动以来,不少低龄儿童接种疫苗,请问如何做好低龄儿童疫苗接种期间信息核对及情绪安抚工作?

王华庆:谢谢这位记者的提问。实际上信息核对是我们规范化做好疫苗接种工作的重要组成部分。我们国家儿童免疫接种每年有几亿剂次,为了做好信息核对,在接种之前我们要做好"三查七对"的工作,这是保证信息准确重要的环节。哪"三查"呢?一是接种人员要查验受种者的健康状况,另外要询问有没有相关的禁忌。二是查接种证和接种凭证。三是查疫苗和注射器外观、批号和有效期。"七对"也是信息核对当中重要的部分。一是核对受众者的姓名,是不是这个人该打这个疫苗。二是核对年龄,因为不同的疫苗有不同的年龄要求,这次新冠病毒疫苗接种,目前批准是3岁以上,是不是满足了3岁,这是第二个要核对的。三是核对疫苗名称。现在有这么多新冠病毒疫苗可以接种,包括紧急使用或者上市后有条件使用的,但是对儿童来说,批准的疫苗是有限的,所以这个需要核对。四是核对疫苗规格。五是核对疫苗剂量。六是核对接种途径。七是核对接种部位。只要"三查七对"做到位,信息就会非常准确。关于孩子情绪安抚的问题,这也是我们接种过程中,尤其是大规模接种过程中应该注意的事项。做好孩子安抚工作,需要家长去做,另外也需要接种单位和接种人员共同努力做好这件事情。从家长本身来说,3~11岁儿童接种疫苗过程中,家长要全程进行陪护,使儿童心理紧张感有所放松。打疫苗之前,小孩紧张、家长也会紧张,家长的紧张会增加孩子的紧张感,所以我们也希望在接种过程中,家长要有一个放松的心态。家长要做的是,如果发现孩子过于紧张的话,一方面要做好孩子心理疏导工作,另外也要把这种情况告诉接种医生,接种医生也有一些办法做好应对工作。从接种单位和接种医生来说,要给儿童创造一个温馨的接种环境,这样会消除儿童紧张感和恐惧感。有些儿童特别紧张的时候,接种单位对这些儿童可以安排单独的时间或者单独的场所进行接种,要和其他人分开,这样的话对他有更好的照顾,也会疏导他的心理紧张感。孩子为什么会紧张呢?疼痛是加重情绪波动的主要原因,就是害怕打针。为什么害怕打针呢?就是因为疼。接种医生在接种过程中也有一些措施减少疼痛程度,比如说在注射疫苗的时候,进针要快,推疫苗的时候要相对慢一些。针进入到注射部位之后,不要回抽,回抽增加儿童的疼痛感。这些都是减少疼痛的方法。有些体位有一些动作也会减少儿童不安的情绪,比如说3~5岁的儿童,接种的时候由家长抱着他进行坐位接种,6岁以上的儿童可以站立进行接种,这些措施可以让儿童情绪平稳下来,防止出现心理紧张。

主持人:今天发布会几位嘉宾为我们介绍最近疫情的形势和奥密克戎变异毒株相关情况,也介绍了60岁以上老人接种新冠病毒疫苗有关工作,再次感谢各位嘉宾,后续还将继续召开新闻发布会回应大家的关切。今天的发布会到此结束,谢谢大家!

国务院联防联控机制就近期新冠肺炎疫情防控和疫苗接种工作有关情况举行发布会

（第29场）

一、基本情况

时　间	2021 年 12 月 11 日
主　题	介绍近期新冠肺炎疫情防控和疫苗接种工作有关情况
发布人	国家卫生健康委疾病预防控制局副局长　　吴良有
	国家卫生健康委医政医管局监察专员　　郭燕红
	国家卫生健康委疫情应对处置工作领导小组专家组组长梁万年
	中国疾病预防控制中心免疫规划首席专家　　王华庆
主持人	国家卫生健康委新闻发言人、宣传司副司长　　米锋

二、现场实录

主持人：各位媒体朋友,大家下午好！欢迎参加国务院联防联控机制举办的新闻发布会。当前,新冠肺炎疫情全球大流行仍处于发展阶段,周新增确诊病例继续超过 400 万例,死亡率出现上升,奥密克戎变异株进一步增加了疫情不确定性,我国"外防输入"压力持续增大。2021 年 12 月以来,我国新一轮疫情新增本土确诊病例主要集中在口岸城市及邻近地区。疫情防控,关键抓"防",重点是守住国门、外防输入,重中之重是口岸。近日,国务院办公厅专门印发了《关于加强口岸城市新冠肺炎疫情防控工作的通知》,强调要毫不放松、科学精准做好防控工作,织密扎牢外防输入的防线,坚决把疫情堵在国门之外。要强化疫情源头管控、多渠道监测预警和重点环节疫情防控,快速果断处置本土聚集性疫情;要始终做好个人防护,少聚集、勤洗手、戴口罩、保持社交距离,积极接种新冠病毒疫苗。截至 2021 年 12 月 10 日,全国累计报告接种新冠病毒疫苗 25 亿 9 187.9 万剂次,完成全程接种的人数为 11 亿 6 248.8 万人。今天发布会的主题是:近期新冠肺炎疫情防控和疫苗接种的有关情况。我们请来了:国家卫生健康委疾病预防控制局副局长吴良有先生、医政医管局监察专员郭燕红女士、疫情应对处置工作领导小组专家组组长梁万年先生、中国疾病预防控制中心免疫规划首席专家王华庆先生,请他们共同回答媒体的提问。下面,请记者朋友提问,提问前请先通报所在的新闻机构。

新华社记者: 近期,内蒙古自治区疫情持续上升,此外黑龙江、上海、陕西、云南、浙江等地又出现了新的本土确诊病例,请问这些疫情与之前进入扫尾阶段的疫情是否有关联,另外如何判断目前国内的整体疫情形势? 谢谢。

吴良有: 谢谢记者朋友的提问。目前全国疫情形势总体平稳,近期局部地区发生了由境外输入引起的本土小范围疫情。内蒙古自治区满洲里市疫情的病毒基因组测序分析显示,疫情是由一起新的境外输入源头引起,与之前内蒙古自治区的疫情没有关联。本次疫情首先在内蒙古呼伦贝尔满洲里市发生病例,随后在内蒙古自治区呼伦贝尔市内的两个区旗、内蒙古自治区通辽市、黑龙江省齐齐哈尔市、哈尔滨市、河北省石家庄市和北京市海淀区等地发现关联病例,共波及 4 省 6 市。目前,满洲里市当地疫情仍处于持续发展阶段,近日报告病例数呈现波动下降趋势,疫情走势还需要密切观察。黑龙江省哈尔滨市疫情风险有所降低,近日仅有散在的零星病例报告,昨天没有新增病例报告。通辽市、齐齐哈尔市、石家庄市和北京市已经连续5天以上未出现新增病例,疫情得到较好控制。云南省陇川市疫情波及范围局限,病例均为同一所学校的师生,未发现校外相关病例,病例基因组测序显示均为同一传播链,疫情已基本得到控制。上海、浙江和江苏三地疫情病例的病毒基因组序列高度同源,为同一起关联疫情。目前,上海疫情总体比较平稳,连续3天没有新增病例;浙江绍兴、宁波、杭州三地疫情发展较为迅速,病例间传播关系相对清晰,主要涉及家庭和人群聚集场所,相关风险区域管控和风险人员排查工作正在进行中。陕西疫情目前仅发现散在个案,没有出现扩散传播情况。总体来看,近期国内疫情呈现传播链条多、局部散发和小规模聚集性特征并存的情况。疫情发生后,国务院联防联控机制综合组第一时间派出工作组,赶赴内蒙古、云南、江苏、浙江等省(自治区),会同疫情发生地建立一体化、扁平化的指挥体系,推动流调溯源、社区管控、核酸检测等措施落地落实,防止疫情进一步蔓延扩散。谢谢。

中央广播电视总台财经节目中心记者:我们了解到,近日,国家卫生健康委派工作组到满洲里市,请问满洲里市目前的医疗救治情况如何? 有些什么样的特点? 重症的比例高吗? 此外我们还想了解当地医疗救治水平能否满足当地的病例救治,以及核酸检测的需要? 是否会采取集中转运治疗的措施? 谢谢。

郭燕红:谢谢这位记者的提问。满洲里市发生疫情以后,国家卫生健康委马上就派出了工作组和专家,前往满洲里市进行疫情防控和医疗救治相关工作,全力以赴保护人民群众的身体健康。截至2021年12月11日早上8点,满洲里市疫情累计收治患者529名,其中累计的重症患者是29名,重症发生比例是5.5%,轻症患者更多一点。我们非常高兴地看到，昨天满洲里市口岸医院已经有5名患者治愈出院。这次针对满洲里市的实际情况，满洲里市是我们国家北部的一个口岸城市，因此根据口岸城市的特点，我们在医疗救治、核酸检测等方面做了一系列工作。在医疗救治方面：一方面，我们统筹医疗资源，针对口岸城市特点建立了患者后送和支援机制。满洲里市口岸医院是当地的定点医院，拥有386张床，但是在疫情初期患者数量急剧增加，在患者数量急剧增加的过程中，我们及时启用了200多公里以外的海拉尔区人民医院，这是一个能力比较强的综合医院，开放了360多张定点医院的床位，包括28张ICU床位，这样来缓解满洲里市口岸医院的压力。同时我们通过公路分7批次，陆续转送了满洲里市的200多名患者。在转送过程中，我们充分考虑到患者的安全，配备了急救设备和医务人员，对于重症患者全程给予监护，安全地将患者转送到了海拉尔区人民医院进行救治。两个定点医院，我们都派出了具有丰富经验的国家级专家，与自治区和当地的专家一起形成工作组，亲临一线指导患者的救治工作。此外，自治区内也建立了支援机制，像对于满洲里口岸医院，自治区一共选派了305名专业医护人员整建制接管口岸医院救治工作，对于海拉尔区人民医院，自治区派了516名医务人员进驻医院病区进行相应的救治工作。所以应该说通过这样一个支援机制，来缓解满洲里市相关的医疗救治资源不足的问题。另一方面，在救治的策略上，我们坚持行之有效的救治经验。一是关口前移，做好早期干预。二是加强多学科诊疗，特别是这次满洲里市有一部分老人，80岁以上的老人有7名，其中还有1名99岁的老人，同时有一些基础病，我们建立多学科的诊疗机制，"一人一策"，全力做好患者的救治工作。三是坚持中西医结合、中西医并重、中医药并用的原则，更好地提升我们的救治效果。目前的救治工作还是非常顺利的。在核酸检测方面，也同样加大了对满洲里市核酸检测能力的支援。原有满洲里市核酸检测能力只有1.2万管/天，只有4个机构能够开展核酸检测。在第一时间，自治区马上调集了区内检测方舱前往满洲里市。我们协助调集了第三方监测机构,在满洲里市开展大规模的核酸检测,使得满洲里市的核酸检测能力快速提升到 15.2 万管 / 天,能够完全满足满洲里市 20 万人口的全员核酸检测。此外,面对这样大规模的核酸检测,加强组织管理,同时做到"不漏一户、不漏一人"全员检测。到目前为止,满洲里市已经完成了 12 轮的全员核酸检测,正在开展第 13 次全员核酸检测,整个核酸检测工作也是进展顺利。多起疫情的处置经验,在救治和核酸检测当中显现出很好的效果。谢谢。

21 世纪经济报道记者:目前全国 12 岁以下的儿童已经开展了大规模的疫苗接种工作,请问从目前的情况来看,他们的不良反应情况如何?谢谢。

王华庆:谢谢这位记者提问。在新冠病毒疫苗接种过程中,有一项非常重要的工作,就是做好新冠病毒疫苗不良反应的监测,其中也包括你刚才提到的大家关注的 3~11 岁儿童的监测。根据截至 2021 年 12 月 3 日分析的结果,儿童不良反应总体发生情况比较平稳,没有出现异常的情况。在上报的不良反应中,95% 以上都属于一般反应。除此之外,还有一些异常反应、偶合反应、心因反应。在异常反应中,大多数都是过敏性皮疹。在整个人群接种不良反应报告中,严重不良反应发生率低于百万分之一,其中 3~11 岁儿童的严重不良反应发生率低于青少年和成人。后续要做好不良反应的监测和分析工作,保证预防接种工作的顺利进行。谢谢。

南方都市报记者:请问梁万年组长,您最近采访的时候提到多次"动态清零",请问怎么理解"动态清零"?

梁万年:谢谢你的问题。所谓"动态清零",是当前我国新冠肺炎疫情防控的总方针,它是指在现在的情况下,当出现本土病例的时候,我们所采取的综合防控措施的一种集成,来快速扑灭疫情,实际上是中国疫情防控经验的总结和提炼,也是现阶段我们疫情防控的一个最佳选择和总方针。从专业的角度、科学的角度来看"动态清零"的内涵,可以从以下几个方面来理解。第一,怎么及时主动发现传染源。这种传染源包括患者、无症状感染者,甚至可能携带病原体的相关其他的动物,主要是通过监测发热门诊的预警以及一些检测、主动筛查的手段,来发现传染源。第二,一旦发现有病例出现的时候,就要快速采取公共卫生和社会的干预措施,这些措施主要包括疫点的管控、密切接触者的管理、流行病学的调查,以及减少人群聚集等管控措施。第三,有效救治。主要运用中西医结合等方法,来有效救治患者,尽快、尽量阻止疫情的进展,也就是防止轻转重,减少重症和死亡的发生。这里需要特别强调几点:一,"动态清零"是个总方针,要追求快速,要追求精准,如果没有快、没有精准,就很难做到"动态清零"。二,"动态清零"不是"零感染",我们现在还没有能力不出现一例本土病例,但是我们有能力,也有信心,当发现有本土病例出现的时候,快速扑灭疫情,所以这是我们要特别强调的,不是追求"零感染",而是要追求尽快把疫情扑灭。三,"动态清零"不是"躺平",不是任由疫情发展,而是控制它、切断它。四,"动态清零"的总方针是追求最大限度地统筹社会经济发展和疫情防控。谢谢。

澎湃新闻记者: 我的问题还是围绕着"动态清零"。近期国家卫生健康委马晓伟主任接受采访时提到,我国疫情防控进入第三阶段,叫作全链条精准防控"动态清零"阶段,请问为什么要始终坚持"动态清零"?谢谢。

吴良有: 谢谢您的提问。正如您提到的,马晓伟主任日前在接受新华社记者专访的时候指出,如何高效处置散发病例和聚集性疫情,以最小社会成本获得最大防控成效,这是我国在新冠病毒疫情防控历程中一直在思考的问题。在现阶段，我们立足"抓小、抓早、抓基础"，提升疫情防控和早发现的能力，发生疫情后，充分利用疫情发现之初的黄金24小时处置时间，在原来充分发挥检测队伍作用的基础上，进一步发挥流调和监督队伍的作用，突出"快"字，在疫情没有扩散之前，或者感染者还不具备传播能力之前，把密切接触者、次密切接触者找到，把可能的感染者提前管控住，力争用一个潜伏期左右时间控制住疫情的社区传播，这是"动态清零"的总方针体现，是中国控制疫情的"法宝"。刚才梁万年组长也详细介绍了"动态清零"这一总方针的内涵。坚持"动态清零"总方针不动摇，我们始终坚持将"人民至上、生命至上"作为一切防控举措的根本出发点和落脚点，坚持把人民生命安全和身体健康放在第一位。在近两年的疫情防控工作中，我们密切跟踪国内外疫情形势变化，及时开展分析研判和风险评估，以循证为基础，以风险为导向，根据对新冠病毒认识的不断深入、疫情形势的不断变化和防控工作的实际需要，不断调整防控策略，总体策略从早期武汉的"外防输入，内防扩散"调整到目前的"外防输入，内防反弹"。其间我们关注到一些国家执行"不清零"政策，实际效果并不理想，疫情出现反复，对群众的生命安全、身体健康和经济社会的冲击仍然严重。当前，全球新冠肺炎疫情仍在高位流行，病毒不断变异，境外疫情输入我国的风险持续存在。流调溯源结果显示，武汉发生疫情后，全国各地散发的四十多起聚集性疫情都是境外输入造成的，我们需要在"外防输入"上下更大功夫，加强口岸城市的源头管控，加强入境人员、进口冷链食品物品等风险防范，落实高风险岗位人员防控措施，织密扎牢"外防输入"防线，"外防"防住了，就不会有内部的反弹。元旦春节即将来临，疫情传播风险加大，我们需要在"科学精准"上下更大功夫，做到"四个结合"，即指挥系统平急结合、行政与业务相结合、专兼结合、群众工作与卫生工作相结合，疫情发现一起就彻底扑灭一起，坚持"动态清零"不动摇，努力以最低的社会成本，在最短的时间内控制住疫情，确保群众度过一个健康平安的节日。谢谢！

香港中评社记者: 边境口岸城市被反复要求要筑牢防线,请问为何近期仍多次出现"破防"? 谢谢。

梁万年: 这个问题从以下几个方面来考虑。第一,要判定我们国家现在的本土应该是安全的,刚才吴良有副局长已经说了,2020年4月份以来四十几起疫情,几乎都是和国外的病例输入相关联的,所以境外输入防控是我们的重点,这一点可能需要明确。第二,我们国家的口岸、边境从数量上是众多的,点多、线长、面广,尤其是一些陆路口岸,往往缺乏一些天然屏障,给疫情防控带来了很大的困难。第三,新冠病毒既可以通过人来进行传播,也可以通过物进行传播,这种人物都可以传播,对防控增加了难度。第四,这种病毒疾病谱真正有显性临床症状的占比和无症状占比的比例,和一般呼吸道传染病是有区别的,也就是无症状感染者占有相当的比例。即使在有症状当中,他不会像SARS(severe acute respiratory syndrome,严重急性呼吸综合征)、鼠疫等疾病,有比较特征性的、明确的症状和体征;还有相当一部分是非典型性症状,就是轻症患者,医务工作者,也难以识别和发现。同时,这种疾病的传播途径是容易实现的,既有呼吸道的传播,也有接触传播,当然也不排除其他的传播途径,尤其是可以通过物品和冷链进行传播。针对这种情况,从科学上来说,人类对这种疾病、对这种病毒的了解和认识仍然缺乏,有知识空白点。综合以上因素,"外防输入"有相当难度,但是"外防输入"必须成为我们国家防控的重中之重。谢谢。

香港经济导报记者: 我们注意到,在近期疫情中,发现疫情的多地都在短时间内完成了几轮全员核酸检测。一方面是核酸检测速度快,另一方面核酸检测结果报告时间也很快,请问这是怎么做到的?

郭燕红: 确实如此。应该说,随着我们工作力度的加大,各地在疫情处置中，无论是核酸检测的整体速度还是能力，都有了快速提升。核酸检测决定了疫情发现和疫情防控的及时性，这项工作非常重要，所以从国家到地方对核酸检测工作，从多方面进行了加强和建设。一方面，加强了核酸检测的能力建设和质量管理。为了大幅度提高核酸检测的能力，我们要求二级以上的综合医院、疾控机构，包括一些第三方的核酸检测机构，都进一步加强核酸检测能力的建设。截至目前，全国已经有11 744家医疗卫生机构可以开展核酸检测工作。我们总体的核酸检测能力目前已经达到了每天单管单检2 995万份，如果配之以"10混1"的检测方法，我们的检测能力还能够实现倍增。此外，要加强核酸检测的质量管理，质量很重要。在质量管理方面，我们主要是不断完善实验室质量管理的制度，开展室内质控和室间质评，不断提升核酸检测的质量，使得我们的核酸检测结果能够准确、可靠。第二方面，强化大规模核酸检测的组织管理。在疫情初期，往往全员核酸检测是我们控制疫情最重要和最紧迫的一项工作。首先我们要调集好核酸检测的资源，针对大规模核酸检测，第一时间从省内、省外调集核酸检测资源，同时要强化核酸检测的组织管理，从全员的发动，包括采样、转运、检测、检测结果回报、信息推送和后续管理，实现一个连续化的工作机制，来提高全员核酸检测的效率。在这项目工作中，信息化的支撑非常关键，通过信息化支撑手段的应用，使得全链条高效运行，达到快和信息共享的目标。第三方面，要持续优化核酸检测的服务。包括我们对于核酸检测资源的网格化布局，公开核酸检测机构的工作时间，推行24小时检测服务，也包括要求有条件的实验室配备快速的检测试剂和设备，来提高检测速度，使得我们"愿检尽检"的人群能够在6小时内拿到检测结果。同时，很多地方还把核酸检测与健康码相关联，通过信息化手段，使得人民群众能够在第一时间了解到自己的检测结果。通过这些工作，保证优质、高效和便捷的核酸检测服务，来服务于整体的疫情防控工作。谢谢。

中国青年报记者: 目前各地已陆续启动 3~11 岁人群新冠病毒疫苗接种工作。进入冬季,最近有不少家长会带孩子去接种水痘、手足口病、包括流感等疫苗。请问接种上述疫苗对接种新冠病毒疫苗是否会有什么影响? 需要间隔多久接种? 谢谢。

王华庆: 谢谢这位记者的提问。其实你说到了一个疫苗接种的免疫程序问题,还涉及疾病控制迫切性的问题。一般考虑哪个疫苗优先接种? 接种针次间需不需要间隔,如果需要间隔,要多长时间,我们主要考虑几个方面: 第一,根据疫情防控的迫切性。第二,疫苗本身也有一些特性。第三,根据之前制定的指南,还有一些相关的研究结果,来确定疫苗接种。通常来说,我们在接种疫苗过程中,假如注射的是减毒活疫苗,如果不能同时接种,需要间隔至少 4 周。灭活疫苗没有时间间隔要求,可以同时打,不用考虑间隔,什么时间接种都可以。但是新冠病毒疫苗是新疫苗,为了减少可能存在的影响,包括不良反应的诊断鉴别,目前我们在《新冠病毒疫苗接种技术指南》中规定了,除了狂犬病疫苗、破伤风疫苗以外,与其他疫苗要间隔 14 天接种。当然,这样的规定也不是一成不变的,后续随着研究结果不断出来,我们可能也会对这种间隔做一个调整。在这里我想跟大家说,短期之内缓种流感疫苗、水痘疫苗、手足口病疫苗等,它的作用受到影响也是有限的。在当前情况下建议优先接种新冠病毒疫苗,其他疫苗达到了规定的时间间隔,也要及时去接种。在这期间,做好个人防护,也是有很大的作用,包括对新冠病毒的防控和对流感、水痘等传染病的防控,这些都是属于呼吸道传染病,个人防护在这样一个短期的窗口期,如果做到了,也能避免疾病发生或者把疾病发生风险降到最小。谢谢。

人民日报记者: 有些老年人在接种新冠病毒疫苗之后出现了一些不适的症状,被判定为偶合反应,请问偶合反应的判定标准是什么? 谢谢。

王华庆：谢谢这位记者的提问。回答你这个问题之前，我们先明确一下什么叫偶合反应或者什么叫偶合症。其实偶合反应或偶合症是我们在不良反应监测过程中遇到的问题，是指接种疫苗时，受种者正好处于某种疾病的潜伏期或者发病前的状态，接种疫苗后，这个疾病巧合发生，这种情况我们叫偶合反应，或者说叫它偶合症。实际上，他的发生跟接种疫苗没有关系，也不属于不良反应的范畴。根据我们的监测结果和偶合症发生的规律来看，60岁以下的人群，偶合反应发生率比较低，但是60岁以上的人群，偶合症发生率会稍微高一些。为什么会出现这样的情况呢？其实大家都知道，60岁以上的老人，有一些是处在基础性疾病的潜伏期，还有一些已经有了基础性疾病，在这个时候可能会出现发生或复发的情况，这都属于偶合反应。那么怎么样判定偶合症（偶合反应）呢？我们需要经过这样几个过程，第一，一般怀疑到和疫苗有关时，要进行报告。如果是严重的疑似异常反应，我们就要有专门的专家组做调查。调查之后，由专门的调查诊断专家组来进行诊断，然后再根据疫苗情况、疾病情况、接种情况，和目前我们在不良反应监测到的一些信息分析结果，做综合分析，由调查诊断专家组对是不是偶合反应来做出判断。为什么我们一直强调老年人接种疫苗的时候，假如有基础性疾病，一定要在稳定期来接种疫苗，这也是把这种偶合反应风险降到最低的措施。谢谢。

凤凰卫视记者：我们关注到，自2021年10月以来，一些口岸城市陆续出现了本土性聚集性疫情，请问在口岸防控方面还有哪些薄弱环节？未来还会采取哪些措施？谢谢。

吴良有：谢谢这位记者朋友的提问。近期我国发生的本土聚集性疫情，都是境外疫情经口岸城市输入，暴露出一些地方疫情监测预警不及时、高风险岗位人员闭环管理不落实、定期核酸检测流于形式、交通运输工具和相关物品消杀不到位、集中隔离场所管理不规范、疫情应急处置不够科学精准等问题。关于加强口岸城市疫情防控，前几场的发布会我们已经从完善机制、健全监测预警、严格人员管理和加强冷链各环节防控等方面进行了介绍。在这里，我再强调一下几个重点环节：一是压实"四方责任"，明确防控要求。刚才米锋副司长已经介绍，近期国务院联防联控机制印发了《关于加强口岸城市新冠肺炎疫情防控工作的通知》，要求各口岸城市要建立口岸防控专班，落实各项防控措施的职责分工和责任人，做到常态化防控措施全流程、全链条落实到位和全面覆盖，有条件的口岸城市可研究设置疫情缓冲区。二是严格落实高风险岗位从业人员管理。相关人员要严格落实"底数清晰、人员固定、规范防护、全程闭环、高频核酸"的防控要求。三是严格口岸城市人员流动管控。《通知》要求，从各省（自治区、直辖市）确定口岸城市范围并公布之日起至 2022 年 3 月 15 日，离开陆地边境口岸城市人员需要持有 48 小时内核酸检测阴性证明，前往陆地边境口岸城市的人员抵达后至少要进行 1 次核酸检测。陆地边境口岸城市要做好旅游限流、风险提示等工作。四是提升疫情防控和处置能力。支持防控任务重的口岸城市加强疾控机构、定点医院、发热门诊、基层医疗卫生机构、集中隔离点等建设，提高流调溯源、基因测序、核酸检测、集中隔离、医疗救治等能力，确保落实"应检尽检、应隔尽隔、应治尽治"的要求。五是做好民生保障工作。一方面，口岸城市要加强宣传引导，争取广大群众对防疫措施的理解和支持，动员群众积极参与并配合疫情防控工作。另一方面，要把民生工作与疫情防控工作同步研究，定期排查生活物资供应的苗头隐患，及时解决群众反映的突出问题，保障群众的基本生活，让我们的疫情防控措施变得更有温度。下一步，国家卫生健康委将继续会同相关部门落实党中央、国务院的决策部署，加快补齐口岸城市防控短板弱项，毫不放松、科学精准做好"外防输入"防控工作。谢谢！

中央广播电视总台 CGTN 记者：有个关于溯源的问题请问梁万年组长。我们注意到，近期《科学》杂志刊登了一篇文章，其中提到最早的新冠肺炎患者是武汉华南海鲜市场的一位女商贩。这一情况和早先溯源联合研究报告中提到的早期病例有关内容有所不同，多家媒体也对这篇文章进行了转载，并由此认为华南海鲜市场就是新冠肺炎疫情源头，请问对此您怎么看？

梁万年：谢谢你的问题。我们高度重视新冠病毒溯源工作，也特别希望能和国际的科学家们基于客观事实和理性分析，在全球多国多地共同开展新冠病毒的溯源工作。但是，我们坚决反对将溯源政治化，预设立场，寻找甚至编造证据来得出溯源的结论。你刚才提到的文章，我也关注到了，如果我们仔细去分析的话，这篇文章还存在一些经不起推敲的地方，我给你举例。首先，文章引用的论据是一段不明来源的视频采访，作者一是没有核实视频当事人的身份，二是没有对世界卫生组织 - 中国溯源联合研究报告所提到的 12 月 8 日最早发病的新冠肺炎患者进行调查核实，在道听途说的情况下就断定我们所认为的 12 月 8 日这个患者不是最早新冠肺炎病例的行为是非常不科学的。其次，单凭"住在华南海鲜市场附近就证明社区传播始于华南海鲜市场"这个推论也是不讲科学、主观臆断的一种行为，在明明知道这些病例与华南海鲜市场没有流行病学联系的情况下，用所谓的研究方法，对有关报道进行"片面罗列"，以得出自己"预设的结果"，我认为有偏颇，并且在科学上是站不住脚的。世界卫生组织 - 中国溯源联合研究报告提到的最早新冠肺炎病例，12 月 6 日到 8 日曾带家人去医院拔牙，而不是他本人去拔牙。他本人在 12 月 8 日这一天开始出现了头痛、头晕等感冒样症状，随后出现乏力、肌肉酸痛、气促等不适症状，后被证明是新冠肺炎。《科学》杂志这篇文章提到 12 月 11 日发病的一位华南海鲜市场的女性商贩并不是最早的新冠肺炎病例。我们认为，华南海鲜市场可能不是新冠肺炎疫情的源头，这个结果在 2021 年 1 月份,中国和世界卫生组织专家组是经过共同确定分析思路、共同制定分析方案、共同分析研究结果、共同对结果进行解释,这"四个共同"所得出来的。对于患者的流行病学调查结果分析,世界卫生组织专家组是深度参与的,并对结果是充分认可的。许多早期病例与市场无关或者与其他市场相关,因此当时我们中国和世界卫生组织专家组达成了一致意见,即"华南海鲜市场可能不是疫情暴发的起源地"。联合研究报告是非常科学且权威的,我们应该予以坚持。谢谢。

中央广播电视总台新闻新媒体记者:奥密克戎变异株引发全球关注,新型变异株在国外出现和蔓延较快,请问此形势下,我国在"外防输入"构成上有何安排? 对变异毒株的预防有没有相应措施? 谢谢。

吴良有:谢谢您的提问。正如您所说的,近期奥密克戎变异株的出现,引发全球关注,国家卫生健康委高度重视奥密克戎变异株在传播力、致病性方面的变化,组织有关单位密切跟踪奥密克戎变异株突变、传染性、致病性以及对疫苗免疫效果影响等最新研究,进行分析研判。目前来看,奥密克戎变异株是否比德尔塔变异株具备更强的传播力和免疫逃逸风险,还需要进一步观察。奥密克戎变异株不影响我国现有核酸检测试剂的敏感性和特异性。而且我国监测体系具备及时发现奥密克戎变异株输入病例的能力。下一步,国家卫生健康委将严密跟踪奥密克戎变异株在全球的流行趋势,继续坚持"外防输入,内防反弹"的总体策略,严格落实入境人员和货物管理,严防奥密克戎变异株的输入和传播,加大对奥密克戎变异株的研究,为我国精准化防控和疫苗研发等工作提供科技支撑。关于对奥密克戎变异株的科学认知、流行风险,也会及时向社会公布。广大群众应该继续保持良好的卫生习惯,坚持科学佩戴口罩、勤洗手、不聚集等有效的防控措施,共同抵御新冠病毒变异株带来的风险。借此机会,我还是想再强调一下疫苗的作用,新冠病毒疫苗接种仍然是疫情防控工作的有效手段,刚才米锋副司长介绍到,截至 2021 年 12 月 10 日,全国新冠病毒疫苗已经完成全程接种 11 亿 6 249 万人,全程接种覆盖人口比例达到 82.5%,完成加强免疫接种 1 亿 2 058 万人。下一步,国家卫生健康委将继续加快推进新冠病毒疫苗接种,引导 60 岁以上老年人加快接种,积极稳妥开展 3~11 岁人群疫苗接种工作,进一步提高重点人群接种率,为疫情防控工作赢得主动。谢谢!

北京广播电视台记者:有些老年人认为自己年龄大了,体质弱,觉得接种新冠病毒疫苗以后容易出现不良反应,请问专家怎么看待这个问题?谢谢。

王华庆:谢谢这位记者的提问。其实根据目前我们监测的结果来看,60 岁以上的老年人的不良反应报告发生率低于 60 岁以下的成年人群。在报告上的不良反应当中,其实跟儿童一样,一般反应占了绝大多数,异常反应只是一小部分,在异常反应当中也主要以过敏性皮疹为主,也有个别的出现了过敏性休克等严重的异常反应,但是这种严重异常反应的报告发生率在百万分之一以下,也就是说接种疫苗带来的风险比例是非常非常低的。如果感染了新冠病毒,尤其是老年人,前面我们一直在说,它的重症率、死亡率是非常高的,尤其是病死率,有的超过了 10%,10% 病死率和百万分之一的严重异常反应发生率差别明显,就是说获益和风险的差距是非常大的。另外大家也看到,老年人患了新冠肺炎之后,给医疗系统带来的冲击是非常大的,国外也有这种情况的发生,我们看到,在疫情流行的过程中,老年人在早期的时候感染率比较高,给医疗系统都带来了冲击,也出现了有的国家因需要住院而住不上的情况。如果发生这种情况,带来的问题就非常大了。所以,接种疫苗对老年人来说还是最好的保护措施,接种疫苗带来的异常反应风险是非常非常低的。谢谢。

红星新闻记者：我们关注到，和 2020 年、包括 2021 年上半年本土聚集性疫情处置不同，现在是要求力争在 1 个潜伏期控制疫情传播，以最小的社会成本获得最大的防控成效。现在全球疫情持续蔓延，境外疫情输入风险不断加大，我们还需要和不断变异的病毒较量，请问这种情况下，应如何实现 1 个潜伏期控制疫情？谢谢。

梁万年：谢谢你的提问。解答这个问题，最核心的是如何做到精准防控，那么就必须坚持和强调以下几点：第一，坚持早发现、早报告、早处置、早治疗。这几个"早"是必须作为重中之重坚持的。第二，必须使各种行之有效的防控措施落地见效。无论有疫情还是没有疫情的地区都应该加大疫情防控措施的落实力度。一是提振信心，克服麻痹思想、厌战情绪。二是要切实做好常态化的快速平战转换。三是要加强流行病学的疫情研判、流行病学调查以及疫情处置能力建设，包括演练和培训。四是要切实落实"四方责任"，真正让联防联控、群防群控落地。五是要强化基层的防控能力，包括对社区和个人进行培训、进行演练，进而提升基层能力。第三，要特别强调精准防控。这五个精准最为重要：一是精准发现传染源，主要通过核酸检测和筛查。二是精准识别密切接触者，主要通过流行病学调查和大数据技术。三是精准划定疫区、疫点以及管控范围，主要是通过综合性研判来实现。四是精准采取防控措施，要切实做到防控措施有效、能落地、有温度、可持续，尤其要关注老百姓的心理问题。五是要精准平衡疫情防控和正常生产生活的关系。谢谢。

中国日报记者：针对变异毒株不断出现的情况，请问是否会考虑下一步进一步提高新冠病毒的核酸检测能力？会采取哪些措施来强化核酸检测的服务？核酸检测会不会再统一降价？谢谢。

郭燕红：首先要肯定的是，随着变异毒株的不断出现，我们现在的核酸检测仍然是发现病毒的有效方式,特别是奥密克戎变异毒株的突变位点是在 S 蛋白基因上,而我们现在使用的核酸检测的靶标是 ORF1ab 基因和 N 基因,不在它的突变区域内,因此核酸检测仍然是下一步疫情防控的主要方式和方法。在优化服务、提升能力方面,第一要保证质量,第二要优化服务,第三要做好大规模核酸检测的应对、提高效率高质量完成核酸检测工作。在核酸检测的价格方面,2021 年 11 月 12 日,国家医保局和国务院联防联控机制医疗救治组已经联合发文,要求各地降低核酸检测的价格。截至目前,已经有 30 个省(自治区、直辖市),将核酸检测价格单人单管下降到 40 元以下,混检降到 10 元以下,来有效降低人民群众核酸检测的负担。谢谢。

主持人: 谢谢,今天的发布会,几位嘉宾介绍了近期疫情防控的相关工作,我们再次感谢各位。后续我们还将继续举办新闻发布会,欢迎大家继续关注。今天的发布会到此结束,谢谢大家!

国务院联防联控机制就科学精准做好
元旦春节期间疫情防控有关情况
举行发布会

（第30场）

一、基本情况

时　间　2021 年 12 月 18 日

主　题　介绍科学精准做好元旦春节期间疫情防控有关情况

发布人　国家卫生健康委疾病预防控制局一级巡视员　贺青华

　　　　中国民用航空局飞行标准司司长　韩光祖

　　　　国铁集团劳动和卫生部副主任　伍世平

　　　　国家卫生健康委疫情应对处置工作领导小组专家组组长
　　　　梁万年

　　　　北京市朝阳区劲松社区卫生服务中心主任　李永锦

主持人　国家卫生健康委新闻发言人、宣传司副司长　米锋

二、现场实录

主持人：各位媒体朋友，大家下午好！欢迎参加国务院联防联控机制举办的新闻发布会。当前，全球新冠肺炎确诊病例连续 8 周增长，77 个国家和地区报告了奥密克戎变异株，我国外防输入压力持续增大。元旦春节临近，冬春季疫情防控要始终坚持"动态清零"总方针，着力在科学精准上下功夫。要因地制宜、分类指导、分区施策，在落实防控措施的同

时,保障人员安全、有序流动,坚决防止简单化、"一刀切""层层加码",最大限度减少对群众生产生活的影响。要继续推进新冠病毒疫苗接种工作。截至2021年12月17日,全国累计报告接种新冠病毒疫苗26亿6 183.8万剂次,完成全程接种的人数为11亿8 628.9万人。今天发布会的主题是:科学精准做好疫情防控。我们请来了:国家卫生健康委疾病预防控制局一级巡视员贺青华先生,中国民用航空局飞行标准司司长韩光祖先生,国铁集团劳动和卫生部副主任伍世平先生,国家卫生健康委疫情应对处置工作领导小组专家组组长梁万年先生,北京市朝阳区劲松社区卫生服务中心主任李永锦先生,请他们共同回答媒体的提问。下面,请记者朋友提问,提问前请先通报所在的新闻机构。

中央广播电视总台央视记者:想问一下,当前全国多地的疫情形势如何? 这一轮近期国内的疫情有什么样的特点?

贺青华:谢谢你的提问。目前全国疫情形势总体保持比较平稳,局部地区发生由境外输入疫情引起的本土聚集性疫情有的已经得到控制,有的正在控制之中,云南省陇川市疫情已经连续8天没有新增病例,疫情得到了有效控制。黑龙江省哈尔滨市、齐齐哈尔市已经连续4天没有新增病例,疫情得到基本控制。内蒙古自治区满洲里市疫情基本得到控制,疫情进入收尾阶段。浙江省宁波、杭州、上海市等地近日新增的散发病例均来自集中隔离点,疫情风险逐步得到控制,浙江省绍兴市仍处于持续发展的阶段,疫情主要集中在封控的管控区域,当地仍然存在后续传播的风险。陕西省西安市和广东省东莞市两地的病例基因测序高度同源,为同一境外输入源头的同一传播链,这两地应该严密控制,两地疫情仍在继续发展,存在进一步扩散可能。风险人员排查和重点区域管控工作正在抓紧进行。总体来看,近期国内的疫情仍然具有局部散发和规模性聚集并存特征。航空口岸和陆地口岸是主要输入途径,主要由境外的输入病例和相关的物品、冷链食品引起。近日,国务院联防联控机制综合组向广东、陕西派出工作组指导地方开展疫情处置工作。下一步我们将继续指导各地落实国务院联防联控机制的部署,推进核酸检测和流调溯源,加强隔离点的管理和社区管控,加快排查高风险人群和场所,确保各项措施及时落实到位,防止疫情进一步扩散蔓延。谢谢。

澳门月刊澳门新闻通讯社记者：提问韩光祖司长。当前多地出现本土聚集性疫情,现在临近元旦、春节,请问民航部门当前采取了哪些防控措施,能让广大群众放心乘坐飞机出行。在外防输入方面,民航还有哪些措施提升服务质量、提升旅客出行的体验,又将有哪些举措？谢谢。

韩光祖：感谢您对民航工作的关注。当前,国内局部小规模聚集性疫情和零星散发病例时有发生,元旦、春节期间旅客出行增加,为了满足旅客健康放心出行需求,我们要求民航各单位时刻关注国内疫情动态变化,根据始发地和目的地政府防控要求,航空公司和机场配合完成查验健康码、核酸检测阴性证明等工作。航空公司落实旅客登机前手部清洁消毒,督促旅客在机上做好个人防护等防控措施;根据两节期间公共场所人流量增加的特点,机场有针对性地做好旅客宣传引导,提醒旅客佩戴口罩,避免人员聚集,同时加强候机楼内通风,做好公共区域清洁消毒。"外防输入"一直是民航疫情防控工作的重点,对涉及入境旅客服务保障的民航各单位,持续加强重点环节管控：一是航空公司配合完成远端旅客登机前测温、验码等工作;二是在航班上分区管理,分区域服务,建议旅客在飞行途中有序使用盥洗室,减少不必要的走动;三是密切配合地方有关部门,做好旅客入境后的全流程闭环管理;四是严格按照标准实施熔断措施,截至目前,已累计实施 391 次熔断措施,熔断航班 835 班,严防疫情输入。在保障旅客健康出行的基础上,我们还将进一步优化运力安排,民航各地区管理局、航空公司针对元旦、春节特点,科学预测旅客流向,合理安排航班,注重干支结合,加强运力调配保障,有针对性地安排加班、包机、临时航班,最大限度满足假日旅客出行高峰期的航班运力需求。同时,我们要求航空公司、机场等保障单位进一步提升旅客出行服务水平,增强运行协同能力,确保"两节"期间的航班正常。机场设置人工服务柜台,为老年人等特殊需求旅客提供服务引导。民航消费者事务中心、航空公司、机场等单位严格落实值班制度,保证民航服务质量监督电话12326及各公司客服电话畅通。元旦、春节即将到来,在此,我想提醒广大航空旅客,在出行前关注始发地和目的地疫情防控要求,必要时完成核酸检测,确保健康码、行程码的状态符合出行要求,在进出机场、值机、登机等环节,主动出示,积极配合工作人员完成查验。

人民日报记者: 此前国家卫生健康委表示目前我国处于全链条精准防控的"动态清零"阶段,能否解释一下全链条精准防控的含义? 谢谢。

梁万年: 从2021年8月,我国就开始进入了全链条精准防控的"动态清零"阶段。这个阶段的防控目标是尽量减少疫情的发生,在疫情发生后,高效地处置散发病例和聚集性的疫情,力争在一个最长潜伏期内防控住疫情,以最小的社会成本获得最大的防控成效。全链条精准防控的"动态清零"阶段实际上是指,在遵循"外防输入、内防反弹"防控总策略的前提下,当出现本土新冠肺炎疫情的病例时,采取有效的综合性防控措施,发现一起扑灭一起,快速切断疫情传播链,使每一起疫情都得到及时的终止,使这一起疫情的感染者"清零",实现以最小成本取得最大成效的一种防控目标。它是中国防控的经验总结,也是当前疫情防控的最佳选择。全链条精准防控的含义,我认为可以从传染病防控的三个环节和两个因素来理解。关于传染源的防控,一是围绕"外防输入"施行精准远端防控和入境后的闭环管理等。同时,精准防范通过物品的传播。二是强化监测,如发热门诊要提高监测的敏感性。三是强化核酸检测,如针对高风险岗位人群要切实做到"应检尽检"。四是强化对病毒变异的监测,及时发现变异的情况。关于传播途径的防控,一是坚持人、物和环境的同防。二是采取分区、分级的精准管理,比如说我们把疫情的发生情况分别区分为高、中、低风险地区,一旦出现疫情以后要进一步划分封控、管控和防范区。这些标准的划分要做到逐渐精准、逐步缩小管控单元。我们整个疫情防控,这两年来从过去以省为单位的疫区和疫点划分,逐渐精确到以市为单位、以县为单位、以乡镇和社区为单位,现在我们希望精准到居委会,精准到某个具体小区,这样缩小了管控单元,相关的管控措施就更具效率和效果。关于易感人群的防护。一是全力推进疫苗接种。二是大力开展相关科学研究,比如说药物研究、检测试剂和检测方法的进一步优化和完善。三是开展爱国卫生运动,尤其是要强化基层防控能力和防控水平的提升。另外要加强宣传教育,要及时向公众提供有关信息,进行有针对性的知识,特别是技能的培训,来增强个体的自我防护能力。关于精准防控的科学内涵,我认为以下几点是重要的:一是要精准开展流行病学调查。因为只有精准的流行病学调查,加上我们现在的大数据和相关技术的结合,才能使我们对传染源的判定、传播范围的判定、疫区的划分、疫情态势的走向做到比较科学和客观的判定。二是要精准地开展疾病的监测和检测。三是要精准划定疫区范围。四是要精准地划定密切接触者,并实施精准管理。这里特别强调,除了进行疾病和症状的监测和管理外,尤其要关注心理健康和心理咨询方面的服务工作。五是要精准地开展临床救治。六是精准统筹疫情防控与社会经济发展。谢谢。

中央广播电视总台财经节目中心记者: 春运即将来临,铁路部门的车站和列车客流相对集中,疫情防控压力也是在持续加大,请问铁路部门将采取哪些措施可以做好春运的疫情防控工作?谢谢。

伍世平：2022 年春运将于 1 月 17 日开始，2 月 25 日结束。据预测，2022 年铁路春运学生流、务工流、探亲流等基本出行需求仍将保持一定规模，客流量较 2021 年春运有较大增长，春运疫情防控工作面临较大考验。铁路部门将统筹疫情防控和春运组织工作，科学精准、从严从紧落实各项疫情防控措施，严防疫情通过铁路传播，努力为广大旅客提供安全健康的出行环境。一是提供有利于疫情防控的运力条件。充分运用多条铁路新线建成投产、动车组装备数量增加等铁路发展成果，2022 年铁路春运能力较 2019 年提高 10% 左右，售票和乘车组织时将严控列车载客率，有条件的列车实行分散售票，为疫情防控提供相对宽松、较为有利的运力条件。二是严格落实乘车全流程站车防控措施。全国铁路各大火车站认真落实属地政府疫情防控要求，按规定做好旅客进站测温验码等工作，严防不符合乘车要求的旅客进站上车；强化车站客流组织，引导旅客有序分散进站候车，使用自助设备等非接触式服务，减少接触传播风险；停止列车餐车堂食服务，改为送餐至车厢座位；加强站车广播宣传，提醒旅客做好个人防护；强化站车通风消毒，定期开展环境卫生学监测。三是规范旅客列车运行途中涉疫旅客应急处置。旅客列车上按规定预留隔离席位，车站内设置应急隔离场所，规范配备列车、车站应急处置备品，加强疫情应急处置培训演练，做到应急有备。加强铁路和地方、车上和车下联防联控联动，一旦发现涉疫旅客，立即按照规定科学规范有序做好处置工作。总之，我们将努力统筹好春运组织和疫情防控工作，确保广大旅客安全健康出行。

新华社记者：还有两周就元旦假期了，许多人关心假期能不能回家团聚的问题。我们注意到很多地方发出"就地过节"的倡议，请问专家如何看待现在的疫情形势下人员流动的问题？谢谢。

梁万年：首先，还有两周就要到元旦，然后很快就到春节，如果说要人口流动的话,肯定是会存在风险的。但是对这种风险如何有效防控,从防控的原理上来看,我们要分析制约这种风险的三个要素。一个是这种病毒本身,它的整个感染率、严重度、致死率,我们对它的了解情况,这是一个我们需要考虑的。另一个要看现在我们的卫生健康体系,我们对它的抵抗力,比如我们发现它、控制它的能力,救治的能力。还有一个要素是要我们的社会和公共卫生的措施到底采取到什么地步,这里包括政府、社会、部门和个人的一些干预措施。所以元旦和春节来临,人口是要流动的,在流动过程中肯定是有风险的,我们要基于这三个方面的要素进行风险研判。从专业的角度,我想可能有几个因素要考虑:一是要承认元旦、春节的人口流动是有风险的。因为人们接触频繁了,容易造成一些聚集,社交距离也在缩小,这样病毒很容易传播。二是冬季本身就是传染性疾病尤其是呼吸道传染病的高发季节。人群在冬季的自我抵抗力,尤其是呼吸道传染病的抵抗力也是在下降的,更容易被感染。所以要认识到这些风险。但是从我们抵抗力的角度,中国也具备了很多有利的要素,比如说我们国家疫苗累计接种已经超过26亿多剂次,人群有了一定的免疫力。比如现在发生的病例基本都是和境外有关系的,本土基本上没有传染源存在,所以应该说本土基本上是安全的,只要把"外防输入"进一步做实做好,总体上是安全的。公众的健康素养,通过这两年的疫情防控,大家良好的健康生活方式和行为已经逐渐养成,比如戴口罩、勤洗手、通风、尽量减少聚集,这些已经成为大部分老百姓的自觉行动。同时相关部门有严格防范措施,刚才民航、交通部门都做了介绍,所以考虑到这些要素,我们对疫情的传播具备了一定的抵抗能力。关于春节期间是不是就地过年的问题要基于风险研判,全国不能"一刀切",各地基于刚才讲的三个方面的因素进行综合分析评估,因地制宜地出台相关政策。我个人认为首先是要分类考虑,从全国来说,我们的一些重点地区,特别是一些重点人群,还是要严格执行现行的一些防控政策。不能因为元旦、春节而改变我们本来的一些防控策略。对于高危人群,比如老年人、慢性病患者、孕妇还是倡导尽量减少不必要的出行和不必要的聚集。其他人员出行，我们倡导要做好相关的防护，切实履行自己是自己健康的第一责任人的责任。第二个方面是分区。尤其中国的区域相当大，不能"一刀切"，比如现在处于疫情中高风险的区域，还有特殊区域比如口岸、边境的一些地方，北京在筹备冬奥会、冬残奥会，马上要开展的重大活动的地区，还是要继续保持相对严格的管控措施。而其他地区，我刚才说了关键是要做好风险评估，综合考虑风险的等级，我们个人的免疫状态、疫情的形势来提出切实又有力度，精准又有温度的相关政策，切忌"一刀切"，要体现精准防控的要求。精准平衡疫情防控和春节团圆的关系，这实际上也是对各级政府尤其是地方政府一种治理能力的考验。那么做好风险评估首先是要发挥好相关专家的作用，特别需要指出的是，各地在考虑风险的时候，一方面要考虑输入，同时也要考虑输出，它是两个风险作为全国"一盘棋"的整体考虑，各地在做风险评估的时候，输入和输出的风险都要给予考虑。另外应该给公众明确的指导，比如元旦、春运出行相关疫情防护的一些资料和参考。谢谢。

新京报记者： 现在社区防控是疫情防控的重要环节，我国现在很多地方也出现了本土疫情。境外输入的风险也在持续增加。想问在社区防控环节怎么发挥专业性的哨点的作用？怎么确保社区防控的有效性？谢谢。

李永锦： 谢谢您的提问。经过近两年的疫情防控工作的锻炼和实践，社区卫生服务医务工作者在疫情防控、政策落实、应急处置以及各类人群管理方面的能力均得到了一定的提高。首先，在与辖区街乡的配合上更加紧密。社区卫生服务医务人员与辖区街乡疫情防控人员能够做到各负其责、各司其职，指导社区人员落实疫情防控工作，对摸排的风险人员信息共享，形成合力。其次，在管控政策上更加落实全面。随着疫情防控相关文件的日趋完善,医务工作者与社区管理人员在疫情管控上能够做到有据可依,减少了疫情防控工作漏洞的出现。再次,社区卫生服务中心作为疫情防控的重要组成部分,主要在以下几个方面发挥前哨作用。一是强化预检分诊,对来院就诊人员通过查验健康码、行程码,做好高风险人员的管理,通过建立发热哨点,对前来就医的有新冠肺炎相关症状的人员、健康码异常的人员及时进行临时隔离,做好闭环转诊转运工作。落实好医疗机构首诊负责和可疑病例闭环管理及转运工作。二是加强社区疫情管理,针对密切接触者、次密切接触者及时进行核实、采样和集中隔离转运工作,对不符合集中隔离需在社区进行居家隔离的人员做好每日健康监测、上门采样以及建立日常医疗救治应急管理工作。对中高风险地区来返人员、新入境并完全集中隔离人员分类建立台账,并及时按照防控要求进行核酸检测和健康监测工作。三是做好疫情相关应急储备工作,建立应急储备采样队伍,制订大规模核酸检测专项工作方案,并参加街乡组织的多部门联合应急采样的应急演练工作,以便突发情况发生时能够第一时间进行妥善有序的处置。四是针对通过药店自行购买或者网上订购退烧止咳类药物,按照上级部门排查的名单,社区卫生服务中心在收到上述人员情况联合属地街乡进行核实、健康监测,必要时转发热医院进行排查。谢谢。

凤凰卫视记者:元旦和春节假期即将来临,民众在返乡和外出时应该注重哪些防控需求呢? 谢谢。

贺青华:谢谢你的提问。2022 年元旦、春节即将到来,北京冬奥会、冬残奥会等重大活动即将举办。目前,全球疫情防控形势依然严峻复杂,很多国家疫情仍在高位流行,奥密克戎变异株已在全球 70 多个国家和地区传播。"两节"期间疫情防控必须高度重视,不能有丝毫的麻痹大意。各项措施要在总结 2021 年"两节"期间疫情防控经验的基础上,更加突出科学精准,强化人员安全有序流动,确保群众度过健康平安的节日。一是个人外出和返乡时要做好个人防护,包括戴口罩、勤洗手,不扎堆,不聚集,一米线,保持良好的卫生习惯和健康的生活方式,积极接种新冠病毒疫苗,做到应接尽接。二是中高风险地区及所在的县(市、区、旗)人员严格限制出行,遵守当地流行病学调查、风险人员排查、核酸检测、健康监测和社区防控等要求。执行特定公务、保障生产生活运输等人员确需出行的,经当地联防联控机制批准,须持 48 小时内核酸检测阴性证明,做好旅途个人防护,落实目的地疫情防控规定。三是中高风险地区所在地市的其他县(市、区、旗)人员非必要不出行,确需出行的须持 48 小时内核酸检测阴性证明。四是严格限制前往中、高风险地区及所在县(市、区、旗),非必要不前往中高风险地区所在地市的其他县(市、区、旗)。五是有发热、干咳等症状者、健康码"黄码"等人员要履行个人防护责任,在未排除感染风险前不出行。谢谢!

中新社记者:日前国办印发了《关于加强口岸城市新冠肺炎疫情防控工作的通知》,《通知》中提到,有条件的口岸城市可以研究在辖区内设置疫情防控的缓冲区,请问什么是缓冲区? 缓冲区设置的标准有哪些? 缓冲区内的管控措施在哪些方面会更加严格? 分区差异化的防疫政策对精准防控会带来什么样的作用? 谢谢。

梁万年:谢谢你的问题。国办印发的《关于加强口岸城市新冠肺炎疫情防控工作的通知》提到的防控缓冲区,我理解是精准防控的一种积极探索,实际上是为了改变现在将口岸城市作为一个整体来实行统一管控的现状,在这个基础上是综合了地理、人口、疫情等有关情况,合理将口岸城市划分为缓冲区和非缓冲区两大类。实行分区差异化管控措施,最大限度地平衡疫情防控和经济社会发展。对缓冲区的设置,比如说在边境口岸城市,尤其是陆路口岸这些区域,像抵边村寨等最靠近陆路边境的地区实行缓冲区划分,实行较为严格的管控措施,比如设立卡口等,对出行作相关规定,采取非必要不离区的政策。对需要离区的人员实行附条件离区。缓冲区内无病例时,采取常态化防控措施,可以恢复日常的生产、生活,但要定期进行筛查和健康监测。一旦缓冲区内出现病例的时候,要进一步在缓冲区内来划分封控区、管控区、防范区,实行差异化的管理;精准界定病例密切接触者、次密切接触者和风险人群,实行规范和精准管理。缓冲区外的其他地区称为非缓冲区,要切实落实常态化防控措施,努力保证群众正常生产生活秩序,也可以进一步优化口岸城市流出人员管理措施,加快恢复社会经济的发展。需要特别强调的是,缓冲区的具体设置是需要各地结合当地的实际因地制宜、科学论证,由各地区结合实际来合理划分是多大的范围,是什么样的区域大小。我认为通过设置缓冲区,可以使口岸城市由过去的一道防控外溢的防线变成两道防线,进一步实现了关口前移,也压缩了疫情外溢风险。什么意思呢?本来这个城市很可能是靠边境的,外防输入是一道防线,如果这个边境口岸城市一旦发生输入性疫情,出现本土病例的时候,怎么防止外溢到这个城市以外的地区? 过去只有一道外溢防线,现在在这个城市内、县域内设缓冲区、非缓冲区,在原有外溢防控的措施上增加了一条防线,就是由一条变成了两条,对于压缩外溢风险起到了非常好的作用。同时,缓冲区的设置可以以最小的社会成本、最小的影响来实现疫情防控的最大成效。谢谢。

封面新闻记者:我们了解到老年群体在疫苗接种过程中会有不方便的情况,有的接种信息渠道有限,不了解接种新冠病毒疫苗的必要性。有的免疫力比较差,特别是深冬时节容易感冒,有的腿脚不方便难以去接种点,有的家人工作繁忙不方便陪同,有的智能终端操作不熟练预约不上,针对这种情况,请问社区采取了哪些措施,为老年群体接种疫苗提供便捷贴心的服务? 谢谢。

李永锦：谢谢您的提问。针对老年群体在新冠病毒疫苗注射过程中存在的各种不方便情况，社区卫生服务中心主要从专业指导、社区动员出发，切实做好老年群体疫苗接种工作。按照北京市疫苗接种工作的要求，一是发挥家庭医生作用，落实社区卫生服务中心责任，做好老年人引导、动员。二是营造良好氛围。把《致老年人朋友及家属一封信》，随同宣传海报一并在小区出入口张贴，与居委会一起逐门逐户组织动员，摸清辖区底数，提升老年人接种意愿。三是加强与养老院对接，结合街乡实际情况，通过上门服务提高养老院接种率。四是根据街乡实际，通过疫苗接种进社区，发放健康包、医疗包等形式，并提高利用便利化程度，吸引老年人接种。对腿脚不便、家人不便陪同的，居委会提出申请，增设距离社区近的临时接种点，定时定向为这部分人群进行疫苗接种。对智能终端操作不熟、预约有困难的，协调接种点工作人员开放老年人绿色通道，可以到现场直接持身份证进行登记接种。对存在接种禁忌以及现在身体状况不允许接种的老年人做好解释及宣传工作，进行现场择期预约，以满足其接种需求。对子女工作忙，不能在工作日进行陪同的老人，合理安排接种点工作时间，在周六、周日安排接种。谢谢。

21 世纪经济报道记者：在"两节"期间高风险岗位的从业人员出行是否会受到限制？如果确需出行需要满足怎样的条件？谢谢。

贺青华：谢谢你的提问。高风险岗位人员因为工作期间接触可能的感染人员，可能接触被病毒污染的物品和环境的机会多。如果防护不到位，感染的风险较高。近期我国部分地区出现的航空口岸、陆路口岸从事进口货物的搬运人员，集中隔离点的工作人员感染的情况，有的地方还导致了社区的传播和扩散。因此，对陆路、航空、水运口岸接触入境人员、物品、环境的高风险岗位人员和集中隔离场所、定点医疗机构、发热门诊、进口冷链食品加工企业的高风险岗位人员要严格落实底数清晰、人员固定、规范防护、全程闭环、高频核酸检测、健康监测等防控要求。做好岗前培训和岗后观察。"两节"期间,这些高风险岗位人员应尽量避免出行,确有出行需要的要满足三个条件:一是脱离高风险岗位 14 天以上;二是持有 48 小时内核酸检测阴性证明;三是在所在单位报备。这些人员在旅行途中要做好个人防护,提前了解并遵守目的地疫情防控规定。从事高风险岗位工作的人员任务重、压力大,一直是闭环管理,相关行业和单位要高度重视对他们的关心关爱,尤其是"两节"期间要及时帮助他们解决工作和生活中的实际困难。谢谢。

香港中评社记者: 当口岸城市发生疫情的时候,我们应该如何兼顾防疫措施和人民生活保障,使防疫措施更具温度? 谢谢。

梁万年: 谢谢你的提问。口岸的疫情防控,既要有力度,也要有精准度,更要体现温度,来增强广大人民群众的获得感。结合各地在疫情防控中的有益经验和做法,我认为可以从以下几个方面发力,以便更好地统筹疫情防控和人民的生活保障,让防控措施更有力、有效、有温度。一是防控要精准。这是最重要的前提。平时就要做好口岸地区常住人口的核查登记和流动人口的摸底,制定精准的闭环管理的预案,有关部门要做好口岸流动人口点对点的转运预案,一旦出现疫情,要在 24 小时内完成流调,精准锁定病例密切接触者,精准做好集中隔离、协查管控、赋码管理、区域封控等工作,避免盲目扩大受影响人群范围。二是疫情处置要人性化。比如,政府在发布疫情信息时,应突出病例的风险点、时空地理信息,并最大限度保护病例的隐私。再如,对特殊困难群体的就医需求、接受隔离群众的个性化食物供应等合理需求,要想方设法予以保障。三是民意要畅通。要公布并畅通民生保障热线,随时准确掌握受疫情影响群众的诉求,定期排查基本生活的物资供应、价格等方面的苗头隐患,及时有针对性地缓解"急难愁盼"问题,提供雪中送炭的帮助。四是宣传要到位。要及时发布疫情防控重要信息,如定点医疗机构信息、核酸检测地点和服务时间,离开陆地边境口岸的条件、法律义务解读等等,加大信息的宣传频次,改善相关的宣传方式,强化针对性,及时回应群众关切,助力百姓理解和支持防控工作。谢谢。

香港经济导报记者:提问伍世平先生,请问铁路部门春节期间如何加强货运防控?特别是加强口岸站进口货物的防控。谢谢。

伍世平:谢谢您的提问。按照"外防输入、内防反弹"的总策略,我们将坚持"人物同防、联防联控"的原则要求,将各项防控措施落实到货物运输的各个环节。一是强化货运作业场所的管理。重点做好全国铁路各货场环境、场所、设备、工具、车辆的预防性消毒,严格查验货运检验检疫消毒相关证明、严格货场出入管理。二是重点强化口岸站防控工作。加强进口货物防控,做到"先检测、再消毒、后作业",进口货物与非进口货物不混装混运,优化口岸站劳动组织,控制中方人员和外方人员直接接触和混岗作业,避免使用共同场所和设施设备。加强口岸站高风险岗位人员的规范防护,实行高频次核酸检测、闭环管理、健康监测等综合防控措施。三是大力推进无接触式货运服务。充分运用铁路货运服务信息化成果,积极推进95306网上办理铁路货运业务,减少线下人员接触传播风险。谢谢。

南方都市报记者:随着加强针和儿童接种的推广,基层是如何应对疫苗接种的压力的?如何安排常规疫苗和新冠病毒疫苗的接种呢?谢谢。

李永锦:谢谢你的提问。现在北京市朝阳区社区卫生服务中心新冠病毒疫苗接种现场以及人员与常规疫苗接种现场及人员是分开的。常规疫苗接种在各社区卫生服务中心保健科开展,新冠病毒疫苗接种新冠病毒疫苗专用场地接种点进行。所有常规疫苗接种在疫情发生以来,严格按照分时预约,减少陪护人员、减少聚集、防止交叉感染。常规疫苗注射一直在安全有序地开展,其中包括2021年的流感疫苗接种也未受到影响。人员统筹上,针对新冠病毒疫苗接种工作量大,工作人员不足的情况,区卫生健康委协调二三级医院医务人员进行资源补充,对儿童新冠病毒疫苗注射专门配备儿科医生和心理咨询师,配备"120"救护车为疫苗接种工作顺利开展提供了必要的支持。谢谢。

主持人:谢谢以上几位嘉宾,今天的发布会几位嘉宾为我们介绍了元旦、春节期间如何做好精准防控和疫苗接种的有关工作,再次感谢各位。后续我们还会继续举办新闻发布会,欢迎大家继续关注。今天的发布会到此结束,谢谢大家!

国务院联防联控机制就科学精准做好
疫情防控有关情况举行发布会

（第31场）

一、基本情况

时　间	2021 年 12 月 20 日
主　题	介绍科学精准做好疫情防控有关情况
发布人	交通运输部应急办副主任　　周旻
	国家卫生健康委疾病预防控制局副局长、一级巡视员　雷正龙
	海关总署卫生检疫司副司长　李政良
	国家移民管理局边防检查管理司司长　刘海涛
	中国疾病预防控制中心免疫规划首席专家　王华庆
主持人	国家卫生健康委新闻发言人、宣传司副司长　米锋

二、现场实录

主持人：各位媒体朋友，大家下午好！欢迎参加国务院联防联控机制举办的新闻发布会。当前，全球 89 个国家和地区报告了奥密克戎变异株，我国部分周边国家疫情快速增长，"外防输入"压力持续增大。防范境外输入疫情重中之重是口岸，关键是落实落细各项防控措施，强化疫情源头管控和人员安全、有序流动。元旦、春节临近，要始终紧绷疫情防控这根弦，加强值班值守，落实"四早"要求，强化闭环管理，一旦发生疫情，快速、坚决、果断处置，第一时间阻断蔓延，确保做到放假不放松、闭环闭得住、防控防到位、措施有温度。要履行个人防护责任，加强自我防护，积极接种新冠病毒疫苗。截至 2021 年 12 月 19 日，全国累计报告接种新冠病毒疫苗 26 亿 8 429 万剂次，完成全程接种的人数为 11 亿 9 346.6 万人。今天发布会的主题是：科学精准做好疫情防控。我们请来了：交通运输部应急办副主任周旻先生，国家卫生健康委疾病预防控制局副局长、一级巡视员雷正龙先生，海关总署卫生检疫司副司长李政良先生，国家移民管理局边防检查管理司司长刘海涛先生，中国疾病预防控制中心免疫规划首席专家王华庆先生，请他们共同回答媒体的提问。下面，请记者朋友提问，提问前请先通报所在的新闻机构。

新华社记者：请问近几日全国疫情有何变化和进展？

雷正龙：谢谢您的提问。目前全国疫情形势总体平稳。内蒙古自治区满洲里市关联疫情已基本控制。浙江省绍兴市疫情发展态势趋缓，疫情外溢风险降低。浙江省宁波市、杭州市、上海市、江苏省、安徽省等地疫情基本得到控制。西安 - 东莞关联疫情仍在继续发展，两地续发传播风险较高，近日发现有零星外溢病例，风险人员排查工作正抓紧进行。广州市报告的由境外奥密克戎变异株输入病例导致的本土病例，已及时采取风险人员排查措施，发生续发传播风险较低。厦门、成都市报告的在闭环管理人员中发现的病例社区传播风险较低。目前，在内蒙古自治区、陕西省、浙江省等地区仍有国务院联防联控机制工作组在当地指导疫情处置。国家卫生健康委将密切关注各地疫情形势，会同有关部门指导各地将各项防控措施落实到位，控制疫情扩散蔓延。谢谢！

光明日报社记者：我们关注到目前的监测结果显示 60 岁以上老人接种的不良反应报告率要低于 60 岁以下的成年人，考虑到老年人年龄大，常伴有基础病，为什么会出现这一情况呢？

王华庆： 谢谢这位记者的提问。我国目前新冠病毒疫苗疑似预防接种异常反应监测结果分析显示，接种新冠病毒疫苗后出现的不良反应一般反应占了大多数，主要为发热和接种部位的红肿、硬结等，异常反应中多数是过敏性皮疹。而老年人无论是发热、局部反应，还是过敏性皮疹发生率均低于其他人群。因此出现了 60 岁及以上老年人不良反应报告发生率略低于 60 岁以下人群的结果。老年人发热、接种部位局部红肿硬结等不良反应低于其他人群主要原因是与老年人反应的相对较弱有关。在既往流感疫苗也有类似情况，谢谢。

中国交通报记者： 元旦、春节将至，请问就疫情防控工作，交通运输部门采取了哪些措施？特别是进京和陆路边境口岸的城市客运方面有哪些要求？

周旻： 谢谢这位记者朋友的提问。岁末年终，"两节"将至，境外回国人员增多，国内人员流动性增加，同时奥密克戎等新型变异毒株出现，疫情传播风险加大，我国持续面临较大的防控压力。交通运输部门将严格落实"外防输入、内防反弹、人物同防"的总体要求，进一步做好"两节"期间交通运输疫情防控工作。一是进一步加强重点时段部署安排。2021年 12 月 14 日，我部印发《关于统筹做好 2022 年元旦春节期间和北京冬奥会冬残奥会等重点时段疫情防控与运输服务保障有关工作的通知》，要求各地综合研判客流特点，细化运输组织方案，强化疫情防控措施落实，全力做好重点时段疫情防控和运输服务保障工作。同时，我们也在制定《2022 年综合运输春运疫情防控和运输服务保障总体工作方案》，将进一步细化春运疫情防控分类应对工作要点。二是进一步加强道路客运远端防控。进京防控方面，对存在 14 日内有 1 例及以上感染者的县（区、市）和陆路边境口岸所在县（区、市）旅居史的人员，按有关规定暂不提供进京道路客运服务；同时加强远端防控，督促道路客运和客运站经营者严格查验进京人员 48 小时内核酸检测阴性证明和 "北京健康宝" 绿码。边境口岸防控方面,对离开陆路边境口岸城市人员,要求道路客运和客运站经营者严格查验 48 小时内核酸检测阴性证明。三是进一步加强重点民生物资运输保障。为了确保人民群众度过祥和、安全、舒心的元旦、春节,我们指导各地强化应急运力储备,完善应急运输保障方案,加强应急运输组织协调和调度,密切生产运输供需对接,全力做好煤炭、天然气、疫苗等重点物资的运输。同时,指导涉疫地区全力做好应急物资、民生物资运输服务保障工作。另外,借此机会,我们也呼吁广大旅客,在元旦和春节期间错峰出行,减少前往人流密集的地方。在出行过程中戴口罩、勤洗手,做好个人防护。让我们共同守护平安健康的假期! 谢谢!

澳门新闻通讯社记者:岁末年初,历来是国际物流的旺季,在奥密克戎病毒的快速传播下,请问国家移民管理局有没有针对海上外防输入风险而采取进一步的加强措施?

刘海涛:谢谢您的提问。我国海运航线和服务网络遍布全球,入境国际航行船舶日均 400 余艘次,新冠肺炎疫情经海上输入风险很高。为进一步精准做好国际航行船舶船员的疫情防控,保障国际海上物流供应链畅通,全力防范疫情经海上输入,国家移民管理局采取了 "推行一个码、设立一通道、严格三个不" 的措施。具体是:一是全面推行中国边检登轮码。在前期试点的基础上,于 2021 年 12 月 10 日在全国 129 个水运口岸推行中国边检登轮码。实现涉疫高风险船舶提前预警,港口工作人员登离轮无接触式申报,登离轮人员健康码、核酸检测结果、疫苗接种信息自动核验,登离轮信息一键查询。截至目前,边检登轮码注册用户已超过 8.5 万,覆盖的港口泊位超过 3 800 个,移民边检机关已向属地联防联控机制预警推送高风险国际船舶数据 4 100 余条,配合溯源流调 2 000

余人次,为加强国际航行船舶风险预警、登离轮人员全流程监管、港口工作人员闭环管理、染疫人员溯源流调提供了有力支撑。二是设立海员入境专门通道。在移民边检机关检查场所设立国际航行船舶海员入境专用通道,进一步强化入境出境分区、海员和港区工作人员分流、不同风险等级人员分类,严防人员混流、交叉感染。三是严格落实非必要"不登轮、不登陆、不搭靠"措施。加强国际航行船舶和人员的入境检查,严格在港期间监管。针对近期发现的企图持用伪造核酸检测阴性证明办理登轮证件的情况,进一步加大审查监管力度,从严审批登轮搭靠证件和临时入境许可,确保非必要"不登轮、不登陆、不搭靠"。对于确有必要上下船的换班船员和港区工作人员,督促其做好在船和生产作业期间的自我防护,确保防疫安全、保障正常作业,助力国际海上物流供应链畅通。谢谢。

中央广播电视总台央视记者: 我国内地已经报告在入境人员当中检出了奥密克戎的变异株,下一步在防控方面我们有什么安排和部署吗?

雷正龙: 谢谢你的提问。正如刚才主持人所说,近期全球已有多个国家和地区发现奥密克戎变异株感染病例,我国天津、广州、长沙等地报告发现奥密克戎变异株输入病例,个别地区报告奥密克戎变异株输入病例导致的本土病例,这提示我们对于奥密克戎变异株的防范丝毫不能放松。近期,国家卫生健康委将重点从以下几个方面部署和加强奥密克戎变异株防控工作。一是坚持"人物同防",强化口岸外防输入。落实联防联控机制《关于加强口岸城市新冠肺炎疫情防控工作的通知》的各项部署,严格落实入境人员全流程闭环管理。对口岸高风险岗位人员,落实规范防护、闭环管理和高频次核酸检测等防控要求。加大高风险国家入境物品抽检比例,做好物品表面的预防性消毒。二是强化集中隔离场所管理,严防交叉感染。严格落实集中隔离场所工作人员规范防护、闭环管理等防控要求。落实隔离人员足不出户、错峰取餐,避免交谈等措施,防止交叉感染。强化隔离点公共区域的通风和消毒措施,对被污染的区域进行终末消毒。严格隔离人员解除标准,满足人、物、环境,三样本阴性方可解除隔离。对于集中隔离场所内发现的核酸检测阳性人员,要立即回溯流调,对风险人员重新计算和延长隔离时间。三是强化监测预警。密切关注全球和我国周边国家奥密克戎变异株流行趋势,加强新型变异株监测,对所有符合条件的输入病例、入境物品及相关环境阳性样本开展病毒基因序列测定,如测序结果为奥密克戎等新型变异株,立即报告当地联防联控机制,组织专家研判疫情传播风险,强化针对性防控措施,坚决果断开展疫情处置。四是强化疫情应急处置。疫情发生后立即启动应急指挥体系。尽快完成流行病学核心信息调查,精准划定和管控相关风险人群和区域,及时追踪判定密切接触者和次密切接触者并转运至集中隔离场所。更加强调"四早"措施落实,控制疫情的扩散和蔓延。此外,我国现有的医疗机构内感染防控措施对奥密克戎变异株依然有效,在医疗机构内感染防控工作中,仍然要坚持落实现有的防控措施。要进一步完善本机构的疫情防控方案和流程,落实预检分诊和首诊负责制,对发热患者进行闭环管理和核酸检测,增强"早发现"的意识和能力。医疗机构内的所有人员均应落实标准预防措施,新住院患者、陪护人员和本机构工作人员要进行核酸检测。制订不同情形下的应急预案并实施应急演练,确保一旦发现新冠肺炎感染者能够精准快速有效处置。谢谢!

中国国门时报记者:我国近期外防输入压力持续增大,在入境人员当中也检出了奥密克戎变异株,请问海关近期采取了哪些措施进一步加大外防输入的工作?

李政良:谢谢您的提问。正如刚才主持人通报的情况,目前全球疫情形势仍然严峻复杂,而且多个国家也检出了奥密克戎变异毒株,国内天津、广州、长沙市也相继报告发现奥密克戎变异株。2022 年元旦和春节假期境外回国人员增多,北京冬奥会和冬残奥会等重大活动也即将举行,疫情输入风险加大,海关毫不动摇坚持"外防输入、内防反弹"总策略,严格按照国务院联防联控机制的部署要求,抓紧抓实抓细口岸疫情防控各项工作:一是强化新冠病毒变异株监测检测。海关按照"四早"要求,密切监测境外疫情、病毒变异等最新情况,对奥密克戎变异株流行国家或地区的人员、交通工具、货物等加强综合研判与分析,强化针对性措施;不断提高实验室核酸检测能力,对入境人员的阳性样本开展全基因组测序,发现奥密克戎变异株情况及时通报相关部门。二是严格口岸卫生检疫工作。海关从严从紧做好入境交通工具登临检疫,对来自重点国家或地区的入境人员严格实施健康申明卡验核、"两道"体温监测、医学巡查、鼻咽拭子和口咽拭子"双采双检"等工作,充分排查所有入境人员涉疫风险。同时,强化与地方相关部门的沟通协作和信息共享,完善人员移交、信息通报、病例追溯等合作机制,确保入境人员全链条闭环管理。三是做好个人防护和封闭管理。对海关一线工作人员,建立"岗前检查、工作巡查、全程督查"的安全防护监督制度,"从严就高"做好一线工作人员个人防护,切实防范职业暴露风险;坚决落实国务院联防联控机制关于高风险岗位人员封闭管理要求,严格实施"两点一线""14+7+7"等封闭管理措施,保持一线人员疫苗接种全覆盖并持续推进加强免疫,切实防范暴露风险。四是加大口岸联防联控力度。海关按照"一口岸一方案",不断完善口岸防控工作方案和应急预案,做好与地方疫情防控政策和应急机制的充分对接,积极参与各口岸城市建立的口岸防控专班,全面融入地方联防联控机制各项工作,切实做好口岸疫情防控。谢谢。

第一财经记者:内地已经开展了 3~11 岁人群的新冠病毒疫苗接种工作,但有的家长仍然担心不良反应的发生,请问疫苗对于儿童的保护效力如何？哪类儿童不宜接种？

王华庆： 谢谢这位记者的提问。目前我们在3~11岁儿童当中紧急使用的疫苗，有中国生物北京所疫苗、武汉所疫苗，还有北京科兴中维的新冠灭活疫苗。根据前期临床试验的结果来看，这三种疫苗儿童接种之后都有很高的中和抗体阳转率，抗体水平跟成人相当，有的还高于成人。关于大家担心的不良反应问题，目前我们在3~11岁儿童当中接种的数量已经超过了1.4亿。从我们监测的结果来看，不良反应总体上平稳，没有出现异常的情况。在发生的不良反应当中也跟其他人群一样，主要是发热，还有局部的反应，这些绝大多数都属于一般反应。至于说哪些儿童不能接种新冠病毒疫苗，我们在前期的《新冠病毒疫苗接种技术指南》中已经有明确的规定，大家也都按照这个规定去操作和执行，主要有以下几种情况：第一个情况就是如果接种了新冠病毒疫苗出现过敏或者是对于新冠病毒疫苗当中的成分过敏，这是不能接种的。第二种情况就是以前接种过同类技术路线的疫苗，出现了急性过敏，这也属于不能接种的情况之一。第三种情况就是过去不管接种什么样的疫苗，只要发生了严重的过敏反应，这也属于禁忌的对象。第四种情况就是患者有没有完全控制的严重的神经系统疾病，包括横贯性脊髓炎，还有脱髓鞘病变等这些疾病。第五种情况如果正处在发热期或者是患有急性疾病或者是慢性疾病急性发作期，或者是严重慢性疾病没有得到有效控制，这些情况也都属于不能够接种疫苗的情况。当然还有一些其他的具体规定，不管是受种人还是接种的医生，按照说明书的其他具体规定来执行，把握好禁忌证，把握好接种疫苗的安全。谢谢。

人民日报记者： 据了解，我国约95%的国际贸易货运量是通过海运完成的，请问交通运输部门在统筹做好水运口岸外防输入和保障国际物流供应链稳定方面有哪些举措？

周旻：口岸外防输入一直是疫情防控工作的重中之重。交通运输部会同有关部门出台了一系列疫情防控和服务稳外贸、维护国际物流供应链稳定畅通的政策措施，当前水运口岸疫情防控形势总体稳定，能源、粮食、集装箱水路运输安全平稳有序，船舶运输和港口装卸保障有力。我介绍我部近期几方面的举措：一是进一步强化工作部署。2021年12月13日，国务院联防联控机制印发了《关于进一步做好国际航行船舶船员疫情防控的通知》，进一步明确了落实防控责任、做好船员换班和伤病船员救助等方面的要求。近日，我们还印发了做好"两节"等重点时段疫情防控的通知，明确要求，坚持水运口岸港口作业人员非必要不登轮、国际航行船舶船员非必要不登陆，优化工作流程，减少国际航行船舶登轮人员数量，对确实需要登轮的人员，要求做好个人防护，避免与船员接触，并实施闭环管理。二是进一步强化督导和检查。我们针对疫情形势和季节特点，及时修订更新了有关指南。近日，印发了《关于进一步做好冷链物流环节疫情防控工作的通知》，对一线工作人员个人防护、规范作业等方面提出要求。同时，按照国务院联防联控机制部署安排，会同相关部门开展了进口冷链食品疫情防控专项督查，深入查找冷链食品运输环节的隐患，并督促及时整改。我们还到有关港口开展了实地专题调研，宣传推广疫情防控经验，解决企业面临的困难和问题。三是进一步强化港口高风险人员管理。目前各外贸港口交通运输行业的高风险岗位工作人员均已做到集中居住、封闭管理、高频次核酸检测、日常健康监测。天津新港等港口还建成、运行了高风险岗位人员管理信息化系统，实时掌握人员入住、上岗、外出、体温异常等信息，提高精细化管理水平。利用这个机会，我想向大家介绍一下我们港口一线高风险岗位的工作人员，他们有引航员、船舶代理员，特别还有2.5万名码头作业人员，他们中有很多人是外来务工人员，有些人在当地还没有安家，他们都是码头作业的行家里手、专业能手。正是他们抛家别子，疫情期间长期封闭作业，才保障了我们港口的正常、高效运转，保障了国际物流供应链的稳定运行。他们是另一条战线上的抗疫英雄,应当得到和医护人员一样的社会关爱。我们已经部署各级交通运输部门指导督促有关企业给予他们充分的关心关爱、提供良好的工作保障和生活保障。同时,也呼吁全社会共同关心关爱外防输入一线工作人员,为他们排忧解难,关心他们后方的家庭,共同营造"一人抗疫、全社会关爱"的良好氛围。

中央广播电视总台华语环球节目中心记者: 就像刚才几位专家提到的,近期国办印发了《关于加强口岸城市新冠肺炎疫情防控工作的通知》,对口岸城市的人员流动提出了管控要求。请问"两节"期间如何更好地落实这一要求?

雷正龙: 谢谢你的提问。正如你所提到的,近期,国务院联防联控机制印发《关于加强口岸城市新冠肺炎疫情防控工作的通知》,全面部署加强口岸城市疫情防控工作,《通知》中对口岸城市人员流动提出了严格的管控要求,主要基于以下几个方面考虑:一是从加强源头管控的角度考虑。目前,全球疫情形势仍在高位流行,奥密克戎变异株对全球新冠肺炎疫情防控带来新的不确定性和严峻挑战。自 2021 年 10 月中旬以来,我国发生的多起本土聚集性疫情均由境外疫情经口岸城市输入,其中内蒙古自治区额济纳旗、二连浩特市疫情,黑龙江省黑河市疫情,云南省德宏市等地疫情经陆路口岸输入。这些疫情的发生,反映出口岸城市特别是陆地口岸城市防控工作还存在着一些短板和弱项,面临着较大的疫情防控压力,因此《通知》中对于陆地口岸城市疫情防控提出明确要求之外,对人员流动提出了严格的管控措施,进一步加强源头管控。二是从风险排查的角度考虑。《通知》中对高风险岗位工作人员以及相关人员的核酸检测作出了明确要求,以尽早发现疫情的苗头。对于离开和到达陆地边境口岸城市的人员都按要求进行核酸检测,既是一次主动监测,也是一次风险排查,既可以最大程度地减少疫情风险的外溢,也能及早发现疫情输入的风险。三是从减少聚集考虑。近期一些口岸城市发生疫情后出现了游客滞留的情况,也给当地防控工作带来不小的压力。冬季是一些北方口岸城市的旅游旺季,为了减少因旅游人员进出口岸城市带来的疫情传播风险,且避免口岸城市一旦发现疫情后出现大规模旅客滞留的情况,《通知》中要求陆地边境口岸城市要做好旅游限流和风险提示,适当减少旅游人员的规模,减少聚集性疫情发生风险。元旦、春节即将来临,国家卫生健康委将会同相关部门认真落实《通知》各项部署,织密扎牢外防输入防线,我们也要求,各省市县要建立"两节"疫情防控工作专班,主要领导带头值班值守,落实"四早"防控措施,一旦发现疫情快速反应,坚决果断、迅速有效处置,第一时间阻断蔓延,毫不放松做好疫情防控工作,确保群众度过一个健康平安的节日。谢谢!

凤凰卫视记者:"两节"将至,可能会出现人员跨境旅行需求增加的情况,请问国家移民管理局有没有对中国公民出入境政策作出调整的计划安排?谢谢。

刘海涛:谢谢您的提问。新冠肺炎疫情发生以来,我们始终坚持非必要非紧急不出境,减少旅游等非必要事由的人员跨境流动。事实证明,这项措施对防范疫情跨境传播,维护中外人员的生命健康发挥积极作用。当前,国际疫情起伏反复,奥密克戎变异株已在多国扩散传播,近1个月来,全球新增确诊病例环比上升30%多。许多国家再次收紧入境限制、关闭边境口岸、延长入境人员隔离时间。国家移民管理局将毫不动摇、不折不扣地落实"外防输入、内防反弹"的总策略,继续坚持从严的出入境政策、执行非必要非紧急不出境,确保人民群众过好"两节"。我们也借此机会提醒大家,要密切关注境外疫情信息和前往国的入境管制要求,充分评估当前国际旅行可能带来的交叉感染、滞留国外、隔离期长等情况和风险,关爱自身健康安全,做到非必要非紧急不出境。对于赴境外留学、就业、商务等人员,特别是参加国际防疫抗疫以及因企业复工复产确有出境需求的中国公民,国家移民管理局将积极提供出入境证件办理和通关便利,在国家移民管理局的网站和"两微平台"及时发布有关国家入境管制政策,请大家密切关注,也可以拨打国家移民管理机构 24 小时服务热线"12367",提前了解情况,做好相应准备,妥善安排个人行程。

香港经济导报记者:我的问题提问给王华庆先生。老年人如果有基础疾病,能否接种新冠病毒疫苗? 是否会增加不良反应?

王华庆:谢谢这位记者的提问。其实目前我们国家使用的新冠病毒疫苗在获得批准之前都开展了临床试验,也包括老年人群的临床试验,临床试验的结果显示,老年人接种疫苗之后有良好的安全性。通常情况下,即使有基础疾病的人,严格把握禁忌情况下,接种疫苗不会增加严重异常反应。但是,我们还是要进一步强调,因为老年人有基础性疾病,在接种疫苗的过程中要把自己是不是处在病情稳定期、有没有其他严重病症等情况告诉接种医生,这样的话有利于预防接种顺利进行。后续我们也对有基础性疾病的人群进一步加强监测,加强分析,保障这部分人群接种的顺利开展。谢谢。

红星新闻记者:我们想知道,老年人接种新冠病毒疫苗加强针的时候,是否有额外的风险或者是有不良反应增加的情况?

王华庆:谢谢这位记者的提问。其实前面我们一直在说,根据目前国内外的流行病学分析来看,老年人感染了新冠病毒之后,尤其是有基础疾病的人感染了新冠病毒之后,发生重症和死亡的风险是非常大的。在这种情况下,这一人群更应该去接种疫苗,从获益和风险来看,老年人接种不但要全程按照灭活疫苗两针来进行接种,还要按照规定完成后续加强针的接种,这样的话可以获得更好的保护效果。根据前期临床试验加强针的研究结果来看,疫苗有良好的安全性和免疫效果。目前我们从不良反应监测系统监测结果也看到,加强针接种之后不良反应发生情况没有超过既往,包括第一针次、第二针次发生的情况。那么从发生不良反应的类别来看,也主要是一般反应,不良反应当中异常反应的也主要是过敏性皮疹。当然,如果受种人在接种疫苗尤其是加强针的时候,出现了怀疑疫苗不良反应的情况,要及时报告给接种医生,这样我们也会尽快得到相关的信息,开展相关调查和诊断。从目前的结果来看,严重的不良反应在加强针当中也是非常罕见的。谢谢。

主持人:今天的发布会几位嘉宾为我们介绍了精准做好疫情防控的情况,特别是口岸城市的疫情防控和接种疫苗的有关情况,再次感谢几位嘉宾。后续我们还将陆续召开新闻发布会,欢迎大家持续关注。今天的发布会到此结束,谢谢大家。

国务院联防联控机制就科学精准做好元旦春节期间疫情防控有关情况举行发布会

（第32场）

一、基本情况

时　间　2021年12月29日

主　题　介绍科学精准做好元旦春节期间疫情防控有关情况

发布人　教育部体育卫生与艺术教育司一级巡视员　郝风林

　　　　交通运输部应急办副主任　卓立

　　　　文化和旅游部市场管理司副司长　余昌国

　　　　国家卫生健康委疾病预防控制局一级巡视员　贺青华

　　　　市场监管总局食品经营司副司长　党倩英

主持人　国家卫生健康委新闻发言人、宣传司副司长　米锋

二、现场实录

主持人：各位媒体朋友，大家下午好！欢迎参加国务院联防联控机制举办的新闻发布会。近一周，全球新冠肺炎日新增确诊病例多次突破80万例，接近疫情以来最高峰。奥密克戎变异株已成为部分国家主要流行毒株，我国"外防输入"压力持续增大。元旦、春节将至，人员流动增加，叠加冬春季呼吸道传染病高发，疫情传播风险始终存在。要坚持"外防输入、内防反弹"总策略不动摇，坚决果断采取严格的防控措施。发生

疫情的地区,在全力以赴遏制疫情传播蔓延的同时,要千方百计保障群众基本生活、看病就医需要。要强化旅途、餐饮、公园景区、商场超市等重点环节和场所疫情防控,坚持少聚集、勤洗手、戴口罩、用公筷等卫生习惯,积极接种新冠病毒疫苗。截至 2021 年 12 月 28 日,全国累计报告接种新冠病毒疫苗 27 亿 9 571.6 万剂次,完成全程接种的人数为 12 亿零 741.3 万人。近日,按照党中央、国务院决策部署,国务院联防联控机制组建了 15 个督查组,分别由联防联控机制相关单位负责人带队,对全国 31 个省(自治区、直辖市)及新疆生产建设兵团开展元旦、春节期间疫情防控工作综合督查,督促各地强化集中领导,压实属地、部门、单位、个人"四方责任",切实落实口岸疫情防控、集中隔离点管理、医疗救治和院感防控、重点场所常态化防控等各项措施,对发现的问题督促整改,确保人民群众度过健康祥和的节日。今天发布会的主题是:科学精准做好元旦春节期间疫情防控有关情况。我们请来了:教育部体育卫生与艺术教育司一级巡视员郝风林先生,交通运输部应急办副主任卓立先生,文化和旅游部市场管理司副司长余昌国先生,国家卫生健康委疾病预防控制局一级巡视员贺青华先生,市场监管总局食品经营司副司长党倩英女士,请他们就大家关心的问题共同回答媒体的提问。下面,请记者朋友提问,提问前请先通报所在的新闻机构。

中央广播电视总台央视记者: 近期,我们全国的疫情形势有什么新的变化?谢谢。

贺青华: 谢谢你对全国疫情形势的关心。目前,我国总体疫情形势保持相对平稳的态势。但是,总体呈现局部高度聚集而且全国多点散发的一种情况。内蒙古自治区满洲里市的相关疫情已经连续 11 天没有新增了,疫情基本得到控制;浙江省、江苏省、上海市的关联疫情这几天新增的散发病例均是在集中隔离点发现的,风险也基本控制;陕西省西安市的疫情目前处于一个快速发展阶段,而且病例有外溢到省内和省外的情况,风险人员排查和管控措施需要进一步加强,后续疫情在社区传播风险还是比较高;广东省东莞市已经连续两天没有新的病例发生,整体风险可控;北京市、河南省周口市、山西省运城市自西安市返回人员中发现零星病例没有出现后续的病例发生;广西省防城港市自2021年12月21日报告1例新增本土病例以来,到昨天21时,共报告感染者19例,测序结果显示与境外相邻国家流行毒株高度同源,流行病学调查初步揭示,初期的病例有与境外人员接触史,所以需要高度警惕境外疫情引发本土社区传播的风险。12月27日,云南省昆明市、西双版纳和贵州省铜仁市报告的4例本土病例,近期均有西双版纳旅游旅居史。目前疫情较为局限,风险人群排查和管控正在进行中。12月28日报告江苏省南京市、无锡市的关联疫情均来自重点人群筛查发现,存在一定后续传播的风险,当地也对相关风险场所及风险人群进行了管控。目前,国务院联防联控机制综合组派往陕西、浙江、广西、云南省的工作组还在当地指导疫情处置,应贵州省请求,我们今天还将派出工作组前往贵州省指导疫情处置。国家卫生健康委将密切关注各地的疫情形势,会同有关部门指导各地将各项防控措施落实,坚持"外防输入、内防反弹"总策略不动摇,坚持常态化精准防控和局部应急处置相结合,坚持"动态清零"总方针,出现一起扑灭一起,以最快的速度、最小的代价控制疫情扩散蔓延。谢谢。

中国教育电视台记者:请问郝风林司长,寒假即将来临,已经有部分高校发布了放假通知,近期国内多地散发疫情,今年高校寒假如何安排,教育部门如何加强寒假期间的疫情防控工作? 谢谢。

郝风林:谢谢你的提问。当前,奥密克戎新变异毒株使得疫情变得更加扑朔迷离,新毒株的危害性以及传播性还不明确,在这种情况下疫情防控还是非常复杂、严峻的。教育系统要高度重视,科学精准扎实做好疫情防控工作。各高校结合属地情况，按照"一校一策"合理优化寒假安排。针对离校的学生，要做好途中防护，尽量避免感染。针对留校的学生，要加强管理服务保障，确保校园的供餐、供水、供电、供暖都能正常运行，要备足防疫物资储备，做好常态化疫情防控和应对可能发生的疫情，有力地保障留校学生的校园生活。寒假期间疫情防控工作依然要绷紧，不能出现丝毫松懈。一是要严守校门，还是要"严出严进"，这个高校一直做得比较好，在寒假期间还是要继续加强。二是要落实《高等学校、中小学校和托幼机构新冠肺炎疫情防控技术方案（第四版）》的要求，做好常态化疫情防控工作，全面筑牢寒假期间学校疫情防控的安全防线。三是要加强应急演练。针对寒假期间有可能发生的突发疫情要提前做好应急预案，加强演练，有效快速应对突发疫情。四是加强人文关怀。因为在我们假期期间，留校学生在学校里肯定很多同学会想家，所以说我们学校要加强这方面的工作，并且要对后勤、保卫、学工等坚守一线的工作队伍和师生，也要对他们进行人文关怀，全力做好后勤保障、教育引导和维护稳定工作，保障寒假期间校园良好秩序。谢谢。

中央广播电视总台财经节目中心记者：我想问一下市场监管部门对于强化进口冷链食品的市场监管采取哪些具体的措施？谢谢。

党倩英：谢谢记者的提问。市场监管部门深入贯彻落实党中央、国务院关于疫情防控工作的决策部署，严格落实国务院联防联控机制"人物同防"的工作要求，采取多种措施，严密防范新冠病毒通过进口冷链食品输入的风险。经过不断地探索完善，已经初步形成了一整套行之有效的进口冷链食品管控措施，主要有以下四个方面：一是严格规范进口冷链食品生产经营行为。各地市场监管部门持续加大日常监督检查力度，督促食品生产经营者落实"三专、三证、四不"要求。"三专"就是对冷链进口食品实行专用通道进货、专区存放、专区销售。"三证"就是对购进的进口冷链食品认真查验进口冷链食品检验检疫合格证明、核酸检测证明，还有消毒证明。"四不"就是对没有检验检疫合格证明、核酸检测证明、消毒证明以及没有追溯信息的进口冷链食品一律不得采购、生产加工和上市销售。同时，禁止生产经营者采购、使用、存放无合法来源的进口冷链食品。除此之外，我们还采用多种渠道对生产经营者和社会各界开展教育引导和普法宣传。二是及时有效开展涉疫食品排查。各地市场监管部门接到新冠病毒核酸检测为阳性的进口冷链食品信息以后，第一时间会组织对核酸阳性的同批次食品进行全面的排查，下架停售、专区停放相关食品。逐一排查涉疫食品来源和去向，及时向上下游省份通报涉疫食品的信息。配合相关部门对涉疫食品实施分级分类处置。三是加强常态化的监督检查。在常态化疫情防控形势下，各地市场监管部门建立健全进口冷链食品常态化疫情防控监督检查机制，将进口冷链食品疫情防控监督检查与食品安全日常监督检查相结合，常态化开展疫情防控监督执法检查，针对重点环节、重点区域、重点点位，定期开展风险排查，对发现的风险隐患要求有明确的针对性的整改措施，并建立问题整改台账，逐一督促整改销账，对发现的违法行为从严从重查处。四是加强集中监管仓规范化建设。按照党中央、国务院关于加强进口冷链食品信息化追溯的部署要求，市场监管总局坚决落实冷链"物防"责任，持续推进进口冷链食品追溯体系建设。在进口冷链食品物防工作实践中，集中监管仓在快速排查检出阳性事件、切断潜在的疫情传播渠道、提升问题冻品处置效率、节约处置成本等冷链食品物防方面发挥了重要作用。为认真贯彻落实"外防输入、内防反弹"的疫情防控部署要求，进一步加强进口冷链食品疫情防控措施，近日我们市场监管总局制定了《进口冷链食品集中监管仓建立与运行技术指南》《进口冷链食品追溯管理平台集中监管仓数据要求》《进口冷链食品追溯管理平台打开各省级平台端口的对接说明》等三个文件，科学指导各地集中监管仓的建立、运行和数据管理工作。截至目前，全国已建立1 205个集中监管仓，覆盖27个省（自治区、直辖市）的 948 个区县。其中，14 个省（自治区、直辖市）已经将集中监管仓视频接入全国平台，实现网络巡查、及时风险预警。市场监管总局将依托集中监管仓模式升级打造全国进口冷链食品追溯管理平台 2.0 版，加强进口冷链食品追溯闭环管理。下一步市场监管总局将进一步加大工作落实力度，督促指导各地市场监管部门严而又严，实而又实做好进口冷链食品疫情防控的"物防"工作，不断提高进口冷链食品市场监管和涉疫食品排查管控工作的执行力和精准度，全力守住严防新冠病毒通过进口冷链食品输入的市场监管防线。谢谢。

香港经济导报记者：请问文化和旅游部，在"两节"期间对团队旅游有什么限制和要求？谢谢。

余昌国：谢谢你的提问。关于"两节"期间团队旅游，2021 年 12 月 17 日，文化和旅游部办公厅印发《关于加强 2022 年元旦春节期间旅游团队疫情防控工作的通知》，要求各地毫不放松、科学精准做好 2022 年元旦、春节期间旅游团队疫情防控工作。一是继续严格执行跨省旅游经营活动管理"熔断"机制。对出现中高风险地区的省（自治区、直辖市），立即暂停旅行社及在线旅游企业经营该省（自治区、直辖市）跨省团队旅游及"机票 + 酒店"业务。二是 2022 年 3 月 15 日前，暂停旅行社及在线旅游企业经营进出陆地边境口岸城市（与香港、澳门有口岸相连的除外）的跨省团队旅游及"机票 + 酒店"业务。三是旅行社及在线旅游企业要严格按照《旅行社新冠肺炎疫情防控工作指南（第三版）》要求，落实各地在交通、住宿、餐饮、游览、购物等方面的疫情防控要求，密切关注旅游限流、风险提示等信息，合理规划旅游线路，控制旅游团队规模，及时准确在全国旅游监管服务平台填报旅游团队信息。从严从紧、从细从实做好招徕、组织、接待等环节防控措施。全面加强员工健康监测，定期组织导游等一线工作人员进行核酸检测。在此，我们也提醒广大游客：

"两节"出游,一是要合理规划行程,提前了解出发地、目的地最新疫情防控政策,提前查询旅游景区开放、门票预约措施,合理规划旅游线路和时间。尽量避开热门景区和出行高峰时段,不前往中高风险地区所在地市旅游。二是要做好健康防护。自觉遵守疫情防控规定,戴口罩、勤洗手、少聚集,养成"一米线"好习惯。游览时自觉与其他游客保持间距,避免扎堆,减少触摸公共部位,不触碰口鼻眼。咳嗽、打喷嚏时,注意用肘部或纸巾遮掩,不随地吐痰。出现感冒、发热等症状时,应停止游览并及时就医。谢谢。

凤凰卫视记者:近期内地一些地区出现了一些局部的聚集性疫情,马上到元旦和春节,人员流动必然会增加,人员流动增加对疫情会有怎样的风险,对风险将采取哪些针对性的措施? 谢谢。

贺青华:谢谢你的提问。元旦、春节将至,境外回国人员增多,国内人员流动性增加,加上奥密克戎等新型变异毒株的出现,这些情形都将加大疫情传播的风险。我们在总结前期节假日期间疫情防控特点和处置经验的基础上,提出了在疫情形势总体平稳前提下,强化人员安全有序的流动,主要措施包括以下六个方面:一是严格限制中高风险地区的人员流动。对中高风险地区及其所在的县、市(区、旗)人员要严格限制其出行,中高风险地区所在地市的其他县、市(区、旗)人员非必要不出行,确需出行的,需持 48 小时内核酸检测阴性证明。二是严格高风险岗位人员的出行要求。对高风险岗位人员尽量避免出行,确需出行的,需满足脱离岗位 14 天以上且持有 48 小时内核酸检测阴性证明,并在所在单位报备。三是防范陆地边境口岸城市人员流动带来的传播风险。"两节"期间,离开陆地边境口岸城市的人员需要持 48 小时内的核酸检测阴性证明,前往陆地边境城市这些人员抵达后,至少要进行一次核酸检测。四是防范跨省旅游带来的传播风险。对有中高风险地区的省(自治区、直辖市）应该立即暂停旅行社及在线旅游企业经营该省（自治区、直辖市）的跨省团队旅游及"机票＋酒店"业务，暂停旅行社在线旅游企业经营陆地边境口岸城市的团队旅游及"机票＋酒店"业务。陆地边境口岸城市要及时向社会发布自由行的风险提示。五是要强化旅途的防控。增加交通运输场站和交通工具的通风、消毒等措施的频次，减少在交通工具内聚集和走动，严格体温检测、健康码查验通行，提醒旅客在旅途做好个人防护，戴口罩、勤洗手、不扎堆、不聚集、"一米线"，对有发热干咳等症状者、健康码黄码等人员要履行好个人的防护责任，没有排除风险前不出行。六是强化重点返乡人员排查。"两节"期间，各地要做好14天内有中高风险地区所在的县、市（区、旗）旅居史人员，高风险岗位人员等重点人员的摸排和网格化管理，相关人员返乡后非必要不外出、不聚集。通过采取上述的措施，也就是"两个严格、两个防范、两个强化"措施，力争将疫情传播风险降低到最低，保障人民群众过上欢乐祥和的节日。谢谢。

中国交通报记者：元旦、春节将至，交通运输部对元旦假期、春运期间的客流有何预测，在统筹疫情防控和服务旅客运输方面采取了哪些措施？谢谢。

卓立：谢谢你的提问。据初步预测，元旦假期客流总体平稳，预计全国旅客发送量约 8 000 万人次，较 2021 年有所下降。2022 年春运将从 1 月 17 日开始，至 2 月 25 日结束，共 40 天。据初步预测，全国春运客运量较 2021 年 8.7 亿人次将会有较大幅度增长，甚至将超过 2020 年的 14.8 亿人次。总体呈现"客运总量中位运行、客流构成变化不大、节后出行相对集中、客流时空分布呈潮汐式"等特点。从客流构成看，务工流、探亲流、学生流仍是春运客流主体；从时间分布看，节前客流平稳，节后多种客流叠加；从空间分布看，与往年基本一致，客流分布不均衡，客流空间移动总体呈现潮汐特征。为统筹做好春运期间交通运输各项工作,我部将会同 14 个部门和单位成立春运工作专班,统筹做好交通运输疫情防控、运输保障、安全监管、便民服务工作,将采取一系列有力度、有温度的措施,确保人民群众高效便捷出行。一是指导各级交通运输部门从严从紧做好交通运输疫情防控。督促指导客运经营者严格查验旅客健康码,及时增加进站、安检通道;按规定落实交通运输工具分区分级载客率控制、消毒通风等要求,加强在途疫情防控。指导各地交通运输部门认真落实北京冬奥会期间疫情防控有关要求,加强远端源头查控,严格进京人员北京健康宝"绿码"和进京入张人员核酸检测阴性证明查验。严格落实公路水运口岸入境运输"客停货通"政策,把牢"外防输入"关口。二是抓紧抓实安全生产工作。指导各地强化"两客一危"和重型载货汽车动态监管,督促客运站严格落实"三不进站、六不出站"制度。指导各地交通运输部门加强联合执法,依法严厉查处道路旅客运输违规运营行为。优化完善突发事件应急预案,做好极端恶劣天气下滞留旅客服务和转运等工作。三是强化春运服务保障工作。督促指导各地加强客流高峰时段、易受恶劣天气影响路段、事故多发路段路网运行监测,多渠道发布路况信息。严格执行重大节假日小型客车免费通行政策。强化对重要通道、重要节点通行管控,保障干线公路网畅通有序。指导各地采取更多人性化、精细化、品质化的服务举措。加强客运枢纽场站、旅游景区等重点区域运力投放和应急调度,强化城市交通与铁路列车、民航航班的协调衔接,坚决杜绝出现旅客大面积滞留现象;加强与人社等部门沟通协作,为集中返乡农民工提供"点对点"运输服务;积极开展联网售票、定制客运服务,强化老幼病残孕等特殊旅客服务。通过我们实实在在的改进优化服务,让旅客回家的路更温馨、更舒心。谢谢!

中央广播电视总台 CGTN 记者:近期,国外疫情持续反弹,加之元旦、春节假期即将来临,境外回国人员开始增多,口岸疫情防控压力也在增大,请问相关部门会采取哪些措施做好"两节"期间口岸疫情防控工作？谢谢。

主持人：今天的发布会我们也请来了海关总署卫生检疫司副司长李政良先生在台下就坐，我们请他来回答这个问题。有请。

李政良：谢谢这位媒体记者。当前，全球疫情形势仍然复杂严峻，元旦、春节回国人员增多，我国"外防输入"压力持续加大。海关坚持"外防输入、内防反弹"总策略，一是严格口岸卫生检疫，对所有海陆空入境旅客严格实施健康申明卡核验、体温监测、医学巡查、采样检测等检疫措施，排查所有入境人员的涉疫风险。同时，加强与地方各口岸专班、各部门的联防联控，确保全链条的闭环管理。在加强口岸卫生检疫工作的同时，海关加强值班值守，合理调配人力资源，确保口岸的通关顺畅。二是加强入境货物检疫。按照国务院联防联控机制工作方案，严格做好进口冷链食品和高风险非冷链集装箱货物口岸环节的监测检测和预防性消毒监督工作。强化境外源头管控，对境外冷链食品生产企业发生员工聚集性感染的，及时采取暂停进口的措施。同时，加强进口冷链食品的监测检测工作，对检出阳性的，及时采取暂停进口申报的紧急预防性措施。三是严格做好入境客运航空器终末消毒的监督工作。为科学精准、分级分类做好入境客运航空器的终末消毒工作，按照国务院联防联控机制部署，国际航班入境以后，航空公司要按照民航部门有关技术规定进行终末消毒，海关做好监督工作。四是严格做好一线工作人员安全防护。认真落实国务院联防联控机制关于高风险岗位人员的管理要求，严格实施"两点一线""14+7+7"等封闭管理措施，切实防范职业暴露风险。谢谢。

人民日报记者："两节"期间，农村地区的走亲访友、婚宴、集市等活动增多，且春运大量农民工返乡，发生聚集性感染可能性增大，农村地区医疗环境、防护措施等与城市相比有一定的差距,请问联防联控机制对农村疫情防控工作有什么部署?谢谢。

贺青华:谢谢你对农村地区疫情防控的关心。为了切实指导农村地区做好疫情防控工作,国务院联防联控机制综合组会同中央农办印发了《冬春季农村地区新冠肺炎疫情防控工作方案》,我委也专门印发了文件,进行了部署,要求各地切实提高认识,加强农村地区疫情防控工作,主要在四个方面。一是加快推进在有条件的乡镇卫生院和社区卫生服务中心设置发热诊室,发挥基层医疗卫生机构哨点的作用。截至目前,已超过90%的基层医疗卫生机构设置了发热诊室、门诊和哨点。二是组织编发《基层医疗卫生机构重大疫情防控预案与演练手册》,加强基层医护人员的疫情防控政策、技术培训,提高疫情处置能力,督促各地结合实际,定期开展演练。三是积极推动村民委员会、居委会设立公共卫生委员会建设,北京市、江苏、广东、甘肃省等地已经全面推开了,并在疫情防控中发挥了应有的作用。四是农村地区基层医护人员按照当地统一部署,积极为辖区居民接种新冠病毒疫苗,加强疫情防控和新冠疫苗接种的宣传引导,切实提高农村居民的自我防护意识,履行公民的个人责任。谢谢。

新京报记者:因为现在还是许多地方有本土疫情,"两节"期间有许多市民通过乘飞机出游,请问在飞机机舱的消毒等方面怎么确保市民的健康安全?谢谢。

主持人:今天发布会我们也请到了中国民用航空局飞行标准司司长韩光祖先生,请他回答这个问题。有请。

韩光祖:感谢您对民航工作的关注。当前,国内多地出现本土聚集性疫情,为阻断病毒经航空器传播,中国民用航空局一直高度重视航班国内运行期间的航空器消毒工作,自新冠肺炎疫情发生以来,中国民用航空局根据疫情形势变化,先后修订发布了八版《运输航空公司、机场疫情防控技术指南》,《指南》中对航空公司在国内运行期间航空器的消毒工作提出了明确要求。一是航空器每月至少实施一次预防性消毒,当经停城市有中高风险地区出现时,当日航班全部结束后,要实施一次预防性消毒。二是当机上出现有相关症状的可疑旅客,客舱被旅客的血液、分泌物、呕吐物等液体污染时,要实施随时消毒,并且航班落地后要立即实施终末消毒。三是当机上搭载旅客出现确诊病例或无症状感染者时,航班落地后,要实施终末消毒。四是当货舱内发现有传染性风险的可疑污染物时,航班落地后要对货舱实施终末消毒。五是强化对国内航班消毒人员的技能培训和个人防护,确保国内航空器消毒工作规范有序,扎实有效。谢谢。

21 世纪经济报道记者: 农贸市场是人员高度集中流动的地点,发生疫情扩散的风险相对较高,请问如何做好农贸市场的疫情防控,同时保障市场销售的食品安全呢? 对于市场管理者和场内经营者都有怎样的防控要求? 谢谢。

党倩英: 2020 年 8 月,国家卫生健康委以国务院应对新型冠状病毒肺炎疫情联防联控机制综合组名义印发《关于印发农贸(集贸)市场新冠肺炎疫情防控技术指南的通知》,部署各地进一步推动农贸(集贸)市场等重点场所在常态化疫情防控下做实做细预防工作,指导市场开办者、经营者以及顾客全方位开展防控与防护。《指南》中对市场开办者、场内经营者应当遵守的日常卫生管理制度、环境卫生设施、公共区域卫生、销售区卫生、个人健康防护、应急处置,以及顾客的个人健康防护均提出明确要求。根据《通知》要求,市场监管部门的主要职责是加强市场商品交易行为的综合监管执法,督促市场开办者和经营者依法落实食品安全主体责任。为落实上述要求，切实保障疫情防控形势下市场销售食品和食用农产品质量安全，市场监管总局专门印发文件，就监督指导农批市场落实食品安全管理责任和疫情防控政策措施，明确提出了三方面工作要求。一是要求农批市场开办者依法依规全面履行食品安全管理责任。对进入市场的食用农产品及其销售者加强入场查验，对无合法来源的食用农产品禁止入场销售，对无法提供产品质量合格凭证的食用农产品进行抽样检验或者快速检测，检测结果合格的方可进入市场销售。二是要求入场销售者依法依规全面履行食品安全主体责任。对采购、经营的食用农产品加强进货查验，严禁采购、经营法律法规禁止生产经营的食品和食用农产品。三是要求从事进口冷链食品经营的农批市场开办者和入场销售者严格落实进口冷链食品疫情防控责任。对发现的违法违规行为，特别是采购、经营无法提供进口冷链食品检验检疫合格证明、核酸检测证明、消毒证明等"三证"的进口冷冻冷藏肉类等违法违规行为，依法严厉查处，并及时向所在地新冠肺炎疫情联防联控机制报告。截至三季度末，各地市场监管部门已检查农贸市场各类食用农产品经营主体 215.29 万家次，发现违法违规经营主体 3.32 万家，对发现的违法违规行为均已依法依规严肃查处。下一步，市场监管部门将持续加大对农批市场、农贸市场等重点场所监督检查力度，督促市场开办者和场内经营者严格落实食品安全查验等各项防控责任，并积极配合卫生健康等部门做好农贸市场疫情防控相关工作，切实防范食品安全风险和疫情传播风险。

澳门月刊澳门新闻通讯社记者：目前，我国新冠病毒疫苗接种进展如何？下一步有什么工作打算？谢谢。

贺青华：谢谢你对疫苗接种工作的关心。根据国务院联防联控机制部署，各地继续按照"知情、同意、自愿"原则，进一步加强疫苗接种的组织实施力度，优化服务形式，规范接种要求，确保接种安全，积极稳妥有序推进新冠病毒疫苗接种工作。目前来看,各类人群接种以及加强免疫的接种进展总体顺利,截至 2021 年 12 月 28 日,全国累计报告接种新冠病毒疫苗 27 亿 9 571.6 万剂次,其中 3~17 岁人群接种已达 4 亿 6 467.6 万剂次,疫苗接种总数达 12 亿 5 996.7 万人,覆盖全国总人口的 89.37%,完成全程接种 12 亿零 741.3 万人,占全国总人口的 85.64%。下一步我们将按照党中央、国务院决策部署,指导各地继续做好新冠病毒疫苗接种各项工作,特别是 60 岁以上老年人的接种工作,根据国务院联防联控机制科研攻关组疫苗研发专班的相关研究,新冠病毒疫苗在预防新冠病毒感染,尤其是重症和死亡方面的作用显著,60 岁以上老年人使用数据显示安全性也非常好,所以各地要进一步做好老年人的接种工作。同时,还要提醒一下大家,近期国内疫情反复,多点散发,阻断疫情的传播需要依靠我们大家的共同努力,希望大家能充分用好疫苗这个预防疾病的有力武器,积极、主动接种新冠病毒疫苗,在保护自己的同时,也为有效控制新冠病毒的传播尽一份力量、尽一份责任、尽一份义务。谢谢大家!

新华社记者:"两节"期间,请问各地的 A 级旅游景区、剧院、娱乐场所、公共图书馆等场所将采取哪些措施做好疫情防控工作呢?谢谢。

余昌国:2021 年 8 月以来,文化和旅游部先后修订印发了旅行社、景区、剧院、娱乐场所等多个疫情防控工作指南。12 月 27 日,我们又召开了 2022 年元旦春节全国文化和旅游疫情防控及假日市场工作电视电话会议,对全行业疫情防控工作进行了全面部署。除了刚才提到的旅行社疫情防控要求外,我们还将从以下五个方面做好文化和旅游行业疫情防控工作。一是严格落实 A 级旅游景区疫情防控要求。A 级旅游景区开放管理按照"限量、预约、错峰"总体要求,合理设置游客接待上限,落实实名制门票预约制度,确保游客信息可查询可追踪。严格落实游客入园扫码登记、测体温、规范佩戴口罩等要求。各类室内场所、物品和环境加强消毒,做好公共卫生,强化饮水、食品和环境卫生工作。配足防疫物资,提供足量免洗消毒液供游客使用。对容易形成人员聚集的项目和场所,安排专门人员加强管理,严防拥堵和瞬时聚集。完善应急预案,妥善处置异常情况。二是严格落实室内场所疫情防控要求。加强星级饭店、剧院、博物馆、公共图书馆、文化馆(站)、美术馆、A级旅游景区的室内场所,以及娱乐场所、上网服务场所等空间相对密闭场所的疫情防控,强化卫生管理,加强通风消毒。合理安排对公共区域的消毒频次,公共区域提供足量的免洗消毒液,并储备数量充足的口罩、消毒液等物资。对进入场所人员严格落实扫码、测体温等防控措施。尽量减少在密闭场所举办聚集性活动。三是严格做好员工健康监测管理。各类公共文化单位、文化和旅游经营单位加强对员工日常的健康监测和管理,加快推进接种新冠病毒疫苗加强针,定期组织导游等一线工作人员进行核酸检测,及时掌握员工状态、出行轨迹等情况,确保员工健康上岗。加强疫情防控培训,让员工熟练掌握疫情防控制度和防控措施指南要求,提升员工疫情防控工作意识和能力。四是严格做好疫情防控监督检查。各地充分发挥文化市场综合行政执法机构力量,加强监督检查,指导督促各类公共文化单位、文化和旅游经营单位强化细化防控工作、落实落地防控措施。对于麻痹大意、消极应付现象及时警示、坚决纠正,做到立行立改。五是加大宣传引导力度。各类公共文化单位、文化和旅游经营单位通过设置提示牌、播放宣传片、发放宣传品等方式,引导游客增强自身健康第一责任人意识,坚持少聚集、勤洗手、戴口罩、用公筷等卫生习惯,做好个人防护,做好垃圾分类处理,拒绝滥食野味,落实"光盘行动",杜绝"舌尖上的浪费",自觉减少一次性物品使用,坚持勤俭文明过节,倡导良好社会风尚。谢谢!

红星新闻记者:"两节"将至,请问教育部门对加强节日期间疫情防控工作有何部署? 另外,现在有一些师生处于中高风险地区,请问如何保障他们平安、健康地过节？谢谢。

郝风林：谢谢您的提问。"两节"将至，教育部多次召开会议，研判疫情发展的形势，科学精准指导涉疫地区教育部门做好疫情防控工作，印发了专门的通知，部署做好今冬明春教育系统疫情防控工作。要求各地强化疫情防控政治责任，压实"四方责任"，落实"四早"要求，坚持常态化防控和应急处置相结合，在属地统筹下，妥善做好学校寒假放假安排，加强元旦、春节期间师生健康管理和流动管理，确保师生安全有序流动，健康平安过节。同时，对于身处中高风险地区的学生和老师，各地和高校要积极借鉴往年的经验做法，进一步优化疫情防控措施，加大关心关爱力度，让广大师生度过一个祥和的春节假期。一是要精心准备做好疫情防控。各地和高校要压实主体责任，加强寒假期间的值班值守，按照"一人一档"跟踪掌握留校师生的健康状况工作，完善防控预案，加强应急演练，科学精准做好疫情防控工作。二是尽心尽力做好服务保障。各地和高校要加强寒假期间的校园管理，不断提升校园服务保障水平，及时调整优化校园后勤管理措施，稳定校内物价水平，确保各类生活物资供应"量足价稳"，满足留校师生就餐、洗浴、购物、运动健身、热水供应以及收发快递等生活需求，确保生活服务保障到位。三是暖心关爱做好春节慰问。各地和高校要制定寒假期间留校学生的工作方案，通过为留校学生发放生活以及防疫物资等方式，妥善安排有力保障寒假留校师生的学习、工作、生活，对于家庭经济困难，需要临时救助的学生，要及时发放临时救助资金，保障他们正常生活需求。谢谢。

主持人：谢谢。今天的发布会相关部门的嘉宾为我们介绍了元旦、春节期间科学精准做好疫情防控的相关工作，也再次感谢各位，后续我们还将继续召开新闻发布会，欢迎大家继续关注。今天的发布会到此结束。谢谢大家。

62

发布嘉宾

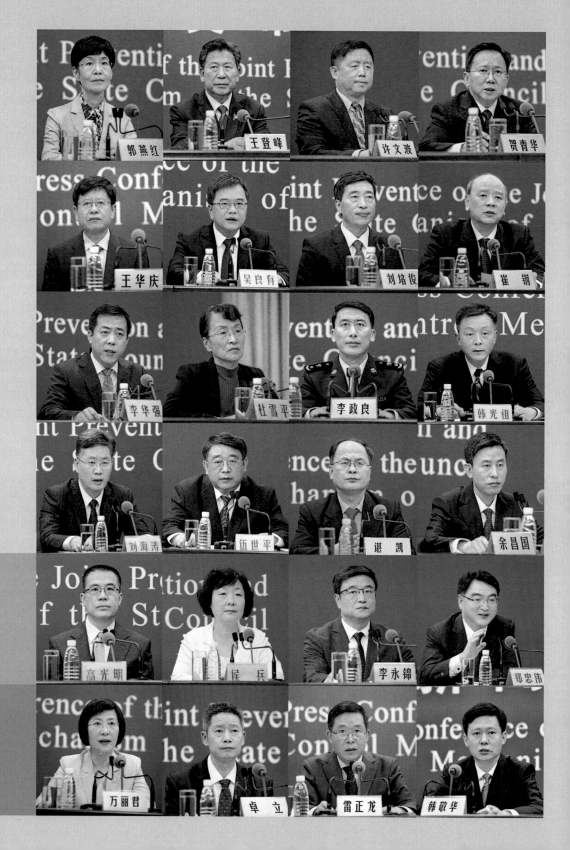